Sue Hitzmann

Die MELT-Methode

Sue Hitzmann
mit Debbie Karch

Die MELT-Methode

Massieren Sie Ihre Faszien.
Gegen chronische Schmerzen und für mehr Beweglichkeit

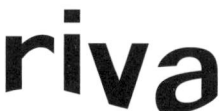

Bibliografische Information der Deutschen Nationalbibliothek:

Die Deutsche Nationalbibliothek verzeichnet diese Publikation in der Deutschen Nationalbibliografie; detaillierte bibliografische Daten sind im Internet über http://d-nb.de abrufbar.

Für Fragen und Anregungen:

info@rivaverlag.de

1. Auflage 2015

© 2015 by riva Verlag, ein Imprint der Münchner Verlagsgruppe GmbH
Nymphenburger Straße 86
D-80636 München
Tel.: 089 651285-0
Fax: 089 652096

Die amerikanische Originalausgabe erschien 2013 bei Harper One, an imprint of HarperCollins Publishers, unter dem Titel *The Melt Method. A Breakthrough Self-Treatment System to Eliminate Chronic Pain, Erase the Signs of Aging, and Feel Fantastic in Just 10 Minutes a Day!* Copyright © 2013 by Susan Hitzmann. Published by Arrangement with Longevity Fitness Inc. All rights reserved.

Dieses Werk wurde vermittelt durch die Literarische Agentur Thomas Schlück GmbH, 30827 Garbsen.

Übersetzung: Martina Walter
Redaktion: Karin Leonhart für bookwise Medienproduktion GmbH
Fotografien: Brian Leighton
Illustrationen: Gene Clark
Umschlaggestaltung: Kristin Hoffmann
Satz: Rüdiger Wagner, BUCHFLINK
Druck: CPI books GmbH, Leck
Printed in Germany

ISBN Print 978-3-86883-541-0
ISBN E-Book (PDF) 978-3-86413-751-8
ISBN E-Book (EPUB, Mobi) 978-3-86413-752-5

Weitere Informationen zum Verlag finden Sie unter
www.rivaverlag.de
Beachten Sie auch unsere weiteren Verlage unter
www.muenchner-verlagsgruppe.de.

Inhalt

Vorwort

Mit ihrer MELT-Methode stellt Sue Hitzmann aktuelle Informationen und innovative Techniken vor, die jeder anwenden kann, um dauerhaft schmerzfrei zu bleiben. Fitnesstrainer und Gesundheitstherapeuten können sie ihren Patienten vermitteln, um deren aktive Eigenbehandlung zu fördern. Das ist meiner Meinung nach die Quintessenz von Sues Beitrag zu der wachsenden Zahl von wissenschaftlichen Untersuchungen auf dem Gebiet der Faszien, einem lange vernachlässigten, jedoch äußerst wichtigen Aspekt der menschlichen Anatomie. Seit Jahren lässt Sue ihre Erkenntnisse aus diesem Bereich in ihre Praxis einfließen. Das Ergebnis ist eine vollkommen neue Methode zur Eigenbehandlung, eine bemerkenswerte Hilfe zur Selbsthilfe.

Seit etwa einem Jahrzehnt begleite ich Sue auf dem Weg zu ihrer MELT-Methode. Ihr Wissensdurst ist schier unerschöpflich, und sie verfeinert ihre Betrachtungsweise mit jeder neuen Information. Unermüdlich arbeitet sie sich in komplexe wissenschaftliche Zusammenhänge ein, um sie dann leicht verständlich wiederzugeben. Sue berücksichtigt alle Körperschichten, nicht nur die, über die es schon Bücher gibt. Sie bringt Menschen bei, wie sie sich um den Körper kümmern können, den sie tatsächlich haben, und nicht um das durchtrainierte, muskulöse Idealmodell der Fitnessindustrie. Unser Körper besteht aus weitaus mehr als nur Muskeln, und damit ist Sues Methode ein großer Schritt in Richtung einer erweiterten Ganzkörperwahrnehmung.

Die Teilnehmer meiner Anatomiekurse sind eine sehr kleine, handverlesene Gemeinschaft. Sie sind dazu bereit, ihren geistigen und konzeptionellen Horizont weit über das praktische Üben hinaus zu erweitern. Als Sue dazukam, war sie in der Fitnesswelt bereits eine Größe und galt darüber hinaus auch als anerkannte Körpertherapeutin. Manchmal trifft man Personen, von denen man sofort weiß, dass man sie nie vergessen wird. So eine Person ist Sue. Zu meiner großen Freude ist unser Kontakt seit ihrem ersten Kurs bei mir nie mehr abgerissen. Ich erinnere mich noch gut an meinen ersten Eindruck von ihr: Die ganze Frau brannte! Ihre strahlenden Augen und intensive Neugier zeigten, wie interessiert sie bei der Sache war, und machten ihre Begeisterung über jede neue Entdeckung äußerlich sichtbar. Sie legte eine unerschöpfliche Energie an den Tag und war eine sprühende Persönlichkeit mit echtem Enthusiasmus für unser Thema. Sie sprach immer mit mir, als stünde sie kurz vor einer großen Entdeckung. Und es war klar, dass sie das Durchhaltevermögen hatte, um komplexe Untersuchungen bis zum Ende durchzuführen.

Wie Sue ihre MELT-Botschaft in einer Gruppe unterrichtete, konnte ich das erste Mal auf einer Fitnesskonferenz in New York miterleben. Beim Zuhören wuchs mein Respekt für ihre Methode. Systematisch brachte sie uns bei, unsere Körperausrichtung selbst zu analysieren, Körperbewusstsein zu entwickeln und unser Fasziensystem bewusster wahrzunehmen sowie dessen Zusammenhang zu erspüren. Dann zeigte sie uns einfache, wirkungsvolle Techniken mit kleinen Bällen und Weichschaumrollen, mit denen wir auf sanfte Weise, jedoch sehr effektiv, Veränderungen zum Besseren erzielten. Großen Wert legte sie dabei auf das behutsame Vorgehen und räumte damit endgültig mit dem jahrzehntelangen »Ohne Schweiß, kein Preis«-Mantra auf. Allein damit hat sie uns einen großen Dienst erwiesen.

Vor ein paar Jahren ging ich mit meinem damals zwölfjährigen Sohn spazieren. Bereits nach ein paar Metern klagte er über Schmerzen in Fuß und Sprunggelenk. Wir gingen nach Hause, und ich beruhigte ihn, mit Sues Methode im Hinterkopf, dass ich ihm helfen könnte. Ich habe verschiedene Ausbildungen im Bereich Körpertherapie absolviert und hätte ihm mit manueller Therapie sicher etwas Gutes tun können. Dieses Mal wollte ich ihm allerdings vermitteln, wie er sich selbst helfen konnte. Ich legte Sues Hand- und Fußbehandlungs-DVD ein, gab ihm die Bälle und ließ ihn damit alleine. Zweimal spähte ich durch die Tür und beobachtete ihn dabei, wie er Sues leicht verständlichen Anweisungen folgte. Danach erkundigte ich mich, wie es ihm ergangen war: Er habe keine Schmerzen mehr, erzählte er glücklich. Noch mehr begeisterte mich allerdings, dass er sich ganz alleine geholfen hatte.

Was ich auch noch an Sues Arbeit schätze: Sie weiß, dass der Körper keine Maschine ist und dass zu Gesundheit mehr gehört als das reine »Reparieren« mechanischer Abläufe. Auch die außerordentlich komplizierten chemischen, elektrischen und energetischen Kommunikationssysteme unseres Körpers gilt es zu unterstützen. Diese Kommunikationskanäle selbst in den Fluss zu bekommen ist eine grundlegende und wohltuende Erfahrung.

Sues Methode bewahrt immer den Respekt vor der Weisheit und inneren Stimme des Körpers. Ihr ist es lieber, wir flüstern dem zarten, fließenden Körpergewebe gute Gefühle zu, als es mit noch größeren Schmerzsignalen »anzuschreien«. Ich studiere und untersuche seit vielen Jahrzehnten den menschlichen Körper, und das ist eine Methode, hinter der ich stehen kann. Körperintelligenz ist einer der wichtigsten Aspekte, die wir berücksichtigen müssen. Unser Körper ist nicht der Feind, wenn wir Schmerzen haben, sondern steht auf unserer Seite. Sues Methode berücksichtigt dies und macht sich die Weisheit des Körpers und seine feinen Kommunikationssysteme vorteilhaft zunutze.

Die Tiefenwirkung der MELT-Methode ergibt sich vor allem daraus, dass sie auf Sues persönlichen Erfahrungen auf dem Gebiet der Selbstheilung basiert. Begeistert untersucht Sue ihren eigenen Körper und hört aufmerksam auf das, was er ihr mitteilt. Gerade das macht ihre Arbeit so wichtig: Sie achtet die Bedürfnisse des Körpers und berücksichtigt dessen Struktur, Anatomie und Physiologie. Es ist nicht einfach, innovative wissenschaftliche Erkenntnisse in anwendungssichere, praktisch umsetzbare und verständliche Techniken zu übersetzen, doch genau das ist Sue mit der MELT-Methode gelungen.

Gil Hedley, PhD, Entwickler der Integral-Anatomie

Einleitung

Seit ich denken kann, spüre ich die Schwingungen aller lebenden Dinge. Sobald ich eine Person, ein Tier oder einen Baum berühre und mich konzentriere, kann ich deren Vibrationen mit den Händen fühlen.

Als ich klein war, nannte mein Vater das seltsam und empfahl mir, niemandem von dieser Fähigkeit zu erzählen, da dies die Menschen ängstigen würde. Als ich meiner Mutter davon berichtete, ging sie mit mir zum Arzt. Der bot an, einige meiner Handnerven durchzuschneiden, um herauszufinden, ob das Phänomen dann aufhören würde. Glücklicherweise fand meine Mutter diese Methode zu drastisch. Sie fragte mich, ob es mich beunruhigen oder bei irgendetwas stören würde. Ich verneinte, und sie empfahl mir, diese Empfindungen zukünftig einfach zu ignorieren, vielleicht würden sie dann von selbst aufhören.

Meine Urgroßmutter jedoch meinte, dass manches, was zunächst wie ein Fluch erscheint, sich in eine Gabe verwandelt, wenn man herausfindet, was es damit auf sich hat. Ihr Rat war, diese Sache für mich zu behalten, bis ich auf jemanden träfe, der mir sagen würde, wie ich sie einsetzen könnte. Also hielt ich meine Gabe jahrelang geheim.

In meiner Jugend bekam ich oft Hausarrest und musste viel Zeit in meinem Zimmer verbringen. Die einzige Unterhaltung dort waren ein Märchenbuch und die *Encyclopaedia Britannica*. In mir wuchs eine regelrechte Faszination für Anatomie – ich ahnte, dass darin eine Antwort zu dem liegen könnte, was ich in meinen Händen spürte.

Ich war ständig voller Fragen. Ich erinnere mich daran, wie ich meinen Vater fragte, warum in dem Lexikon so wenig über das Nervensystem stand. Er fragte zurück: »Wie viel willst du darüber wissen?« Dass ich gefunden zu haben glaubte, was ich in den Händen fühlte – nämlich Nervenimpulse –, erzählte ich ihm nicht.

Wenig später gingen wir in eine Bücherei. Mein Vater deutete auf das Suchregister und sagte: »Wenn du mehr wissen willst, benutze deinen Kopf und finde ein Buch, das dir weiterhilft.« (Können Sie sich eine Zeit vor der Echtzeit-Informationsvermittlung durch das Internet vorstellen?)

Im Alter von etwa zwölf Jahren nahm mich meine Mutter mit ins »Spa Lady«, ihr Fitnessstudio. Die Frauen dort trugen Leggins und Stulpen. Wie sie zu lauter Musik tanzten, lachten und sich gegenseitig anfeuerten, gefiel mir auf Anhieb.

Meine Mutter kaufte mir Jane Fondas Fitnessvideos, und es dauerte nicht lange, und ich war ein glühender Fan ihres 20-Minuten-Workouts und ihrer morgendlichen Fernseh-Aerobics-Show. Ich setzte es mir zum Ziel, wie die Frauen in *Perfect* und *Flashdance* zu werden.

Meinen ersten Job bekam ich bereits mit 16 als Aerobics-Trainerin im örtlichen YMCA. Dazu trainierte ich in der Schule alle Sportarten, die dort angeboten wurden. Im College erkannte ich, dass man mit Fahrradrennen Geld verdienen konnte. Meine Preisgelder finanzierten fast das gesamte Grundstudium.

Damals dachte ich noch, dass meine Zukunft beim Film oder im Theater liegen würde, deshalb schrieb ich mich für ein Masterstudium für Film an der New York University ein. Als ich meinen Job als Assistentin des Casting-Chefs verlor, schickte mein Vater mir 200 Dollar und riet mir, wieder ins Fitnessstudio zu gehen, bis ich meinen nächsten Job gefunden hätte, da ich dort immer am glücklichsten gewesen sei. Wenig später gab ich bereits wieder Gruppenstunden, machte die Prüfung als Personal Coach und wechselte an der Universität ins Fach Sportwissenschaft. Ich gebe zu, dass ich wie eine Bodybuilderin aussah, und ich trainierte auch so, weswegen ich von meinen Kollegen den Spitznamen »Diesel« erhielt. Ich war wirklich engagiert.

Bald hatte ich einen Namen als Fitnessprofi und war dafür bekannt, Leute leiden und schwitzen zu lassen. Auf dem Höhepunkt dieser »Karriere« unterrichtete ich wöchentlich 28 Gruppen – Step und High Impact Aerobics, Body Sculpting, Boot Camp und Indoor Cycling. Der Sportsender ESPN holte mich als Moderatorin für Crunch TV – ich wurde als »smarteste Fitness-Lady mit dem smartesten Körper« bekannt. Ich wog 58 Kilogramm bei nur elf Prozent Körperfett und kam auf den Titel von *Muscle & Fitness*. Mein Fitnessvideo *Crunch: Boot Camp Training* war eines der erfolgreichsten am Markt, dazu hielt ich regelmäßig Vorträge auf den wichtigen nationalen Fitnesskongressen. Ich war rundum gesund und erfolgreich und hatte es wirklich geschafft.

Zugleich nahm ich jede Aus- und Weiterbildung in Fitness und Rehabilitation wahr und besuchte auch weiter die Universität. Ich fragte mehr und mehr Leute um mich herum, ob sie auch diese mysteriösen Vibrationen unter der Haut spürten, wie der kleine Vogel in einem der Kinderbücher von Dr. Seuss, der jeden fragte, ob er seine Mutter sei. Mein Dozent im Fach neuromuskuläre Therapie meinte dazu jedoch nur lapidar: »Es gibt viele Schwingungen im Körper.«

Dann, eines Morgens, spürte ich Schmerzen in der rechten Ferse. Ich legte Eis darauf, dehnte die Muskeln und schonte den Fuß, so gut es ging. Doch nichts half. Im Gegenteil, das meiste schien die Sache zu verschlimmern.

Letztlich tat mir der Fuß ununterbrochen weh: Nachts weckten mich die Schmerzen auf, tagsüber schwächten sie mich. Teilweise kroch ich auf allen vieren auf die Toilette.

Kein Lehrer, Dozent oder Kollege konnte mir sagen, wie ich wieder schmerzfrei werden könnte. Tatsächlich meinten die meisten, dass sie auch Schmerzen hätten und gelernt hätten, damit zu leben. Die besten Ärzte New Yorks konnten mir nicht helfen. Die Angst, dass meine Karriere beendet sein würde, wenn dieser Zustand sich nicht bald ändern ließe, wurde immer größer und machte mich niedergeschlagen und depressiv.

Nachdem zusätzlich beim Zusammenstoß mit dem Hund eines Freundes meine Oberlippe taub geblieben war, riet mir ein weiterer Freund, einen Craniosacral-Therapeuten aufzusuchen. Durch nur eine Behandlung verschwanden sowohl das Taubheitsgefühl und, beinahe vollständig, auch der Fußschmerz. Gleich am nächsten Tag rief ich die Therapeutin an, um sie über ihre Methode zu befragen. Dabei stellte ich ihr auch die Gretchenfrage, ob sie Vibrationen spüre, wenn sie Menschen berühre. Tatsächlich wusste sie, was ich meinte. Sie sagte: »Ja. Ist das bei Ihnen auch so? Dann sollten Sie lernen, diese Fähigkeit einzusetzen.«

Und das machte ich. In meiner ersten Craniosacral-Stunde kamen mir die Tränen: Endlich lernte ich eine Technik, mit der ich Zugang zu den Schwingungen bekam, sie beeinflussen und wieder ins Gleichgewicht bringen konnte. Das erste Mal in meinem Leben fühlte ich mich nicht mehr seltsam wegen der Dinge, die ich spüren konnte. Das war meine Berufung für den Bereich der praktischen Körperarbeit.

Ich eröffnete eine Privatpraxis in New York City. Dort behandelte ich beinahe rund um die Uhr, um meine manuelle Technik zu verfeinern. Die folgenden acht Jahre bildete ich mich weiter, besuchte Kurse und tauschte mich mit Experten der verschiedensten Lehrrichtungen aus. Ich verschlang Fachbücher und -publikationen und übte meine Technik in der Praxis, mit Hunderten von Patienten: Erwachsenen, Jugendlichen, Kindern und Kleinkindern. Heute, zwölf Jahre später, kann ich mich guten Gewissens als Expertin im

Bereich der manuellen Körpertherapie bezeichnen. Manchmal überrascht es mich immer noch, was ich alles über meine Hände an Patienten spüre. Im Laufe meiner Ausbildung studierte und lernte ich viele Berührungstherapie-Techniken. Mit jeder konnte man den Rhythmus und die Vibrationen einzelner, verschiedener Körperbereiche erspüren und ausrichten. Keine davon erfasste jedoch die Ganzkörperschwingung, die ich bereits als kleines Mädchen hatte fühlen können. Ich gewöhnte mir an, in meiner Patientenarbeit jede Sitzung damit zu beginnen, mich auf diese Ganzkörperschwingung zu konzentrieren. Mir war aufgefallen, dass sie bei Patienten mit Schmerzzuständen und anderen chronischen Beschwerden eher langsam und nicht gleichmäßig erscheint, wohingegen sie bei Patienten ohne diese Symptome gleichmäßig durch den ganzen Körper verläuft. Ich probierte auch hier, die erlernte sanfte Berührungstechnik anzuwenden, um die Schwingungen zu beeinflussen und eine positive Veränderung herbeizuführen. Es zeigte sich, dass Patienten sich fast sofort besser fühlten, wenn ich den Schwingungsrhythmus unterstützte oder wiederherstellte, und dass sich das in verschiedenen Bereichen positiv auswirkte. Auffällig war, dass Schmerzen sich verringerten oder verschwanden. Wiederholt berichteten mir Patienten, dass sie viel weniger Schmerzen hätten und viele systemische Veränderungen feststellten. Ich wusste, dass ich einer großen Sache auf der Spur war. Damals arbeitete ich im vierten Jahr als manuelle Therapeutin. Schon bald wurde ich bekannt dafür, dass ich selbst in aussichtslosen Fällen Menschen zur Schmerzfreiheit verhelfen konnte.

Im gleichen Jahr, 2001, passierten die Terroranschläge auf das World Trade Center. Da ich in New York lebe, waren auch viele meiner Freunde, Patienten und Nachbarn direkt betroffen. Damals beschäftigte ich mich mit posttraumatischen Belastungsstörungen und gewann auch Einblicke in den Einfluss von Stress auf das Nervensystem und auf die Ganzkörperschwingung, deren Dimension ich gerade erarbeitete und analysierte.

Eines Tages fragte mich ein Kollege, ob ich Gil Hedley kannte, und gab damit, ohne dass ich es gewusst hätte, meinem Leben eine bedeutsame Wendung. Gil ist Theologe und Rolfing-Therapeut und arbeitet heute als Anatom. Er entwickelte seine eigene Humansektionstechnik, die die einzelnen Gewebeschichten nacheinander abträgt, von der Haut über die Organe bis auf die Knochen, um deren Interaktionen aufzudecken, und nicht, wie üblich, sie als Einzelteile zu erforschen.

In seinem sechstägigen Sezierkurs stellte er bereits am ersten Tag mein gesamtes Anatomie- und Körperwissen auf den Kopf. Beim Präparieren der einzelnen Körperschichten sah ich zum ersten Mal, wie alle diese Teile zusammenhängen. Gil erklärte mir das Weichgewebesystem, was den von mir gefühlten Schwingungen bzw. Vibrationen plötzlich eine körperliche, materielle Erklärung gab.

Nach dieser ersten Erfahrung mit dem menschlichen Weichgewebesystem wusste ich, dass ich hier tiefer einsteigen wollte. Dieser relativ unerforschte Aspekt des menschlichen Körpers ergab für mich intuitiv sehr viel Sinn: Er war das fehlende Glied in meiner akademischen Ausbildung, meiner Fitnesstrainingskurse und in meiner körpertherapeutischen Arbeit, obwohl ich die ganzen Jahre damit gearbeitet hatte.

Ich durchforstete meine gesamte Studien- und Ausbildungsliteratur und die neuesten medizinischen Fach- und Wissenschaftsjournale. Ich fragte meine Dozenten und Lehrer nach schriftlichen Abhandlungen oder Forschungsarbeiten zum Thema, doch außer einigen sehr beschränkten Ansichten zum Zusammenhang zwischen Faszien und Muskeln oder der hartnäckig überlieferten Ansicht, dass dieses Gewebe nichts als totes Füllmaterial sei, konnte ich nichts finden.

Für eine tiefer gehende Erklärung der von mir gespürten Vibrationen empfahl Gil mir *Research Online*, das frei zugängliche Wissenschaftsarchiv der australischen Universität Wollogong. Wie gebannt arbeitete ich mich hier unermüdlich durch komplexe Studien und Abhandlungen, immer mit mindestens zwei Nachschlagewerken, einem medizinischen Fachlexikon und dem Internet zur Seite, um den wissenschaftlichen Fachjargon zu entschlüsseln. Sobald ich mit einer Untersuchung fertig war, wandte ich mich den Quelltexten zu. So stieß ich endlich auf die Pioniere der wissenschaftlichen Faszienforschung.

Rückblickend muss ich angesichts meiner damaligen Kühnheit lachen. Ich kontaktierte diese Wissenschaftler direkt, schriftlich oder per Telefon, und zu meiner großen Überraschung antworteten sie sogar. Ich denke, der Hauptgrund dafür, dass sie sich überhaupt mit mir befassten, war, dass ich ihre Fachsprache beherrschte und enormen Respekt vor ihren Erkenntnissen zeigte. Dass ich molekulare Bausteine wie Myofibroblaste, Glykosaminoglykane und Mechanorezeptoren und Theorien wie die der Mechanotransduktion und Piezoelektrizität diskutieren konnte, schien sie dann aufhorchen zu lassen. Im Verlauf der Gespräche kam ausnahmslos die Frage: »Wer sind Sie? Was ist Ihr beruflicher Hintergrund?«

Mein Anatomie- und Physiologiewissen half mir, doch das meiste dessen, was ich damals lernte, überstieg meine Ausbildung. Die Möglichkeit, sich mit diesen Wissenschaftspionieren auszutauschen, inspirierte mich sehr. Ich war zur richtigen Zeit am richtigen Ort und konnte diese heiligen Hallen durch die Hintertür betreten. Noch heute staune ich darüber, dass einer der führenden Wissenschaftler auf dem Gebiet, Robert Schleip, extra aus Deutschland nach New York kam, um die MELT-Methode vor Ort kennenzulernen und um seine Forschungen mit mir zu diskutieren.

Ich komme nicht aus der Wissenschaft, habe weder einen Doktortitel noch eine ärztliche Zulassung. Und doch haben mich meine Leidenschaft für die Humanwissenschaft und für die Funktionsweisen des menschlichen Körpers dazu angetrieben, mir mehr als zwei Jahrzehnte lang alles verfügbare Wissen über den menschlichen Körper anzueignen. Den ganzen Tag wissenschaftlich zu arbeiten war nie meine Absicht. Dennoch lese ich ständig eine unendliche Anzahl an Fachbeiträgen, um dann die Autoren direkt zu kontaktieren (wunderbare Menschen, die mir immer erfreut zuhören und gerne weitere Kollegen und Forschungen empfehlen).

Meine unabhängigen Studien der Neuro- und Faszienwissenschaft und die enthusiastische Aufnahme meiner Arbeit durch die Forschergemeinde bestätigte meine praktische Arbeit und brachte die Entwicklung von MELT enorm voran. Dass es wissenschaftliche Erkenntnisse mit direktem Zusammenhang zu meiner Arbeit gab, stärkte mein Selbstvertrauen und motivierte mich, weiterzumachen. Neue Erkenntnisse bei meinen Gruppen und Patienten besprach ich mit den Wissenschaftlern. Sie erklärten mir vieles, und manchmal konnte auch ich etwas zu ihrer Arbeit beisteuern. Zur Entstehung dieses neuen Forschungsgebiets der Humanwissenschaft beizutragen ist, was mich in meinem Leben bisher am meisten intellektuell und kreativ stimuliert hat.

Es dauerte nicht lange, und ich hatte mehr Patienten, als ich behandeln konnte. Die Entwicklung der Eigenbehandlungstechniken, die ich daraufhin begann, hatte die zunächst unbeabsichtigte Wirkung, dass Patienten nicht mehr so lange in der Praxis verweilten und deshalb wieder neue behandelt werden konnten. Dazu reduzierte sich die Belastung, die ich durch die Praxisarbeit erfuhr. Ich beschloss, der Technik einen Namen zu geben, der vor allem ihre Wirkung auf die Faszien beschreiben sollte. »Melt«, das englische Wort für »schmelzen« und »erweichen«, erschien mir ideal. Das Wort ruft ein Gefühl der Entspannung hervor und steht als Abkürzung für »Myofasziale Energetische Längen-Technik«, einen von mir entwickelten Begriff. Heute geht MELT jedoch schon weit über dieses Akronym hinaus. Es ist vor allem deutlich geworden, dass es auf das gesamte Fasziensystem wirkt, und nicht nur auf die Faszien der Muskeln. Doch auch heute noch empfinden Menschen, die MELT zum ersten Mal ausprobieren, diese Bezeichnung als perfekt.

Wenn ich heute auch weniger muskulös bin und nicht annähernd so viel Gewicht stemme wie früher, machen mir Workouts immer noch Spaß. Ich gebe weiterhin Indoor-Cycling-Kurse und trainiere. Dank MELT musste ich auf nichts verzichten, was mir Spaß macht, um schmerzfrei zu sein – und genau das können Sie auch. Als ich anfing, MELT in Fitnessstudios zu unterrichten, empfand ich es als äußerst motivierend, dass ich damit gleich eine ganze Gruppe von Personen positiv unterstützen konnte und dass dazu jeder an sich selbst arbeitete.

Seit dieser Zeit habe ich Hunderte von Gesundheitstherapeuten und Fitnesstrainern unterrichtet. Mit der MELT-Körperarbeit zur Eigenbehandlung konnten wir bereits Zehntausenden helfen. Der dynamische Prozess, der dann zur MELT-Methode führte, war nie vorausgeplant gewesen. Er nahm seinen Anfang in den Schwingungen oder Vibrationen, die ich als kleines Mädchen gespürt hatte.

Meine Urgroßmutter hatte also recht: Das, was mich früher belastete, wurde zum größten Segen für mich. Ich bin sehr dankbar und fühle mich geehrt, diese Gabe mit Ihnen teilen zu dürfen.

Teil 1

1 Die wahren Ursachen von Schmerzen

Wie gefällt Ihnen das: Sie wachen erholt auf, frisch und gewappnet für den Tag. Ihre Schritte federn, und Sie fühlen sich leicht und dynamisch. Man sagt Ihnen, wie gut Sie aussehen, und bemerkt, wie kraftvoll Sie sind. Die Anforderungen sind nicht zu viel für Sie, Stress schütteln Sie einfach ab. In Kontakt mit anderen zu kommen gelingt Ihnen mühelos, genauso wie großzügig allen gegenüber zu sein. Sie bewegen sich entspannt im Sitzen, Stehen oder Gehen. Sie fühlen sich wohl in Ihrem Körper, leben gegenwartsbezogen und nehmen jede neue Erfahrung bejahend an.

Sehen Ihre Tage meist so aus? Falls Sie Schmerzen haben, müssen Sie wohl verneinen. Vielleicht nennen Sie es auch nicht »Schmerzen«, sondern »Unwohlsein« oder »Spannungsgefühle«. Schmerzfreiheit ist ein unabdingbarer Bestandteil von Gesundheit. Wenn man sich gut fühlt, fällt es leichter, ein gutes Leben zu führen. Das hinge von Ihrem Lebensstil, Alter oder Ihrer genetischen Disposition ab? Es ist Zeit, ganzheitlich zu denken: Ich werde Ihnen den Weg zu einem schmerzfreien Leben zeigen.

Sie sollten nicht noch mehr Zeit oder Geld investieren, um herauszufinden, warum Sie sich unwohl fühlen oder Schmerzen haben. Ich erläutere Ihnen, wie Sie das selbst erfühlen, ansprechen und beseitigen können. Meine Lösung ist einfach. Sie werden Ihren Körper auf andere Weise wahrnehmen und so weit kommen, dass andere Schmerztherapien überflüssig werden. Selbst Menschen, die mit ihrem Lebensstil bis hin zu ihrem ganzheitlich arbeitenden Therapeuten im Großen und Ganzen zufrieden sind, werden hier etwas Neues erfahren. Der Weg zur Schmerzfreiheit ruht in Ihnen, und ich zeige Ihnen, wie Sie ihn betreten können.

Angesichts der vielen Gelder, die bereits in die Schmerzforschung geflossen sind, sollte man meinen, dass hier alles bekannt ist. Die Statistik zeichnet jedoch ein anderes Bild. Das amerikanische Bundesgesundheitsamt (NIH) berichtet, dass mehr US-Bürger unter Schmerzen leiden als an Diabetes, Herzerkrankungen und Krebs zusammen. Schmerzen sind der häufigste Grund für einen Arztbesuch, mit Kosten von mehr als 100 Milliarden US-Dollar jährlich. Laut der amerikanischen Schmerzgesellschaft APS gehen 50 Millionen Arbeitstage im Jahr durch schmerzbedingte Ausfälle am Arbeitsplatz verloren, der zweithäufigste Grund für Absenzen. Das NIH weiß zudem, dass jeder dritte US-Bürger an chronischen oder länger andauernden Schmerzzuständen leidet, die bei zwei Dritteln davon länger als fünf Jahre andauern. Insgesamt haben also mehr als 100 Millionen Amerikaner chronische Schmerzen – meiner Erfahrung nach noch eine vorsichtige Schätzung.

Schmerzen beeinträchtigen die Lebensqualität in jeder Beziehung. Jeder dritte US-Bürger verliert dadurch monatlich mehr als 20 Stunden Schlaf, berichtet die US-Schlafstiftung. Es wundert nicht, dass Schmerzen und Unwohlsein zu Angst, Sorge und Stimmungsschwankungen führen. Wer seine Kollegen, Freunde oder Familienmitglieder fragt, ob sie an chronischen Schmerzen leiden, wird überrascht sein, wie viele von ihnen Zeit und Energie damit verbringen, über ihre Schmerzen nachzudenken, damit zu leben oder zu versuchen, sie zu ignorieren. Meiner Erfahrung nach leiden jedoch immer noch viele täglich an Schmerz und Unwohlsein, obwohl sie so viel Zeit, Energie und Geld zu ihrer Bekämpfung aufwenden.

▶ Schmerzfrei zu leben ist möglich

Es ist ein wunderbares Gefühl, schmerzfrei zu leben. Aus eigener Erfahrung weiß ich, dass man das paradoxerweise nur erfährt, wenn man sich längere Zeit unwohl fühlte oder an Schmerzzuständen litt. Vor mehr als zehn Jahren, auf dem Höhepunkt meiner beruflichen Laufbahn als international bekannte Fitnessexpertin und -ausbilderin, schien ich bester Gesundheit zu sein. Dennoch litt ich an kräftezehrenden Schmerzen im rechten Fuß. Ich hatte Sportwissenschaft studiert, mehrere Ausbildungen im Fitnessbereich sowie weitreichende Kenntnisse in neuromuskulärer Therapie und Erfahrung als Forschungsassistentin in Kinesiologie am Weill Cornell Medical Center des NewYork-Presbyterian Hospitals. Ich glaubte, alles über den menschlichen Körper zu wissen, um fit, gesund und aktiv zu bleiben. Bezüglich meiner Schmerzen im Fuß konnte mir jedoch nicht einmal die Ärzteschaft New Yorks helfen.

Ich war gerade knapp über 20. Meine Sportlerkarriere war gefährdet, und meine Lebensqualität nahm stetig ab. Ich fragte jeden, warum ich diese Schmerzen hatte, was sie verursachte und ob mein Körper versagte. Die Suche nach der Ursache und die Bemühungen, diesem Leiden Herr zu werden, brachten mir eine unerwartete Antwort: Mein Körper ließ mich nicht im Stich, sondern versuchte verzweifelt, meine Aufmerksamkeit zu bekommen. Damals erkannte ich diese eindeutigen Signale nicht, die er aussandte. Ich wusste so viel über den menschlichen Körper, doch hatte die Lösung meines Schmerzproblems damit gar nichts zu tun. Letztlich fand ich Therapiewege, die mich heilten. Diese Methoden waren jedoch unverständlich wissenschaftlich. Ich wollte aber unbedingt verstehen, was die Verbesserungen in meinem Körper bewirkt hatte, und suchte weiterhin nach der wahren Schmerzursache. Dabei traf ich auf ein ganz neues Forschungsfeld, in dem ich erste Antworten auf meine Fragen fand. Für mich war das wie eine Offenbarung: Meine Fragen hatten Lösungen, die aus einem ganz neuen Wissenschaftsgebiet kamen. Auf einmal war eine Nuss geknackt, deren Schale ich jahrelang nicht zu öffnen vermochte. Die Entdeckungen und Einsichten, die ich auf dem Weg zur eigenen Schmerzfreiheit gewann, änderten auch meine berufliche Laufbahn und stellten mich vor eine neue, übergeordnete Frage.

Wie kann ich mein ganzes Leben lang gesund, aktiv und schmerzfrei bleiben?

Anderen die Antwort darauf zu geben ist zu meinem Lebensinhalt geworden. Nachdem ich mich selbst schmerzfrei therapiert hatte, fühlte ich mich berufen, das auch anderen beizubringen. Der Fokus meiner Arbeit verlagerte sich nun darauf, Menschen zu helfen, sich besser zu fühlen, anstatt ihnen zu größerer Fitness zu verhelfen. Ich wurde manuelle Körpertherapeutin und arbeite mit meinen Händen aktiv am Patienten. In meiner Praxis behandle ich Schmerzzustände im Zusammenhang mit fast allen chronischen und nicht chronischen Krankheitsbildern und Befindlichkeitsstörungen. Viele kommen auch mit den Folgen akuter Zustände, wie Verletzungen, Geburten oder Operationen, zu mir.

Eines haben alle meine Patienten gemein: Sie leiden an Schmerzen. Überraschend für mich war, dass die einfache Methode, die ich zur Schmerzbeseitigung entwickelt hatte, sich auch positiv auf den Allgemeinzustand meiner Patienten auswirkte. Trotz ihrer unterschiedlichen Anamnesen fingen ihre Körper an, ihren eigenen Weg zur Heilung zu finden. Fast jeder konnte wieder die Dinge tun, die ihm Spaß machten, und musste nichts davon aufgeben. Dass ich mit meiner Methode Menschen dabei helfen kann, ihr Leben zurückzugewinnen, ist einer der am meisten bereichernden Aspekte meiner Arbeit.

▶ Das *wahre* Geheimnis

Der Schlüssel zu einem schmerzfreien Leben ist es, den wahren Schmerzgrund aufzudecken. Ich bin davon überzeugt, dass dies ein weitaus bedeutenderer Faktor ist als Schmerzsymptome oder die Schmerzdauer. Die Schmerzursache zu verstehen hat grundlegende Auswirkungen auf die Fähigkeit jedes Einzelnen, seine Symptome zu eliminieren und schmerzfrei zu leben. In Kombination mit einer speziellen Weichschaumrolle – dem MELT Soft Body Roller –, kleinen Bällen und etwas Zeit, ist diese Information der Schlüssel zu einem Leben ohne Schmerzen.

▶ Das große »Aua!«

Im Rückblick fällt es mir leicht, mich an die Ereignisse zu erinnern, die bei mir heftige Schmerzen auslösten. Das erste Mal passierte das, als ich mir beim Kuchenbacken die Hand verbrannte. Dann schlug ich mir mit dem Hammer auf die Finger, die nächsten Male rannte ich mit der Nase gegen eine Glasschiebetür oder brach mir das Sprunggelenk, als ich vom Baum fiel. Mit 18 setzte ich mein Auto gegen einen Baum, als ich einem Reh ausweichen wollte. Der Wagen hatte Totalschaden, und meine Kopfverletzung war entsprechend. Wie viele Sportverletzungen, Finger- und Zehenbrüche ich hatte, weiß ich heute gar nicht mehr. Erst vor Kurzem brach ich mir wieder den Zeh, als ich ihn versehentlich an einem Tischbein anschlug. Viele von uns kennen solche Situationen, die man am liebsten löschen würde, weil ihnen ein intensiver Schmerz folgt.

Die Ursache für ein akutes Schmerzerlebnis ist einfach: Ein einmaliges Ereignis oder Trauma verursacht eine akute Verletzung. Damit einher geht ein intensiver, oft unerträglicher, spontaner Schmerz. Unser Nervensystem produziert ihn, um die Aufmerksamkeit auf die Vermeidung weiterer Verletzungen zu richten. Allerdings ist nicht jeder plötzlich auftretende Schmerz akut. Viele Menschen haben auch ohne traumatisches Erlebnis unerträgliche Schmerzen.

Akute Verletzungen müssen sofort ärztlich versorgt werden. Der Schmerz lässt dann für gewöhnlich nach und wird zu einer subtileren Botschaft des Körpers, mit der er Schutz und Ruhe für die verletzte Region einfordert. Idealerweise heilt die Verletzung, der Körper erholt sich, und das Schmerzsignal wird nicht länger benötigt. Ein Schmerz aufgrund eines Traumas, der sich nicht völlig durch die Selbstheilungskräfte des Körpers auflöst, wird chronisch.

▶ »Normales« Unwohlsein

Chronische Schmerzen scheinen die am weitesten verbreitete, aber immer noch unerklärlichste Befindlichkeitsstörung zu sein. Ihnen voraus geht meist ein Zustand, den viele als »normales« Unwohlsein bezeichnen würden. Es ist das bekannte, fast tägliche Gefühl der Steifheit, Wundheit, Schwere, Empfindlichkeit und Spannung oder eines Pochens im Körper. Wenn solche täglichen Schmerzempfindungen über einen längeren Zeitraum fortdauern, stellt man fest, dass sie chronisch geworden sind.

Meine ersten chronischen Schmerzen hatte ich im Fuß, doch davor hatte ich bereits viele Befindlichkeitsstörungen erlebt – wie steife Knie, verspannte Schultern, Krämpfe in den Händen und ein Ziehen im unteren Rücken. Ich nahm an, dass diese »gelegentlichen Probleme« dazugehörten, wenn man »fit« sein wollte. Ich war dem »Ohne Schweiß kein Preis«-Mantra verfallen und dachte, dass ich nicht hart genug trainierte, wenn es nicht irgendwo »zwickte«. Heute sehe ich, wie viel Energie ich damit verschwendete, meine Schmerzen zu ignorieren oder damit zurechtzukommen.

Was ich damals für normales Unwohlsein hielt, nenne ich heute Vorboten für Schmerzen. Ob auch Sie solche Symptome in letzter Zeit selbst hatten, lässt sich ganz einfach überprüfen:

- Fühlten Sie sich steif, als Sie heute Morgen aufwachten?
- Tut Ihnen nach dem Training alles weh, oder wenn Sie vom Stuhl aufstehen?
- Wünschen Sie sich beim Treppensteigen einen Aufzug?
- Passen Sie öfter Ihre Haltung an, strecken sich, knacken mit den Gelenken oder massieren sich den Nacken oder Rücken, um Verspannungen zu lösen?
- Sind Ihre Hände und Füße manchmal geschwollen und unbeweglich?
- Fühlen Sie sich an mehreren Stellen Ihres Körpers versteift, oder haben Sie dort Schmerzen?

Das sind nur einige der häufigsten schmerzankündigenden Symptome. Bei jedem meiner Patienten mit chronischen Schmerzen habe ich dazu auch eine oder zwei weitere festgestellt. Überprüfen Sie für sich, ob Sie auch eines der folgenden Symptome länger als eine Woche hatten:

- Einschlaf- oder Durchschlafstörungen
- Blähungen oder Verdauungsstörungen, egal, was Sie essen
- Erschöpfungszustand oder leichte Kopfschmerzen am Nachmittag
- Erschöpfung schon vor dem Mittagessen

- Nächtliches Aufwachen wegen Beklemmungen; Stimmungsschwankungen
- Völlegefühl, Gewichtsprobleme

Viele Menschen empfinden diese Symptome als normal. Doch was passiert, wenn solche leichten Störungen über Wochen oder Monate regelmäßig wiederkehren oder wenn aus einem davon drei werden?

Wenn Sie sich *über Wochen oder Monate* steif und unbeweglich fühlen, Schlafstörungen haben oder an Blähungen leiden oder mehr als eines der oben aufgezählten Symptome bei sich feststellen, sollten Sie durch einen Arztbesuch ausschließen, dass Sie ernsthaft krank sind. Sobald Erkrankungen ausgeschlossen sind, ist die normale ärztliche Lösung bei anhaltenden Beschwerden Medikation. Die auslösende Ursache wird nicht identifiziert oder behandelt. Wenn ausschließlich auf diese Weise behandelt wird, ist es fast unvermeidbar, dass die Schmerzen chronisch werden. Schmerzmittel oder Vorschläge für »Schmerzmanagement«, um die Schmerzsymptome zu verringern, sind die einzige medizinische Option.

Meine Lösung ist es, mit MELT die auslösenden Ursachen der schmerzvorangehenden Symptome anzugehen, die bei vielen meiner Patienten gehäuft und scheinbar zusammenhanglos scheinen. Damit helfe ich meinen Patienten, chronische Schmerzen und frühe Symptome zu eliminieren.

Wichtig ist, dass Sie Schmerzen und Unwohlsein als Signale des Körpers erkennen, dass Sie sich um »etwas« kümmern sollen. Was genau das ist und wie einfach es ist, Abhilfe zu schaffen, können Sie bei der Lektüre dieses Buches herausfinden. Ich habe es mir zur Aufgabe gemacht, meinen Patienten beizubringen, dass sie Schmerzen nicht als unvermeidbare Folge des natürlichen Alterungsprozesses oder eines aktiven Lebens akzeptieren müssen. Mit der MELT-Methode lassen sich leichte und schwere, dem Schmerz vorausgehende Symptome eliminieren, sodass jeder ohne chronische Schmerzen leben kann.

▶ Ein häufiges Missverständnis

Die meisten Menschen meinen, dass jeder Schmerz akut ist, der mit einem Ereignis begann, an das sie sich intensiv erinnern können. In meiner Praxis höre ich jedoch unzählige Geschichten, bei denen starke Schmerzen plötzlich, ohne akute Verletzung auftreten. Bei allen Versionen können sich die Patienten daran erinnern, wann die Schmerzen begannen und was sie dabei gerade taten. Die Aktivitäten standen jedoch in keiner Relation zu der

Schmerzintensität. Sie banden sich die Schnürsenkel, räumten den Einkaufskorb aus, stiegen aus dem Bett, machten eine hundertfach absolvierte Yoga-Übung oder gingen die Treppe hoch – plötzlich verspürten sie einen Schmerz, der sie am Boden festnagelte. Dann bekomme ich solche Anrufe: »Sue, Hilfe! Ich weiß nicht, was ich gemacht habe, aber ich kann meinen Kopf/Hals/Arm/Rücken/Fuß kaum noch bewegen! Ich habe solche Schmerzen und weiß nicht, was ich tun soll.«

Diese Beispiele, trotz der Plötzlichkeit des Schmerzauftritts, fallen meiner Meinung nach nicht in die Kategorie »akute Schmerzen«. Es sind chronische Schmerzen, die sich im Hintergrund aufbauten, um sich in einer bestimmten Situation zu »outen«. Ich nenne sie plötzlich-chronische Schmerzen – eine weitaus häufigere Schmerzart als akute Schmerzen. Diese Unterscheidung ist sehr wichtig, da der plötzlich-chronische Schmerz meist zu einem voll entfalteten chronischen Schmerz wird, der entweder auftritt und wieder vergeht oder auftritt und bleibt. Die Diagnose wird dadurch erschwert, dass beide Schmerzarten sehr intensiv sein können. Einen Stift aufzuheben ist jedoch kein traumatisches Ereignis, sondern eher der Tropfen, der beim plötzlich-chronischen Schmerz in einem überbelasteten Körper das Fass zum Überlaufen bringt. Doch was sind die Ursachen dafür?

▶ Der wahre Grund für Schmerzen

Jeder chronische Schmerz, egal, ob er langsam oder plötzlich auftritt, ist die Folge von Wiederholungen. Das ist nicht falsch zu verstehen, denn Wiederholung – im Sinne von mehrfacher Übung – ist eine sehr gute Sache. Sie machte aus mir die bestmögliche Körpertherapeutin und Lehrerin. Je öfter ich mein Wissen in diesem Bereich wiederhole, desto mehr wachsen meine Kenntnisse. Wiederholung ist ein normaler und nützlicher Teilbereich unseres Lebens und nichts, was man vermeiden könnte oder sollte. Dennoch sind der Hauptauslöser für chronische und plötzlich-chronische Schmerzen repetitive Bewegungen und Haltungen, und nicht so sehr der Alterungsprozess oder Muskelverspannungen, wie viele meinen. Dennoch muss man solche Wiederholungen nicht vermeiden, denn mit MELT lassen sich deren negative Auswirkungen rückgängig machen.

Überlegen Sie, welche repetitiven Bewegungen (wie Tastschreiben oder Joggen) und Haltungen Sie täglich oder wöchentlich regelmäßig ausführen. Wie viele Stunden am Tag sitzen Sie beispielsweise? Essen, Autofahren, Schreibtischarbeit, Fernsehen und Lesen im Bett summieren sich. Wenn nicht Sitzen, was ist dann Ihre Wiederholung? Stehen Sie den ganzen Tag bei der Arbeit? Tragen Sie Ihre Kinder herum, oder laufen Sie ständig hinter ihnen her? Nicht vergessen, es geht nicht darum, irgendeine Aktivität aufzugeben, um schmerzfrei zu werden. Sie sollen diese Zeiten lediglich realistisch addieren.

Die Komponente, die den Körper stützt und stabil hält, ist das Bindegewebe, wissenschaftlich als *Faszie* bezeichnet. Es umhüllt, verbindet und stützt alle Körperstrukturen, einschließlich Muskeln, Knochen, Nerven und Organe. Als körperweites, dreidimensionales Netzwerk verbindet es alle Teile des Körpers lückenlos, vom Kopf bis zu den Zehen und von der Haut bis zu den Knochen. Faszien sind überall und bilden die größte Gewebefläche des Körpers. Sie sind der flexible Stützrahmen, der alle Körpereinheiten untergliedert, voneinander trennt und miteinander verbindet. Im Kollektiv bilden alle Faszien-Gewebearten ein lückenloses, zusammenhängendes Ganzes im Körper.

Die neueste Forschung zeigt, dass dieses beeindruckende und wichtige Gewebesystem intelligent arbeitet und anpassungsfähig ist. Die Erforschung seiner Funktionen im Körper sowie deren Anzahl steht erst am Anfang. Früher dachte man, dass Bindegewebe ein inaktives Füllmaterial des Körpers sei und dass es, ähnlich Verpackungschips, lediglich die Aufgabe hätte, die wichtigen Körperstrukturen zu schützen, die es passiv umhüllt. In der Tat sind es jedoch die Faszien oder Bindegewebe, die dem Körper seine strukturelle Stabilität verleihen, nicht Muskeln und Knochen. Sie sind ständig im Wandel und passen sich allen Bewegungen und Haltungen an, um Knochen, Gelenke und Organe zu stützen. Diese Aufgabe können sie wiederum nur erfüllen, wenn sie ausreichend hydriert, das heißt mit Flüssigkeit versorgt, sind.

Alltagswiederholungen trocknen das Bindegewebe aus, durch übermäßige Kompression, Zug und Reibung. Dadurch verliert es seine Stützfunktion, reagiert schlechter und ist weniger anpassungsfähig. Die Folge sind Muskelverspannungen, Gelenkkompressionen und Störungen der köperinternen Kommunikation, die für alle Bewegungen oder Haltungen wichtig ist. Es geht in diesem Punkt jedoch nicht nur darum, ausreichend zu trinken, sondern auch, die Flüssigkeit, das »Fluid«, in den Faszien in Bewegung zu bringen. Bindegewebsdehydration ist die Ursache für Körperstress und -schmerzen und der Katalysator für alle schmerzvorangehenden Symptome. Es ist verblüffend, dass sowohl Aktivität wie auch Inaktivität dehydrieren. Bei stundenlanger Schreibtischarbeit belastet das Eigengewicht Gesäß und Hüften, während die Oberkörperhaltung Zug auf das Gewebe von Kopf bis Steißbein ausübt. Beim Lauftraining für einen Marathon erzeugt die repetitive Laufbewegung Reibung und Kompression in den Gelenken und zieht an Bändern, Sehnen und Bindegewebsschichten. Beide Tätigkeiten entziehen den Faszien ihr vitales Fluid. Tatsache ist: Das ganze Leben wirkt dehydrierend.

Das klingt zunächst negativ, ist es aber nicht. Die neueste Forschung hat gezeigt, dass das Bindegewebe durchaus behandelbar und noch dazu leicht zugänglich ist. Faszien sind also längst nicht so passiv, wie bislang angenommen wurde. Sie haben im Gegenteil aktive, lebensnotwendige Funktionen für unsere Gesundheit. Das fehlende Glied zu einem schmerzfreien Leben ist es, durch Behandlung der Faszien die negativen Folgen repetitiver Bewegungen und Tätigkeiten zu therapieren. Ich zeige Ihnen, wie leicht jeder mithilfe der MELT-Methode den Fluidhaushalt des Bindegewebes wiederherstellen kann. Faszien sind der Körperbereich, der unsere Aufmerksamkeit erfordert, egal, an welcher Art von Schmerz wir leiden oder ob wir uns gerade pudelwohl fühlen, und der Weg zur Schmerzfreiheit ist immer gleich und überraschend unkompliziert. Um die Faszien wieder ausreichend mit Flüssigkeit zu versorgen und gesund zu werden, müssen Sie lediglich zehn Minuten pro Tag in die MELT-Methode investieren, die ich Ihnen in diesem Buch zeige. Den Unterschied werden Sie bereits nach dem ersten Ausprobieren feststellen. Sobald sie merken, dass Sie das Ruder in die Hand genommen haben, und erfahren, wie leicht das Leben auf einmal geworden ist, werden Sie sich wünschen, Sie hätten bereits früher etwas über die regenerativen Eigenschaften Ihres Bindegewebes erfahren – genau, wie ich es tat.

▶ Faszien und Nervensystem

Es ist kaum zu ermessen, welche Leistungen der Körper für jede einzelne Bewegung erbringen muss: Vorbereitungsarbeit, Kommunikation und feinste Anpassungen. Das Bindegewebssystem hat dabei auf unsere Fähigkeit, uns zu bewegen oder still zu halten, einen entscheidenden Einfluss. Es unterstützt den Körper bei allen geforderten Aktivitäten und schützt dabei Gelenke, Knochen und Organe. Anders als Muskelgewebe empfängt es für die Bewegungsanpassung jedoch keine Signale vom Gehirn oder Nervensystem. Es spielt unabhängig davon seine aktive Rolle bei der Gelenkstabilisierung und in seiner Stützfunktion, mit der es sicherstellt, dass kein Körperteil bei der Bewegung Schaden nimmt. Diese autonome Arbeitsweise ist teilweise der Grund dafür, dass die Funktionen des Bindegewebes bis heute noch nicht richtig verstanden wurden. Zur Erledigung ihrer vielfältigen Aufgaben sind die Faszien allerdings natürlicherweise mit einem speziellen Teil des Nervensystems, dem Vegetativen oder Autonomen Nervensystem (VNS/ANS) verbunden, mit denen sie Körperhaltungen, Gelenkstellungen und die Kopf-Körper-Kommunikation steuern. Die Interaktion zwischen Fasziensystem und

VNS bewirkt die jeweils richtige Muskelarbeit. Am meisten sind die Sinnesnerven auf optimal hydrierte Faszien angewiesen, da die meisten von ihnen darin enden. Stimmt der Fluidhaushalt nicht, kann es zu Veränderungen in der Reizübertragung dieser Nerven kommen, die für Bewegungsfluss und -genauigkeit immens wichtig sind. Dazu übertragen die Sinnesnerven Schmerzsignale, inklusive Warnungen, wenn das Bindegewebe aufgrund mangelnder Flüssigkeitsversorgung die Gelenke, Nerven, Muskeln und Knochen nicht ausreichend schützen kann.

Diese Erkenntnisse über das Bindegewebe und die Nervensysteme bringen Licht in die Ursache für Schmerzen und ihre Behandlung. Beim Auftreten von Schmerzen muss das Fasziensystem in seiner Ganzheit behandelt werden. Faktoren wie Geld, Zeit und Mühe, die bislang für »Schmerzlösungen« investiert werden mussten, verkomplizierten das Thema und brachten wenig, genauso wenig wie die üblichen Medikamente, Rehabilitationsmaßnahmen, Übungen und Hilfsmittel. Die Tatsache, dass chronische Schmerzen so weit verbreitet sind, zeigt, dass wir etwas Entscheidendes außer Acht lassen, wenn wir uns um unseren Körper kümmern. Selbst die besten Übungen und Diäten bringen den Fluidhaushalt der Faszien und das Nervensystem nicht wieder ins Gleichgewicht. Doch genau dies kann MELT.

Diese neuen Informationen über den menschlichen Körper stellten meine gesamte Ausbildung, meinen Beruf und meine Überzeugungen infrage. Es war schwer für mich, zu akzeptieren, dass Körpertraining, Schulmedizin und Rehabilitation Symptome behandeln und nicht Ursachen, dass diese konventionellen Ansätze den Fluidhaushalt des Fasziensystems vernachlässigen und mit dazu beitragen, dass Schmerzen chronisch werden. Ich musste mein Verständnis von Anatomie, Übung, Medizin, Schmerz und Gesundheit neu ausrichten, um das bislang ungenutzte Potenzial der Faszie zu begreifen und ausschöpfen zu lernen. Diese neuen Erkenntnisse möchte ich mit Ihnen teilen.

▶ Auf dem Prüfstand: Medikation bei Schmerzen

Meine vielen Schmerzpatienten mit Leiden verschiedenster Ursachen, angefangen von Migräne bis hin zu Krebs, verschafften mir einen direkten Einblick in die Wunder der modernen Medizin. Es gibt für fast alle Arten von Krankheiten Behandlungsmethoden, egal, ob sie lebensbedrohlich oder alltäglich sind, wie kleine Infektionen oder Schnittwunden. Chronische Schmerzen gehören jedoch nicht zu diesem Spektrum, obwohl Schmerzen der Hauptgrund für einen Arztbesuch sind. Wenn keine offensichtliche Ursache zu finden ist, wie eine Verletzung oder ein Trauma, wird der Patient auf eine Erkrankung untersucht. Sowohl für eine gebrochene Hand wie für einen Tumor gibt es genau definierte Behandlungsverfahren

Erkrankungen und akute Traumata liegen auf der medizinischen Behandlungsskala genau gegenüber. Dazwischen gibt es eine Lücke, in der chronische Beschwerden und Schmerzen angesiedelt sind. Das Behandlungsprotokoll für Symptome innerhalb dieser »chronischen Lücke« ähnelt oft einem medikamentösen oder operativen Ratespiel, dessen Bandbreite ebenfalls riesig sein kann. Selbst wenn per Röntgenaufnahme oder Kernspin ein behandelbarer Zustand diagnostiziert werden konnte, ist er vielleicht immer noch nicht die Schmerzursache. Auch nach einer Operation bleiben nach Reha und Krankengymnastik die Schmerzen oft noch bestehen. Genauso frustrierend ist es, wenn aus medizinischer Sicht keine Ursache für spezifische Schmerzen erkennbar ist. Dieses mysteriöse »Nichts« kann einen verrückt machen. Ich war fast außer mir, als die Ärzte mir verkündeten, meine Schmerzen im Fuß seien Einbildung, und mir empfahlen, einen Psychotherapeuten aufzusuchen. Ich wusste, dass meine Schmerzen echt waren, selbst wenn die Ärzteschaft keinen Grund dafür fand. Ich musste wieder ganz von vorn beginnen und war sehr frustriert.

Die medizinische Wissenschaft hat bis heute keinen Weg gefunden, chronische Krankheitsbilder zu heilen – das macht sie erst chronisch. Medikation kann bei Schmerzen im Rahmen von akuten Traumata und Erkrankungen notwendig und nützlich sein, zeigt bei Beschwerden der »chronischen Lücke« jedoch bestenfalls minimale Wirkung. Medikamente überdecken das Problem kurzfristig und haben meist negative Nebenwirkungen, wie Magenschmerzen, neue Symptome oder Abhängigkeit, wenn sie über einen längeren Zeitraum genommen werden. Daher werden sie auch nur für die zeitweise Schmerzlinderung und nicht langfristig verschrieben.

Zusätzlich erschöpft die Einnahme von Schmerzmitteln über längere Zeit die inneren Reserven des Körpers, kostet Kraft und verlangsamt den Stoffwechsel. In der Zwischenzeit sendet der Körper weiter seine Schmerzsignale aus – man spürt sie bloß nicht mehr. Ohne die Möglichkeit, Schmerz wahrzunehmen, läuft man Gefahr, beispielsweise die Gelenke durch Wiederholungsbewegungen und Verletzung sehr stark zu schädigen. Schmerzmittel einzunehmen heißt, die Batterie aus dem Rauchmelder in der Küche zu nehmen, obwohl man weiß, dass der Toaster jederzeit Feuer fangen kann. Den Alarm auszustellen repariert den Toaster nicht! Die Batterien zu entfernen oder Schmerzmittel einzunehmen bedeutet, dass das Alarmsystem keine Signale senden kann, wenn es am nötigsten ist. Ich habe zahlreiche Patienten mit chronischen Schmerzen im Hals- und

Lendenwirbelbereich oder in den Gelenken, obwohl sie bereits alles Mögliche dagegen eingenommen und unternommen haben: verschiedenste Schmerzmittel, Kortison-spritzen und zahllose andere schmerzstillende Maßnahmen. Vielleicht haben Sie bereits selbst erlebt, wie erschöpfend, teuer, zeitaufwendig und ineffektiv der Versuch ist, mit seinen Schmerzen klarzukommen. Dennoch ist für viele »Schmerzmanagement« die einzige Option, wenn Unwohlsein und Schmerzen erst mal Teil des täglichen Lebens geworden sind.

Wahr ist, dass es keine Wundermedizin oder -spritze gegen chronische Schmerzen gibt. Das wird wahrscheinlich jeder Arzt bestätigen. Medikation hilft nicht, weil sie die Ursache nicht beseitigt – die alltäglichen Wiederholungsbewegungen. Ich glaube nicht, dass es der Wissenschaft je gelingen wird, ein Medikament gegen die negativen Auswirkungen dieser Wiederholungen auf das Fasziensystem zu finden. Schmerzmittel sind hier nicht der richtige Weg.

Ich weiß, was es heißt, Schmerzen zu haben und sich nur noch zu wünschen, dass sie aufhören. Vor diesem Hintergrund wünsche ich mir, dass Sie Ihre Einstellung gegen-über Schmerzen ändern. Ich will Sie ermutigen, das Steuer in die Hand zu nehmen und wieder schmerzfrei zu leben. Die MELT-Methode löst Schmerzen innerhalb der »chroni-schen Lücke«. Gesunden Menschen, die keine Schmerzen haben, hilft sie dabei, auch weiterhin so leben zu können – pro-aktiv. MELT begleitet Rehabilitationsmaßnahmen nach einer Verletzung wie auch medizinische Behandlungen und verbessert in vielen Fällen das Ergebnis. Darüber eröffnet MELT für jeden eine neue Möglichkeit, egal, wie gesund oder fit er ist.

▶ Auf dem Prüfstand: Sport und Fitness

Ich bin ein sehr aktiver Mensch und mache jeden Tag Sport. Die Vorteile eines aktiven Lebens für die langfristige Gesundheit liegen auf der Hand. Jedoch helfen Sport und Training nicht unbedingt gegen Schmerzen und Unwohlsein, wie ich selbst lernen musste. Funktionelle Übungen, Stretching, Yoga oder auch Massagen verschaffen zeitweise Lin-derung, sind jedoch für gewöhnlich keine dauerhafte Lösung. Das liegt daran, dass das Bemühen, Muskeln zu kräftigen oder zu dehnen, das falsche Problem angeht.

Der Mythos, dass Gelenkschmerzen von muskulärem Ungleichgewicht oder Schwä-che verursacht werden, hält sich hartnäckig. Das Lösungskonzept ist, den Muskel zu kräftigen und so langzustrecken wie möglich, um die Gelenkausrichtung zu optimieren und damit Schmerzen zu beseitigen. Tatsächlich treten Schmerzen jedoch nicht auf, weil ein Muskel zu schwach ist. Im Gegenteil, viele Muskeln sind selbst im Ruhezustand überanstrengt und ermüdet, weil sie Ausrichtungsfehler der Knochenstrukturen kompensieren. Tatsächlich verantwortlich dafür, wie auch für Dysbalancen im Körper, chronische Schmerzen und Erschöpfungszustände, ist das Fasziensystem, nicht das Muskelsystem. Sobald der Fluidhaushalt im Bindegewebe wieder stimmt, müssen die Muskeln weniger kompensieren. Ungleichgewichte verschwinden, und erst dann ist es möglich, so zu trainieren, dass die körperliche Leistungsfähigkeit sich insgesamt verbessert.

Wen das immer noch nicht überzeugt, der sollte sich das bestgehütete Geheimnis der Fitnessbranche vor Augen führen: Fast alle Profis leiden an chronischen Schmerzen. Das wurde mir bewusst, als ich eine Lösung für meine Fußschmerzen suchte. Die meisten Fitnessprofis glaubten, dass Schmerz der Preis für ihr gutes Aussehen sei und dafür, dass sie in der Fitnessbranche arbeiten. Nachdem ich die Auswirkungen von Wiederholungsbewegungen auf meinen Körper erkannt hatte, wurde diese Theorie in das richtige Licht gerückt. Zu der Zeit unterrichtete ich 28 Kurse pro Woche, trank viel Wasser und ernährte mich gesund. Jedoch wusste ich nicht, dass ich dehydrierte, weil ich mein Fasziensystem vernachlässigte.

Auch heute ignorieren oder unterschätzen die meisten professionellen Fitness- und Rehabilitationstrainer die Notwendigkeit, sich um die Faszien zu kümmern. Einzig die Myofaszie, das zähe kollagene Bindegewebe in den Muskeln und um sie herum, wird manchmal therapeutisch angesprochen. Der Fokus liegt dabei darauf, Triggerpunkte (Knoten), Blutzirkulation und Ungleichgewichte durch intensiven, direkten Druck zu behandeln. Ein erfahrener Therapeut kann damit zwar erkennbare Verbesserungen erzielen. Er spricht aber nicht die Faszien als Netzwerksystem an, was muskuläre Ungleichgewichte, eine fehlerhafte Körperausrichtung und Schmerzen beseitigen würde.

Der Grund dafür, dass ich ohne Schmerzen oder sonstige Beeinträchtigungen regelmäßig Rad fahren, laufen und Gewichte heben kann, sind meine MELT-Praktiken. In wenigen Minuten kann ich die negativen Folgen meines aktiven Lebensstils beseitigen, sodass ich allein von der positiven Seite profitiere. Jeder, der gerade nicht aktiv sein kann, weil er sich dazu nicht in der Lage fühlt oder es ihm körperlich nicht bekommt, kann sich mit MELT selbst aus der Krise führen. MELT hilft dabei, die negativen Effekte repetitiver Positionen rückgängig zu machen, sodass man sich wieder besser fühlt und körperlich aktiv sein kann. Immer wieder höre ich, dass ein aktives Leben mit mehr Leichtigkeit und Freude stattfinden kann, wenn man keine Schmerzen hat. Daher ist MELT für jeden aktiven Menschen geeignet, egal, ob Profi oder Laie.

▶ Vom Problem zur Lösung

Ich habe das Rätsel chronischer Schmerzen gelöst und möchte mein Wissen mit Ihnen teilen. Sie sollen die Systeme, die derzeit bei Ärzten und Fitnessprofis noch keine Berücksichtigung finden, verstehen lernen und auch, warum es so wichtig ist, sich um sein Fasziensystem und das Nervensystem zu kümmern. Sicherlich sind Sie genauso beeindruckt wie ich, wenn Sie zum ersten Mal von diesen Dingen hören. Und genauso begeistert, wenn Sie erst begriffen haben, welche Vorgänge in Ihrem Körper ablaufen und welcher große Teil bislang immer fehlte, bei allem, was Sie für Ihr Wohlergehen unternahmen.

Ich bringe Ihnen bei, Ihr eigener Schmerztherapeut zu sein und die Ursache Ihrer Schmerzen zu behandeln. MELT ist das erste Eigenbehandlungsprogramm, mit dem sich Faszien wiederaufbauen und das Nervensystem ins Gleichgewicht bringen lassen. Dadurch wird es dem Körper möglich, lang anhaltende Spannungszustände und negative Befindlichkeiten aufzulösen sowie im Nervensystem angestauten Stress abzubauen. Das verbessert den allgemeinen Gesundheitszustand und das Wohlbefinden. Jeder, der die kraftvollen Selbstheilungsmechanismen seines Körpers mit MELT aktiviert, wird neben der Schmerzfreiheit mit besserer Gesundheit, mehr Energie und Vitalität bis ins hohe Alter belohnt.

Weit über die Aspekte Gewichtsreduktion und Körpertraining hinaus kann das bahnbrechende MELT-Konzept mit seiner Abfolge leicht verständlicher, präziser Techniken mit unkomplizierten, speziellen Hilfsmitteln, wie Weichschaumrollen und kleinen Bällen, sehr schnell Ihr Leben verbessern. Sind Sie bereit, die erstaunliche Kraft Ihres Bindegewebes zu entdecken? Atmen Sie tief ein, und beginnen Sie mit MELT!

2 Die Kraft der Faszien

Ich hoffe, Sie sind genauso interessiert, etwas über die heilenden und schmerzlindernden Eigenschaften des Bindegewebes zu erfahren, wie ich es damals war. Anlässlich eines sechstägigen Leichensektionskurses unter der Leitung des Theologen, Rolfing-Therapeuten und Anatomen Gil Hedley wurde ich mir zum ersten Mal der Faszien voll bewusst. Wir erforschten die Zusammenhänge der Körpersysteme mit Gils innovativer Seziertechnik. Anstatt jeden Körperteil einzeln zu untersuchen, arbeiteten wir uns durch die Körperschichten. Nach drei Stunden, in denen ich den Großteil der Haut des Körpers vor mir abgetragen hatte, hielt ich verblüfft inne.

»Was ist das?«, fragte ich Gil.

»Die oberflächliche Körperfaszie«, erwiderte er sehr sachlich.

»Was macht die hier?«, gab ich erstaunt zurück.

»Das ist unser Stütz- und Schutzsystem«, erklärte er weiter, diesmal belustigt. »Die erste Schicht eines dreidimensionalen Netzwerks, das uns unsere Körperform verleiht und es uns ermöglicht, die Welt zu erfühlen.«

»Was meinst du mit *System*? Das ist doch bloß ein Teil der Haut, ein Gewebe? Warum nennst du das ein System? Das Bindegewebe ist doch kein *System*, oder?«

Gil lächelte weiter: »Ach mein Gott, ich glaube, diese Erfahrung wird dein Leben ziemlich verändern, Sue! Dieses Gewebe ist ein zusammenhängendes Fluidsystem, das alle anderen Körpersysteme miteinander verbindet und ihnen gleichzeitig eigenen Raum verschafft. An einer Leiche sind verschiedene Faszienschichten erkennbar. Im lebenden Körper bildet dieses dynamische, mit Flüssigkeit gefüllte Gewebe eine durchgängige, netzartige Matrix«, erklärte er weiter. Und abschließend meinte er: »Willkommen in meiner Welt!«

Könnte es sein, dass dieses mit Flüssigkeit gefüllte System für die Bewegungen verantwortlich war, die ich mit den Händen spüren konnte? Noch nie zuvor hatte jemand das beschrieben, was ich fühlen konnte. Auf der einen Seite war ich relativ beeindruckt und fasziniert von dieser neuen Erklärung des Fasziensystems. Andererseits jedoch auch sehr verärgert: Wie konnte es sein, dass ich noch nie etwas von diesem lebenswichtigen System gehört hatte, obwohl ich den menschlichen Körper so detailliert studiert und stundenlang über Anatomie gelesen, geschrieben und sie sogar unterrichtet hatte? Erst hier sah ich zum ersten Mal die oberflächliche Körperfaszie. In den unzähligen Anatomiekursen an der Universität war sie einfach zusammen mit der Haut in den Kübel gewandert, damit man »die guten Teile« untersuchen konnte. Zehn Jahre lang hatte ich mir vorgeblich progressive Ideen über die Myofaszie und das Bindegewebe angeeignet – beschränkt allerdings auf ihre muskelverbindende und bewegungsunterstützende Funktion. Von einem System war nie die Rede gewesen. Mein Impuls war es, sofort mein Geld zurückzuverlangen und meine Professoren anzurufen, um ihnen zu erzählen, welches falsche Wissen sie unterrichteten und wie sie damit jeden beeinträchtigten, der mit lebenden Personen arbeiten wollte.

Nachdem mein Ärger verflogen war, wollte ich alles über dieses System wissen, einschließlich seiner wissenschaftlichen Definition als System. Ich brauchte Belege für Gils Theorie und wollte dringend Nachweise für die außergewöhnlichen Veränderungen bekommen, die meine manuelle Körperarbeit bewirkten. Die Idee, ich hätte eine »unerklärliche Gabe«, war mir nie ganz geheuer gewesen. Wie viele andere Körpertherapeuten wünschte ich mir Fakten. Auf einmal stand mir eine neue Tür offen: Ich konnte lernen, wie dieses System funktionierte und wie es mit meiner manuellen Körperarbeit in Verbindung stand.

Zwischen 2001 und 2004 tauchte ich in das Gebiet der Faszienforschung ein. Schon bald traf ich den Wissenschaftler Robert Schleip, der mich in dieses neue, gerade aufstrebende Wissenschaftsfeld einführte. Was ich hier entdeckte, machte mich bis heute schmerzfrei, veränderte meine berufliche Laufbahn und führte dazu, dass ich MELT entwickelte. Seither unterrichtete ich Hunderte von Kollegen aus dem Fitness- und Therapiebereich in der Methode und konnte beobachten, wie sie auch deren Leben und Berufe veränderte. Ihre Berichte über die positive Bereicherung ihres Lebens, die sie dadurch erfuhren, machen mich von Herzen dankbar für das Geschenk, das ich vor all diesen Jahren in Gil Hedleys Kurs bekam.

Diese Information kann auch Ihr Leben verändern. Sie stehen kurz davor, die faszinierende Welt der Faszien zu betreten. Hier werden Sie Ihre persönliche Fähigkeit entdecken, mit der Sie Ihre Gesundheit so beeinflussen können, wie Sie es nie für möglich gehalten hätten.

▶ Die *Faszie*-nierende Welt des Bindegewebes

Bindegewebe gibt es überall im Körper. Die spezielle Bindegewebsart, auf die ich mich beziehe, trägt den wissenschaftlichen Namen »Faszie«. Sie besteht aus Kollagen, Elastin und anderen Faserarten, die von Zellflüssigkeit umgeben sind. In ihr gibt es Zellen mit dem Fachbegriff »Fibroblasten«. Sie sind verantwortlich für die Produktion von Flüssigkeit und faserhaltigen Baustoffen des Gewebes. Viele Komponenten des Körpers – Sehnen, Bänder, Bandscheiben, Knorpelmasse und selbst die Membranen um Gehirn und Organe – bestehen aus Faszien. Dem Anschein nach sind sie voneinander getrennt, doch sind sie alle physikalisch miteinander verbunden und Teil der anpassungsfähigen Stützstruktur des Fasziensystems.

Die Faszien umhüllen jede Körperkomponente, einschließlich Knochen, Organe, Muskeln und Nerven und stellen das flüssige Umfeld der Zellen. Damit hängt jede Zelle des Körpers von dieser »extrazellulären Matrix« ab, um einwandfrei zu funktionieren. Dieses dreidimensionale, interaktive Umfeld informiert die Zellen dazu auch über mechanische und biochemische Veränderungen um sie herum. Über das Fluid des Bindegewebes werden Sauerstoff, Nährstoffe und Abfallstoffe von Zelle zu Zelle transportiert. In diesem Umfeld sind auch die meisten Sinnesnerven angesiedelt.

Die Faszienforschung ist ein sehr neues Feld der Humanwissenschaft. Ergab im Jahr 2000 die Internetsuche von »Faszie« nur 1500 Ergebnisse, sind es heute bereits 43 Millionen, mit steigender Tendenz. Dass man aktuell so viel mehr über dieses Gebiet weiß, ist zum einen den Fortschritten in der Mikroskopie zu verdanken, zum anderen auch den engagierten Forschungen. Dennoch bleibt vieles, was noch entdeckt und verstanden werden muss. Die meisten kennen den Begriff »Faszie«, wenn überhaupt, in ihrer Interaktion mit Muskeln (Myofaszie) und nicht im Zusammenhang mit der übergeordneten Gesundheit des ganzen Fasziensystems.

In der medizinischen und akademischen Humansektion wird Bindegewebe mit der Haut entsorgt – als unwichtiges zusätzliches Gewebe über den vermeintlich wichtigeren Strukturen, den Organen, Nerven, Muskeln und Knochen. In heutigen anatomischen

Abhandlungen ist immer noch die überholte Lehrmeinung Standard, dass Bindegewebe ein passives Füll- und Stützmaterial sei.

Die Fortschritte in der Faszienforschung und in ihren Anwendungsbereichen finden hauptsächlich außerhalb der medizinischen und akademischen Forschungsgemeinde statt. Die Pioniere unter den Faszienforschern entstammen unvermutet der Gruppe der manuellen Therapeuten. Viele von ihnen studierten noch direkt bei Ida Rolf, der Begründerin der manuell-therapeutischen Rolfing-Technik. Rolfs Wunsch, dass ihre Schützlinge die wissenschaftliche Erklärung für die therapeutischen Ergebnisse ihrer Methode erforschten, ist die hauptsächlich treibende Kraft in der heutigen Forschung. Die Bemühungen dieser Rolfing-Forscher (wie Fernando Bertolucci, John Cottingham, Steve Evanko, Tom Findley, Gil Hedley, Kai Hodeck, Eric Jacobsen, Robert Schleip und Adjo Zorn) gaben uns bereits viele Antworten – und hinterlassen noch mehr Fragen.

Die Arbeit dieser Pioniere erweiterte und verfeinerte mein Verständnis der Faszien und ihrer Funktion als System. Ich kann an den Forschungen teilhaben und verarbeite die komplexen Erkenntnisse dieser neuen Wissenschaft seit Jahren zu greifbaren Modellen, die jeder am eigenen Körper anwenden kann, und in eine Sprache, die jeder versteht.

Niemand muss die molekularen Bestandteile und wissenschaftlichen Eigenschaften des Fasziensystems kennen, um es pflegen zu können. Ich möchte, dass Sie über diejenigen Elemente davon Bescheid wissen, die für Ihre Gesundheit und ein langes Leben am wichtigsten sind, und zeige Ihnen, wie Sie über die direkte Ansprache dieser Bausteine Ihr Bindegewebe positiv beeinflussen können.

Hydration – der Flüssigkeitshaushalt der Faszien

Wie kann ein mit Flüssigkeit gefülltes System Stützfunktion haben? Stellen Sie sich einen Schwamm vor: Im trockenen Zustand ist er steif. Wenn er feucht ist, lässt er sich biegen, passt sich an und ist strapazierbar. Ähnlich funktioniert das Bindegewebe. Wenn es ausreichend Flüssigkeit enthält, also hydriert ist, ist es elastisch und anpassungsfähig. Wenn nicht, wird es hart und unelastisch.

Rund drei Viertel des Bindegewebes bestehen aus Flüssigkeit oder Fluid. Der Rest sind Reparaturzellen, Filamente und Fasern, wie Kollagen und Elastin, die in der Flüssigkeit gelagert oder aufgehängt sind. Faszien stellen das am häufigsten vorkommende Material im Körper dar, und ihre Gesundheit hängt von ihrer Flüssigkeitsversorgung ab. Wenn Bindegewebe ausreichend Flüssigkeit hat, kann es seine vielen Funktionen ausführen. Es reagiert, passt sich an und verändert seine Gestalt, um Kissen in Gelenken zu bilden, Abstand zwischen Zellen und allen Organen zu schaffen und die Gleitfläche zwischen Muskeln zu sein. Natürlich ist es hierfür nicht damit getan, ausreichend oder noch mehr Wasser zu trinken. Wasser zu trinken ist wichtig, aber nicht genug.

Haben Sie auch schon gehört, wie Leute sagten, wenn sie Wasser trinken, läuft es durch sie hindurch? Das bedeutet, dass ihr Körper (wie ein ausgetrockneter Schwamm) Wasser nicht richtig aufnehmen und verwenden kann – er verliert Flüssigkeit auf *Zellebene*. Jede Zelle im Körper läuft Gefahr, derart zu dehydrieren, wenn Flüssigkeit in ihrem Umfeld, dem Fasziensystem, fehlt. Durch die Verarbeitung des Zuviels an nicht verwendeter Flüssigkeit können die Nieren überlasten. Der daraus resultierende häufige Harndrang kann abschrecken, eine gesunde Wassermenge zu trinken, was die Dehydration des gesamten Körpers weiter beschleunigt.

Wenn Zellen chronisch dehydriert sind, können Sie noch so viel Wasser trinken, ohne dass diese Flüssigkeit je im Gewebe ankäme. Die dehydrierten Zellen haben abgespeichert, dass die Flüssigkeit um sie herum trüb und stagnierend ist, was im Gesundheitsbereich oft als »Toxizität« bezeichnet wird. Obwohl die Zellen dringend frische Flüssigkeit benötigen, bleiben sie lieber »durstig«, als das zu »trinken«, was ihnen zur Verfügung steht. Sobald das Bindegewebe jedoch durch MELT-Techniken stimuliert wird, nehmen seine Zellen vorhandenes Wasser auf und verwenden es, um daraus Faszienfluid zu bilden. Dies stimuliert alle anderen Körperzellen ebenfalls dazu, frische Flüssigkeit zu absorbieren, was wiederum die Lebensdauer der Zellen erhöht. Das Erstaunliche am Bindegewebe ist, dass sich mit speziellen Manualtechniken dehydriertes Gewebe in einen gesunden, flüssigkeitsreichen Zustand zurückversetzen lässt. MELT simuliert diese Techniken, sodass sie jeder selbst an sich praktizieren kann.

Dehydration – wenn die Faszien »austrocknen«

Physische und psychische Belastungen des Alltags sind der Grund für Wassermangel im Bindegewebe. Ebenso fördern individuelle repetitive Bewegungen und Positionen die Dehydration und damit auch Gelenkkompressionen. Solche repetitiven Stressfaktoren reichen von der sitzenden Tätigkeit am Schreibtisch bis hin zum Marathonlauf. Kinder oder schwere Taschen zu schleppen gehört ebenso dazu wie die individuelle Schlafposition und tägliche Gymnastik, wenn sie auch noch so sanft ist. Medikamente, Umweltgifte, schlechte Ernährung und gestörter Schlaf entziehen den Faszien weiteres Fluid. Dehydration passiert immer, egal, ob man viel sitzt oder sich viel bewegt. Sport, gute Ernährung, Meditation und ausreichend Schlaf können das nicht ausgleichen.

Zum wahren Problem wird das Ganze, wenn dehydriertes Bindegewebe sich auf weite Körperteile verteilt und so die Fluidaufnahme des gesamten Fasziensystems behindert. Die Dehydration wird systemisch und führt schlussendlich zur Zelldehydration im gesamten Körper. Das Bindegewebe verliert seine Anpassungsfähigkeit, Stützfunktion und Festigkeit, mit den entsprechenden Auswirkungen auf Gelenke, Muskeln, Nerven, Organe und jede Körperzelle.

Wie sich Dehydration von einem Körperbereich auf den nächsten ausbreitet, kann man sich vorstellen, wenn man sich das Bindegewebe als Strom vorstellt. Flüssigkeit bewegt sich gleichmäßig schnell in einer Richtung durch den Körper. Dehydrierte Stellen in Körperbereichen wie dem Knie, dem unteren Rücken oder in den Gelenken wirken wie undurchlässiges Gestein im Flussbett. Das Wasser wird um diese Stellen herumgeleitet. Mit der Zeit werden diese »Trockengebiete« immer größer, wie eine Sandbank, die zu einer kleinen Insel wird. Man kann solche Stellen auch noch an Leichen erkennen, in denen gar keine Körperflüssigkeit mehr ist. Die dehydrierten Gebiete stören die Durchgängigkeit und stützende Struktur des Fasziensystems. Von einer durch Tastschreiben dehydrierten Daumenregion kann sich der Flüssigkeitsverlust mit der Zeit über das Handgelenk, den Unterarm bis in den Nacken fortsetzen. Durch MELT lassen sich die negativen Auswirkungen solcher täglichen repetitiven Tätigkeit beseitigen.

Der Welleneffekt der Dehydration

Unterversorgte Stellen im »Bindegewebsstrom« beeinträchtigen Gelenke, aber auch jedes Organ, jeden Nerv und jede Zelle, da alle Körpersysteme von diesem Flüssigkeitssystem umgeben und gestützt werden. Bei chronischer Dehydration fällt es dem Körper schwer, seine Organ- und Systemfunktionen aufrechtzuerhalten.

Im mikroskopischen Bereich ruft die Fasziendehydration eine Schutzreaktion der Zellen hervor. Sie versiegeln die Zellwand, um die in der Zelle vorhandene Flüssigkeit zu konservieren. Das hat leider auch zur Folge, dass wichtige Nährstoffe, Mineralstoffe und vorhandene Flüssigkeit nicht in die Zelle dringen können. Das Fehlen dieser notwendigen Bausteine stört die Hormon- und Enzymproduktion wie auch die interzelluläre Kommunikation und den Stoffwechsel. Die Folge sind Knochen- und Muskelabbau, vermehrte Fetteinlagerung und vorzeitiges Zellsterben – Vorgänge, die den Alterungsprozess beschleunigen.

Genau wie Schmerz ein Signal dafür ist, dass die Fasziendehydration sich negativ auf Muskeln, Gelenke und Nerven auswirkt, senden auch Organe und Zellen Stresssignale, wenn sie nicht ausreichend hydriert sind. »Alltägliche« Symptome wie Kopfschmerzen, Lust auf Süßes, schlechter Schlaf, Gereiztheit, Verdauungsstörungen, Konzentrationsschwäche oder Energielosigkeit können Zeichen dafür sein, dass die Faszien Aufmerksamkeit brauchen.

Der Zusammenhang zwischen Schlaf, Konzentration, Verdauung und Faszien ist nicht so offensichtlich, da die Symptome je nach Individuum verschieden sind und unterschiedlich stark auftreten. Wenn jedoch die Fluidversorgung der Faszien verbessert wird, klingen diese scheinbar unzusammenhängenden Symptome ab. Ein optimiertes Fasziensystem erhöht die Selbstheilungskraft des Körpers.

▶ Der Mensch ist kein Roboter

Viele Menschen betrachten den Körper als einen roboterhaften, mechanischen Apparat. Dadurch, dass Muskeln und Knochen als die strukturellen Stützen gelten, verwechseln wir Muskelstärke mit struktureller Stabilität. Es ist jedoch die ausgeklügelte, dreidimensionale Architektur des Fasziensystems, die unsere Körperstruktur stabil hält. Sie ist das anpassungsfähige, stützende Gerüst für alle Körpersysteme und schützt sie so, dass sie in der Bewegung keinen Schaden nehmen.

Dieser Aspekt des Fasziensystems lässt sich auch sehr anschaulich mit dem englischen Kofferwort *tensegrity* beschreiben, aus *tension* (Zugspannung) und *integrity* (Ganzheit, Zusammenhalt). Der Architekt Buckminster Fuller prägte den Begriff, um Strukturen zu beschreiben, die sich unter Ausnutzung von Gegenkräften nicht verwinden, wenn sie mechanisch belastet werden. Körper, die dem Prinzip der Tensegrity entsprechen, halten ihre Form unter minimalem Energieaufwand, da sie in alle Richtungen stabil sind, mechanische Kräfte mit allen in ihnen liegenden Elementen absorbieren und unabhängig von der Schwerkraft funktionieren.

Im menschlichen Körper ist das dreidimensionale, nahtlose Netzwerk des Fasziensystems für das Ausbalancieren von Zugspannungen und Druckkräften verantwortlich. Solche Vorgänge im Körper, bei denen eine Kraft die andere ausgleicht, ermöglichen es uns, uns gegen die Schwerkraft aufrecht zu halten, mit nur minimalen Schäden oder Reibung an Gelenken und den wichtigsten Organen. Die vom Kopf bis zu den Zehen verlaufenden Spannungsverhältnisse innerhalb der Faszien geben die Knochen- und Gelenkpositionen im Ruhezustand und in der Bewegung vor. Wenn das Bindegewebe dehydriert ist, lässt die Körperspannung nach, sichtbar erkenntlich an nach vorne hängenden Schultern, X-Beinen oder Schiefzehen. Solche sichtbaren Fehlhaltungen und Ungleichgewichte treten nie isoliert auf. Sobald ein Gelenk oder eine Körperregion schlecht gestellt ist, bewegt sich eine weitere aus ihrer Normalstellung in die entgegengesetzte Richtung, um das Gleichgewicht im Körper zu erhalten. Im Stehen zeigt sich das so: Wenn der Kopf sich nach vorne schiebt, schiebt sich der Brustkorb nach hinten, die Hüften nach vorne usw. bis zu den Füßen. Ohne diese gegensätzlichen Verschiebungen würde man aufgrund der Schwerkraft umfallen, sobald man den Kopf zu weit vor dem Körper hält.

Die Fähigkeit des Bindegewebes, seine Struktur anzupassen und Positionen für kurze Zeit auszugleichen, ist eine gute Sache und sorgt dafür, dass der Körper immer aufrecht gehalten wird. Auch die Fähigkeit des Körpers, in einer Region stabil und bewegungslos zu bleiben, während sich in der anderen Muskeln bewegen, ist der Stützkraft dieses Baugerüsts zu verdanken. Wenn Bewegungen jedoch repetitiv und solche Positionen zur Gewohnheit werden, entwickeln sich aus kurzzeitigen Justierungen chronische Fehlhaltungen.

Eine wichtige Eigenschaft dieses anpassungsfähigen Gerüsts ist seine *Dehnfähigkeit*, nicht zu verwechseln mit Muskelflexibilität. Ich beschreibe mit diesem Begriff die Geschmeidigkeit und Elastizität, mit der das Bindegewebe seine Stützfunktion ausübt. Doch trotz dieser Flexibilität wirkt es Dehnung so weit entgegen, dass das ideale Gleichgewicht zwischen Zugspannung und Druck gehalten wird. Ohne diese Eigenschaft würden Muskeln reißen und Gelenke zu stark komprimiert werden. Wenn das umgebende Bindegewebe wenig dehnfähig ist, weil sein Flüssigkeitshaushalt nicht stimmt, können die Muskeln sich nicht richtig verlängern und kontrahieren. Das Bindegewebe verliert damit seine Fähigkeit, die Gelenke zu unterstützen, was eine Kettenreaktion im gesamten Körper hervorruft. Die Muskeln überanstrengen sich und blockieren teilweise, die Knochen richten sich falsch zueinander aus, und die Abstände von Gelenkpartnern verkleinern oder vergrößern sich, je nach ihrer Lage im Körper. Nervenimpulse und der Blutkreislauf werden schlechter, und Gelenke entzünden sich.

So lange es kann, stützt das Fasziensystem jede Körperposition mit dem geringstmöglichen Aufwand. Daher ist es möglich, stundenlang ohne Anstrengung oder Schmerzen vor dem Computer zu verharren. Sobald das Gewebe in einem Bereich jedoch chronisch dehydriert ist, ist die Integrität der Körperspannung nicht mehr durchgängig gewährleistet. Die »schlaffe« Stelle muss mit Muskelspannung gehalten werden, und man fühlt sich zunehmend unwohl.

Eine durchgängige Körperspannung lässt sich nicht mit Stretching, Kraftübungen oder mit Willenskraft herstellen. Das gelingt nur, wenn man das dafür verantwortliche

Fasziensystem wieder funktionsfähig macht. Sobald es mit der MELT-Methode rehydriert ist, wird sich auch der Körper wieder ideal ausrichten. Alle Gelenke profitieren, die Muskeln entspannen sich, und der Körper arbeitet effektiver.

▶ Der Körpersinn

Haben Sie sich je gefragt, warum es so leicht ist, sich beim Gehen zu unterhalten? Bewegung erscheint einem selbstverständlich – man denkt nicht darüber nach, sondern bewegt sich einfach. Wie funktioniert das?

Die Ansicht, dass Bewegung durch einen vom Gehirn ausgesendeten Nervenimpuls initiiert wird, der wiederum bestimmten Muskeln befiehlt, Körperteile zu bewegen, ist weitverbreitet. Doch ganz so einfach ist es nicht.

Die neuesten Forschungen über das Nervengewebe bestätigen, dass im ganzen Körper, unabhängig vom Zentralnervensystem oder vom Gehirn, Kommunikation stattfindet. Sie funktioniert durch elektrische Impulse und Vibrationen im Fluidhaushalt der Faszien, von Zelle zu Zelle, von Organ zu Organ und von Gelenk zu Gelenk.

Die Menge an Informationen, die über das Fasziensystem übertragen werden, ist viel größer als die Kommunikation über die Nerven, dazu komplexer und häufig schneller. Dieses Phänomen nenne ich *Body Sense*, Körpersinn. Ohne gut entwickelten Körpersinn muss man sich verstärkt auf die fünf bekannten Sinne verlassen. Das kann anstrengend sein und die Körperkoordination erschweren. Zuständig für die Informationsaufnahme und -weiterleitung sind die Proprio- und Mechanorezeptoren, die Sinnesrezeptoren im Gewebe. Propriozeptoren nehmen Positions-, Zugspannungs- und Kompressionsänderungen des Körpers wahr. Die Hauptaufgabe der Mechanorezeptoren ist es, Kompression oder Druck wahrzunehmen, der den Körper potenziell schädigen kann. Ein solcher Druck kann durch Bewegung und die damit einhergehenden Änderungen der Gelenk- und Organpositionen entstehen, oder durch Kräfte, die von außen auf den Körper einwirken: eine Umarmung genau wie ein Gegenstand, der gerade auf den Fuß fällt. Bei chronischen Fehlhaltungen melden die Proprio- und Mechanorezeptoren dem Gehirn die potenzielle Gefahr über die Sinnesnerven ans Gehirn, und man verspürt Schmerzen.

Früher dachte man, dass diese Sinnesrezeptoren ausschließlich in den Muskeln säßen. Die neueste Forschung hat jedoch ergeben, dass *Milliarden* weitere im Fasziensystem zu finden sind. Diese Entdeckung hat die wissenschaftliche Vorstellung über die Kommunikation im Körper und den Ursprung von Schmerz radikal verändert.

Eine weitere, überwältigende neue Erkenntnis ist, dass das Fasziensystem mehr Informationen von außen aufnimmt als das Gehirn über die fünf bekannten Sinne. Faszienforscher Robert Schleip geht sogar so weit, die Faszien als größtes Sinnesorgan des Körpers zu bezeichnen. Dessen Rezeptoren nehmen also nicht nur Veränderungen innerhalb des Körpers wahr, sondern auch Informationen, die von außen an den Körper herangetragen werden. Diese Informationen werden vom Körper ständig im Unterbewusstsein verarbeitet, um Gelenkstellungen und die Haltung zu korrigieren und um ihn stabil zu halten. Stellen Sie sich vor, was passiert, wenn sich der Untergrund unter Ihren Füßen plötzlich ändert, weil Sie zum Beispiel unversehens von Asphalt auf Gras treten. Wenn Sie sich nur auf die Augen verlassen würden, um dem Gehirn mitzuteilen, dass es den Muskeln signalisiert, den Körper aufrecht zu halten, würden Sie jedes Mal die Balance verlieren und fallen. Stattdessen nehmen die Propriozeptoren des Bindegewebes die Veränderung unter der Fußsohle auf, noch bevor Sie den Fuß belasten. Das Fasziensystem hat bereits mit der Anpassung begonnen und jedes einzelne Gelenk unter Berücksichtigung der Schwerkraft angepasst, sodass Ihre Organe oder Gelenke keinen Schaden nehmen und Sie nicht fallen. Das Gehirn kommt erst *nach* dieser komplexen Übermittlung ins Spiel.

Das Gehirn steuert die Muskelarbeit, ist für die korrekte Ausführung jedoch auf die Informationen über den Zustand des Muskel-Skelett-Systems angewiesen, den die Sinnesrezeptoren im Bindegewebe liefern. Bevor das Hirn den Muskeln Arbeitssignale sendet, bereitet das Fasziensystem den Körper vor. Es optimiert seine interne Stützspannung (Tensegrity), um Reibung und Kompression in den Gelenken zu vermeiden. Um die Gelenke auszurichten und zu stabilisieren, bringt das Fasziengewebe sie unter »Vorspannung«. Das Ausmaß dieser körperweiten Vor-Belastung signalisiert dem Gehirn, wie hoch die Nervenimpulse sein müssen, die es an die Muskeln für die richtig dosierte Hebearbeit, Kontraktion und das korrekte Timing senden muss. So kann der Körper bei allen Bewegungen die Balance halten, egal, ob Sie einen Ball werfen oder lediglich einen Stift aufheben.

Nehmen wir das Beispiel »Springen«. Das Fasziensystem ist hier die Ganzkörperstabilisierung, die das Körpergewicht beim Absprung, in der Flugphase und beim Landen steuert. Die Fasziensensoren analysieren und stützen jedes Gelenk, sodass die Landung ohne Knöchelstauchung oder Sehnenriss passieren kann. Diese schützende, unterstützende Reaktion erfolgt, ohne dass man darüber nachdenken muss – solange der Fluidhaushalt des Fasziensystems stimmt.

Jeder Aspekt von Bewegung läuft besser ab, wenn das Bindegewebe eine stabile, flüssigkeitsreiche Umgebung für die Sinnesnerven bildet. Dehydration verringert die Geschwindigkeit und Genauigkeit der Körperkommunikation und stört die Übertragung und den Empfang durch die Sinnesnerven. Ohne genaue Informationen über die aktuelle Körperposition erfolgt auch die Muskelkontraktion verzögert oder unzulänglich – scheinbar »zu schwach« –, und weitere, intakte Muskeln kompensieren dies. Die Schwäche hat nichts mit fehlender Muskelkraft zu tun. Sie entsteht, weil die präzisen neurologischen Informationen fehlen, um die richtigen Muskelgruppen zur richtigen Zeit zu aktivieren. Die Folge sind steife, mühevolle und ineffiziente Bewegungen, die sich mit der Zeit als chronische Abläufe manifestieren, oft schon vor dem Auftreten von Schmerz und Unwohlsein.

Solche Veränderungen werden gerne dem Altern zugeschrieben. Älter werden heißt jedoch nur, dass man mehr Zeit hatte, die Ergebnisse chronischer Dehydration anzuhäufen. Da aber der Fluidmangel im Bindegewebe und nicht der Alterungsprozess die Ursache dafür ist, kann man die Dehydration aktiv rückgängig machen. Sobald die Faszien rehydriert sind, verbessern sich die Kommunikationsvorgänge im Körper sowie dessen Stabilität und Beweglichkeit im Nu.

▶ Das Entzündungsproblem

Bei Entzündungen denken die meisten an Symptome wie Prellungen und blaue Flecken, dicke Augen oder an heiße, rote Stellen auf der Haut. Doch was ist eine Entzündung, und warum entsteht sie?

Akute Entzündungen sind ein überaus komplexer und wirkungsvoller Aspekt der körpereigenen Reparatur- und Heilungsprozesse. Wenn dem Körper eine Wunde zugefügt wird, sendet das Immunsystem eine Vielzahl an Reparaturzellen, chemische Stoffe, Blut und andere Flüssigkeiten in das beschädigte Gewebe, um es zu schützen und zu heilen. Die Entzündung mit Rötungen, Schwellungen, Steifheit und Wärme im Gewebe ist ein Nebenprodukt dieser sofortigen Immunreaktion. Akute Entzündungen gibt es, wenn man sich das Sprunggelenk verstaucht, den Kopf anschlägt, sich schneidet, verbrennt oder von einer Biene gestochen wird. Auch bei zu viel Alkohol oder unverdaulichem Essen wird der Entzündungsprozess eingeleitet. Diese biologische Steuerungs- und Schutzmaßnahme ist eine hervorragende Immunreaktion.

Es gibt jedoch auch noch eine weitere Art der Entzündung, die vielleicht genau in diesem Augenblick und ohne, dass Sie es merken, Ihre Gelenke schädigt. Gemeint ist hier die chronische Entzündung, die jeden treffen kann, ungeachtet des Alters oder

Lebensstils. Anders als bei der akuten Entzündung sind bei der chronischen Form Schwellung, Gewebesteifheit und Wärmeentwicklung so subtil, dass man sie kaum bemerkt. Wegen dieser unauffälligen Symptome wird die chronische Entzündung auch als niedriggradige Entzündung bezeichnet. Eine chronische Fasziendehydration, Gelenkfehlstellungen und Entzündungen gehen Hand in Hand. Wenn das Bindegewebe dehydrierte Stellen aufweist, schädigt das die Stützspannung seiner Gesamtstruktur, und die Gelenke nehmen chronische Fehlstellungen ein, um den Körper aufrecht und stabil zu halten. Dadurch verkleinern sich die Gelenkräume zwischen den Gelenkpartnern, und die Stoßdämpferfunktion der Gelenke verschlechtert sich. Sie werden damit sowohl in der Bewegung wie im Ruhezustand bei Druckbelastung, Reibung und Zugspannung anfälliger. Durch die ständige Wiederholung können sich die Faszien in und um die Gelenke nicht erholen oder mit Flüssigkeit auffüllen, ähnlich einer Wunde, die nicht heilt, weil ständig der Schorf abgekratzt wird. Die dadurch ausgelöste komplexe biomechanisch-chemische Kettenreaktion führt ganz unbemerkt unter anderem zu chronischer Entzündung. In der brillanten Konstruktion des Körpers liegen Fluch und Segen dicht beieinander. Die Vielzahl von Fehlstellungen passieren von uns unbemerkt; genauso wie darauf aber auch die negativen Folgen der Dehydration und die daraus resultierenden Entzündungen auftreten.

Nach einiger Zeit werden chronische Entzündung und Gelenkkompression schließlich zu Symptomen: Steifheit, Druckempfindlichkeit, Schwellungen, Unwohlsein und sogar Schmerzen. Sobald diese in einem Gelenk oder Körperteil auftreten, kommt es zu chronischen Gelenkfehlstellungen, Fasziendehydration und Entzündungen in anderen Körperteilen. Maßnahmen wie Positionswechsel, Reiben der Stellen, Gelenke-»Knacken« oder Dehnen bringen keine langfristigen Erleichterungen. Je mehr die Vorspannung der Faszienarchitektur und die Haltung sich verschlechtern, umso mehr Körperteile werden betroffen und umso mehr Symptome treten auf: Nerven klemmen ein, was zu Kribbeln, Taubheitsgefühlen und Schmerzen führen kann. Muskeln ermüden, werden gezerrt und verlieren ihr Gleichgewicht; die Folge können Muskelkater, Starrheit und Schmerzen sein. Die Verletzungsgefahr wächst zunehmend.

Studien wie die der Stanford University School of Medicine in Kalifornien zeigen, dass chronische Entzündungen die Hauptursache für Gelenkschäden sind, und nicht etwa Kompressionen oder Abnutzung. Chronisch entzündetes Gewebe in den Gelenken und darum herum ist durch abgestandene Flüssigkeit und chemische Stoffe überwärmt, unelastisch und geschwollen. Gleichzeitig schädigen diese Stoffe Gelenke, Knochen, Nerven, Sehnen, Knorpelgewebe und Bänder. Diese Fakten sind umso relevanter, da nach der Statistik der amerikanischen Zentren für Krankheitskontrolle und Prävention (CDC) bis zu 50 Prozent der US-Bürger degenerative Gelenkerkrankungen oder Osteoarthritis bekommen. Arthrose ist der Hauptgrund für dauerhafte Invalidität, berichtet das CDC dazu. Die heutige Medizin behandelt die zugrundeliegende Ursache nicht, was Gelenkersatz beinahe unvermeidlich macht. Dazu kommt, dass chronische Entzündungen auch das Immunsystem und andere Gesundheitsbereiche beeinträchtigen, was den Alterungsprozess dramatisch beschleunigt.

MELT hilft, chronische Entzündungen zu stoppen, und kann sogar viele der dadurch hervorgerufenen Effekte rückgängig machen. Das »Wiederbeleben« des Fluidhaushalts der Faszien behandelt gleichzeitig die Entzündung. Wo genau Gelenke nicht richtig stehen oder komprimiert sind, ist zweitrangig. Wenn Sie das Fasziensystem als Ganzes behandeln, wird die verbesserte Stützstruktur automatisch auch die Gelenkstellung optimieren. Ein ausreichend mit Fluid versorgtes Bindegewebe kann mit der täglichen Zug- und Druckbelastung leicht umgehen. Ich kenne viele Menschen, deren Arthritissymptome sich durch MELT drastisch besserten und die wieder aktiv sind. Auch wer keine chronischen Entzündungen hat, profitiert: MELT sorgt dafür, dass sich Gelenke gar nicht erst entzünden und dass die natürlichen Selbstheilungskräfte des Körpers in jedem Alter optimal sind.

▶ Die gute Nachricht

Fasziendehydration muss nicht dauerhaft bleiben, selbst wenn sie chronisch ist und Entzündungen vorliegen. Das Bindegewebe ist eine bemerkenswerte, erneuerbare Ressource. Mit seiner Wiederbelebung kann die gesamte Kommunikation des Körpers wiederhergestellt werden. Körperschwung und -flexibilität kehren zurück, Gelenke und Körperhaltung richten sich neu aus. Die neueste Forschung zeigt, dass spezielle Druck- und Zugübungen für die Faszien helfen können, den Flüssigkeitshaushalt im gesamten Körper zu optimieren. Die Wiederbelebung des Fasziensystems benötigt also eine direkte, manuelle Stimulation oder, wie im Fall von MELT, eine Aktivierung, welche die Wirkung und das Ergebnis manueller Therapie simuliert. Die richtigen Handgriffe sind wichtig, um die Gewebeschichten zu aktivieren und sie dazu anzuregen, frisches Fluid zu produzieren und aufzunehmen. Wie bei einem Schwamm, den man fest auspresst, damit er frisches Wasser aufsaugen kann, lassen sich Gelenkkompressionen dadurch lösen, dass genau der richtige Druck auf das umgebende Fasziengewebe ausgeübt wird.

Die Art und Weise, wie man vorgeht, ist entscheidend für einen Körper, der langfristig gesund und gut hydriert sein soll. Die regelmäßige Geweberehydrierung mit MELT oder einer anderen Körperarbeittechnik ist wichtig. Genauso entscheidend ist die gleichmäßige Wasserzufuhr: kleine Mengen über den Tag verteilt, die erste Portion gleich nach dem Aufwachen. Wenn Sie mit MELT beginnen und sich darauf konzentrieren, regelmäßig Wasser zu trinken, helfen Sie Ihrem Bindegewebe, diese Flüssigkeit aufzunehmen und sie von Zelle zu Zelle zu transportieren. Dadurch erhöhen Sie Ihre Selbstheilungskräfte, da das rehydrierte Bindegewebe die Körperfunktionen auf ein optimiertes Niveau bringt. Bewegungen fallen leichter, sodass Sie mit Leichtigkeit Treppen steigen, sich in einen Sessel fallen lassen und wieder aufspringen können. Sie atmen leichter und schlafen gut. Sie fühlen sich lebendig, energievoll und haben einen klaren Kopf. Die Verdauung klappt besser, und Ihre Haut sieht strahlend und geschmeidig aus. Sie fühlen sich mit großer Sicherheit jugendlich-gesund.

Die Faszienrehydrierung – das, was MELT ausmacht – kann eine kraftvolle Wirkung auf den ganzen Körper haben. Nach nur wenigen Wochen fühlen Sie sich vielleicht schon so gut, wie bereits seit Jahren nicht mehr, oder gar überhaupt noch nie. Mit MELT zu arbeiten heißt, selbstbestimmt den eigenen Körper und das eigene Leben positiv zu verändern.

3 Das fehlende Kettenglied

Als ich meine Privatpraxis auf MELT umstellte, berichteten mir meine Patienten erstaunliche Gesundheitsverbesserungen durch die Faszienrehydrierung. Sie waren begeistert und wollten die Technik intensiver kennenlernen. Also bestellte ich sie 2004 das erste Mal in den Trainingsraum eines Fitnesscenters, in dem ich normalerweise Indoor Cycling und Gerätetraining unterrichtete.

Es machte schnell die Runde, dass ich den Menschen beibrachte, wie sie erfolgreich ihre Schmerzen beseitigen konnten, sodass die Stunden immer voller wurden. Ich war begeistert, denn auf einmal war ich nicht mehr die Anlaufstelle für schweißtreibende, muskelstärkende Workouts, sondern eine Pionierin für schmerzfreies und langes Leben.

Nach rund einem Jahr erzählte eine der Frauen in der Stunde, dass sie seit ihrer Teilnahme besser einschlief und längere Schlafphasen hatte. Sie fragte mich: »Sue, glauben Sie, dass MELT mir hilft, besser zu schlafen?«

Noch bevor ich antworten konnte, bestätigte eine andere Frau ihre Erfahrung: »Normalerweise muss ich nachts zur Toilette, doch seit einiger Zeit schlafe ich durch und bin noch nicht draufgekommen, warum. Vielleicht ist es das!«

Eine dritte Frau sagte: »Ich habe Asthma und muss meinen Inhalator längst nicht mehr so oft benutzen. Ich bin davon überzeugt, dass diese Stunde der Grund dafür ist.«

Was diese Frauen sagten, ließ mich nicht mehr los. In meiner Praxis erzielte ich auch solche Behandlungserfolge, jedoch mit manuellen neurophysiologischen Techniken. Diese unterschieden sich jedoch erheblich von den Dingen, die ich in der Stunde weitergab. Am nächsten Tag fragte ich in einer anderen meiner Gruppen, ob es auch hier

Gesundheitsfortschritte außer der Schmerzlinderung und körperlichen Leistungssteigerung gegeben hätte. Alle redeten durcheinander, um von ihren erstaunlichen Fortschritten zu berichten:

»Mein Sodbrennen hat stark nachgelassen!«

»Ich brauche mein Nachmittagsschläfchen nicht mehr.«

»Ich habe kaum noch Migräne.«

»Meine Menstruationskrämpfe sind fast verschwunden.«

»Mein Mann sagt, meine Stimmung sei viel besser und ich wirke entspannter!«

Und eine Frau sagte sogar: »MELT hat mein Leben verändert.«

Das haute mich richtiggehend um. Die Liste an Heilerfolgen war überraschend lang. Was war hier passiert?

Die Techniken, die ich in den Stunden vermittelte, zielten darauf ab, das Fasziensystem zu rehydrieren. Allen positiven Veränderungen meiner Schüler gemein waren jedoch Verbesserungen der körperlichen Leistungsfähigkeit, für die eigentlich das *Nervensystem* verantwortlich war. In der Einzeltherapie konnte ich dieses Ergebnis auch erreichen, aber das war nicht das Ziel dieser Stunden. Hatte ich unbeabsichtigt eine Technik entwickelt, die genau jene neurologischen Veränderungen bewirkte, die ich auch mit meinen Händen erzielen konnte?

Zu der Zeit war ich noch der Meinung, dass Bindegewebe und Nerven eigentlich nichts miteinander zu tun hätten, und ein Zusammenhang war auch wissenschaftlich noch nicht nachgewiesen. Wie trugen meine Techniken dazu bei, das Nervensystem zu regulieren? Meine erste Theorie dazu war es, dass die Rehydrierung des Bindegewebes emotional bedingte wie auch repetitive Körperpositionen verbesserte. Stressvolle Emotionen, wie zum Beispiel Angst, Wut oder Kummer, finden oft in der Körperhaltung und in Bewegungsabläufen ihren Ausdruck. Wenn diese Körpersprache chronisch wird, dehydriert dadurch das Bindegewebe genauso wie durch alltägliche repetitive Bewegungsmuster.

Die Teilnehmer meiner Gruppen wurden optimistischer, energievoller und offener. Ihre Gesichter und Schultern wirkten entspannt, und sie schienen auch schwungvoller zu gehen. Es war nicht zu übersehen, dass sich ihre Stimmung und Körpersprache verbesserten. Das Beseitigen emotionaler Körperhaltungen allein erklärte nicht, wie rehydriertes Bindegewebe Schlaf, Verdauung und Asthma verbessern konnte. Offensichtlich spielte hier auch das Nervensystem eine Rolle.

▶ Das Nervensystem –
eine vereinfachte Darstellung

Wenn man zehn Neurowissenschaftler danach befragt, wie das Nervensystem Stress verarbeitet oder für eine gute Gesundheit sorgt, bekommt man wahrscheinlich zehn verschiedene Antworten. Die neueste Forschung hat jedoch gezeigt, dass die Faktoren, die für den Abbau von Stress und seine Wirkung auf die Gesundheit verantwortlich sind, nicht vom Gehirn gesteuert werden. Es ist zwar möglich, darüber nachzudenken, wie man letzte Nacht schlief, wie schnell das Herz schlägt, wann die letzte Darmbewegung stattfand oder wie träge der Stoffwechsel erscheint, doch man kann diese Funktionen nicht mit den Gedanken steuern. Das ist auch gut so, denn das wäre mehr, als unser Denkprozess leisten könnte, wenn er auch noch 500 Leberfunktionen kontrollieren müsste, den Lidschlag oder die Passage vom Essen aus dem Magen in den Darm. Alle automatischen oder nicht willensgesteuerten Vorgänge im Körper werden durch ein kompliziertes Zusammenspiel chemischer, elektrischer und hormoneller Impulse vom Vegetativen oder Autonomen Nervensystem (VNS/ANS) gesteuert.

Das VNS wird in drei Untersysteme aufgeteilt, das sympathische, das parasympathische und das erst neu definierte Enterische Nervensystem (Darmnervensystem). Ich nenne sie das Regulator-Trio für Stress, Wiederherstellung und die Eingeweide. Sobald eines dieser Systeme nicht mehr im Gleichgewicht ist, beeinträchtigt es die beiden anderen und fördert die Symptombildung. Mit Willenskraft sind verbesserte Körperfunktionen und Symptomfreiheit nicht herbeizudenken. Die Balance der regulierenden Kräfte im Nervensystem kann man jedoch beeinflussen, sodass der Körper effizienter arbeitet und chronische Symptome abnehmen – wenn man weiß, wie.

MELT ist das Werkzeug, mit dem sich dies erreichen lässt. Wenn Sie verstanden haben, welche Aspekte des Nervensystems MELT wieder ins Gleichgewicht bringt, verstehen Sie, warum die Methode wirkt. Um das Ganze anschaulich zu machen, stelle ich die komplexen wissenschaftlichen Zusammenhänge des Steuerungssystems im Körper vereinfacht dar. So wird deutlich, warum die MELT-Techniken auch über die Schmerzbeseitigung hinaus die Gesundheit verändern.

Die sympathischen und parasympathischen Anteile des ANS arbeiten antagonistisch. Im Zusammenspiel sorgen sie für die Feinregulierung der wichtigsten Körperfunktionen und helfen so dem Körper, die innere Balance zu halten. Ihre Abstimmung erfolgt ständig und ohne bewusste Steuerung. Traditionell gilt der Sympathikus als zuständig für die Kampf-oder-Flucht-Reaktion, da er in akuten Stresssituationen in den Schnellgang schaltet. Beim Ausweichen vor einem Auto veranlasst er die plötzliche Adrenalinausschüttung und beschleunigt Herzschlag, Atmung und Pupillenverengung. Sobald die Sicherheit wieder gegeben ist, passt der Parasympathikus als wiederherstellende Größe diese Funktionen erneut so an, dass der Körper zurück in die Balance kommt.

Meiner Erfahrung nach wird der Stressregulator nicht nur von akuten oder traumatischen Ereignissen, sondern von einer Reihe von Auslösern aktiviert. Er reagiert auf alle im Körper ankommenden Informationen, wie Autofahren, Treppensteigen, Fernsehen, Baden, Unterhaltung, Gartenarbeit, eine Straße überqueren oder Lernen. Jede dieser Aktivitäten benötigt verschiedene Feinregulierungen im Körperinneren, die unbewusst ablaufen.

»Stress« gilt landläufig als Zustand, den man tunlichst ausschalten oder vermeiden sollte, doch ist nicht jeder Stress negativ. Der Körper erkennt Stress zunächst rein als Information oder Bewegung, auf die reagiert werden muss. Der Wiederherstellungsregulator reagiert auf die Anpassungen des Stressregulators, indem er den Körper wieder in Balance bringt und, wenn nötig, Reparaturen veranlasst. Die beiden Regulatoren balancieren sich aus wie eine Wippe: Sie reagieren und antworten 24 Stunden am Tag mit unzähligen Mikroanpassungen aufeinander. Dabei ist der Sympathikus hauptsächlich während der Wachstunden aktiv, der Parasympathikus nachts. Es ist bekannt, dass die meisten Heilungs- und Reparaturprozesse des Körpers im Schlaf stattfinden. Doch auch tagsüber ist der Wiederherstellungsregulator aktiv, wenn auch in kleinerem Umfang.

Eine der wichtigsten Maßnahmen für ein frisches, strahlendes und jugendliches Aussehen ist ausreichend Schlaf. Während der REM-(rapid eye movement-)Phasen ist der Parasympathikus am aktivsten und überwacht die Organheilung, das chemische und hormonelle Gleichgewicht und die Zellreparatur.

Das Enterische oder Darm- bzw. Eingeweide-Nervensystem (ENS) ist der dritte, meist weniger bekannte Regulator des VNS. Er steuert direkt alle Aspekte der Darmarbeit und der Verdauung. Es ist wirklich bemerkenswert, dass der Körper alles verarbeiten kann, was man in ihn hineinfüllt. Unsere Verdauung ist ein mechanischer, chemischer und absorbierender Prozess, der sehr stark von Flüssigkeit abhängt. Der Darm braucht sie, um Nahrungsmittel zu verdauen, Nährstoffe aufzunehmen und in das Blut abzugeben und um Abfall durch den Körper und aus ihm hinaus zu transportieren. Dieses sehr komplexe System erhält kaum Steuerungssignale vom Hirn. Das Netzwerk für die Kommunikation zwischen den Organen wird vom Fasziensystem gestellt. Wie das Gehirn verfügt der Darm über seine eigenen Neurotransmitter, sogar in erheblich größerer Anzahl. Dazu produziert der Darm für alle drei Regulatoren auch chemische Stoffe und Hormone, wie Serotonin, Adrenalin und Testosteron.

Effiziente Regulierung

Wenn das Vegetative Nervensystem effizient funktioniert, arbeiten die Regulatoren mit minimalem Aufwand. Mal ist der eine dominant, dann wieder der andere, sodass die Körperfunktionen nach Bedarf geregelt sind. Der Parasympathikus stärkt die Fähigkeit, einschlafen zu können, ungestört zu schlafen und erholt aufzuwachen. Der Körper repariert sich im Schlaf. Das ENS kümmert sich um die Verdauung und ermöglicht so problemlose Ausscheidungsprozesse. Der Sympathikus reagiert angemessen auf jede Art von gemeldetem Stress, der Parasympathikus führt den Körper wieder ins Gleichgewicht.

In diesem optimalen Zustand wird für die Körperbalance nur sehr wenig Energie aufgewendet, sodass der Körperenergie-Level hoch ist und schwierige Situationen mit Leichtigkeit gelöst werden können. Dazu nehmen die Regulatoren auch ständig Anpassungen vor, um die Körperbalance selbst in herausfordernden Umgebungen zu halten: beim Verzehr von Fertiggerichten, zu viel Alkohol, beim Durchleben einer emotional fordernden Situation, stundenlangem Sitzen oder Schlafmangel. Wenn solche Zustände nur einen oder zwei Tage andauern, gelingt dies effizient auch ohne Anzeichen, Symptome und ohne, dass man sich dessen bewusst wird. Wäre es nicht toll, wenn das immer so wäre?

Mangelhafte Regulierung

Die täglichen Herausforderungen behindern mit der Zeit die Regulatoren darin, Balance im Körper herzustellen. Auch wenn einer von ihnen über längere Zeit unterdrückt wird, kann sie das fordern. Wer mit vollem Magen trainiert oder ins Bett geht, oder arbeitet, obwohl er komplett erschöpft ist, behindert alle drei Regulatoren darin, ihre Arbeit gut zu machen. Führen Sie sich vor Augen, was sie tun, um dem täglichen Stress entgegenzuwirken: Kaffee trinken, Süßes oder eine schwere Mahlzeit essen, Alkohol trinken, Partydrogen verwenden, endlos fernsehen oder im Internet surfen. Wer kurz vor dem Schlafen solchen Aktivitäten nachgeht, hält seinen Stressregulator aktiv, obwohl er jetzt runterfahren sollte. Im Schlaf wird der Wiederherstellungsregulator von Faktoren wie beispielsweise Licht, Lärm, Kindern oder Haustieren in seiner Dominanz gestört und übersieht Reparaturen. Die VNS-Systeme hängen so eng zusammen, dass es die Beziehung aller

Regulatoren untereinander aus dem Gleichgewicht bringt, wenn einer ständig aktiv ist. Ohne ausreichend Nachtschlaf kann der Parasympathikus das komplizierte Darmsystem nicht auf Vordermann bringen. Der Darm steht kontinuierlich unter Stress, was wiederum die Fähigkeit zu gesundem, erholsamem Schlaf schmälert. Ein stark stressbelastetes berufliches und privates Umfeld, das heißt Überlastung »an allen Fronten«, überreizt den Stressregulator, was ebenfalls den Darm und die Schlafqualität belastet.

Es kann nicht oft genug betont werden: Erholsamer Schlaf hat oberste Priorität. Wenn der Wiederherstellungsregulator nicht genug Zeit oder Flüssigkeit für Reparaturen und Heilung bekommt, beginnt der folgende Tag mit einem »Stressrückstau«. Nach einiger Zeit arbeitet das ganze Regulierungssystem ineffizient. Das alleine aktiviert den Stressregulator ohne Unterlass und bringt das Gleichgewicht noch mehr außer Kontrolle. In diesem Stadium muss ständig mehr Energie einfließen, und die Anpassungs- und Reaktionsfähigkeit des VNS nehmen dennoch weiter ab. Alle Organe, Muskeln, das Gehirn, das Bindegewebe und die Regulatoren arbeiten stärker, selbst wenn man untätig ist – als ob man im Leerlauf Gas geben würde. Langsam, und bevor es erkennbar wird, erschöpft dies alle Körpersysteme und -ressourcen. Das Regulierungssystem muss Prioritäten setzen: Es versorgt nur noch die wichtigsten Funktionen mit Energie, wie Herzschlag und Atmung. Dinge wie Haarwuchs und Muskelinstandsetzung werden zweitrangig – man fühlt sich erschöpft und sieht älter aus, als man ist.

Die Priorisierung ist ein Schutzmodus, der sicherstellt, dass die Regulatoren genug Energie und Flüssigkeit für die Überwachung und die Reparatur der wichtigsten Körperfunktionen haben. Das ist vergleichbar mit der Warnung des Computers, der mitteilt, im »abgesicherten Modus« zu arbeiten. Er fährt nicht ganz runter, sondern wird lediglich langsamer, und der Benutzer kann nicht mehr auf alle Programme zugreifen. Anders als beim Computer merkt man beim eigenen Körper jedoch nicht, dass der »abgesicherte Modus« aktiv ist, und anfänglich gibt es hierfür auch keine Warnhinweise oder Symptome. Häufige Erscheinungen wie unkontrollierbares Gähnen am Nachmittag, Blähungen oder Sodbrennen, Benommenheit, Völlegefühl, trockene Haut oder Haare, Beklemmungen und müde Muskeln im Training können als sanfte Warnzeichen auf eine mangelhafte Regulierungstätigkeit des VNS hinweisen. Wer bei den ersten Anzeichen das Bindegewebe rehydriert, kann sich in kurzer Zeit wieder aus der Krise führen.

Für gewöhnlich sehen wir diese Symptome als normale und vorübergehende Unpässlichkeiten an und machen weiter wie bisher. Doch während das Regulierungssystem im Schutzmodus läuft, sind die Nahrungsaufbereitung und -ausscheidung des Darms und die Zellerneuerung gestört. Der Körper muss diesen Abfall dann an einem anderen Ort lagern – im Bindegewebe. Diese Substanzen lagern sich wie Sediment ab und führen zu Stagnation und Austrocknung im Bindegewebe.

Stressverklebungen

Stellen, an denen diese Stagnation und Dehydration auftreten, nenne ich »Stressverklebungen« oder »Stressadhäsionen«. Sie häufen sich an und führen dazu, dass der Fluidfluss im Fasziensystem und dessen Stützfunktion weiter abnehmen. Und genau wie unzulängliche Flüssigkeit im Darm eine negative Kettenreaktion auslöst, kann die Rehydrierung des Bindegewebssystems die effiziente Darmtätigkeit erneut anfeuern, sodass wieder ausreichend Energie für die Dinge zur Verfügung steht, die Spaß machen. Rehydrierung kann auch das Reparatursystem des Körpers wieder aus der Krise führen. Ein ausgeglichener Flüssigkeitshaushalt im Bindegewebe ist sowohl für die Schlafqualität wie für alltägliche Reparaturarbeiten essenziell. Die Heilungs- und Wiederherstellungsfunktion des Körpers hängt zu 100 Prozent von der Fähigkeit der Zellen ab, wohltuende Flüssigkeiten und Nährstoffe aufzunehmen und Abfallprodukte auszuscheiden. Wenn die Zellumgebung stagniert, versiegeln die Zellwände und absorbieren nicht mehr. Dies macht die Zellerneuerung unmöglich – die Zellen sterben ab.

Die Zellerneuerung ist der Faktor, der uns jugendlich aussehen und fühlen lässt. Ohne ausreichende Nährstoff- und Flüssigkeitsaufnahme können die Zellen sich nicht erneuern. Es kommt zu Alterungsanzeichen wie Falten, Altersflecken und schlaffer Haut. Doch nicht nur äußerlich entstehen Schäden: Eine verlangsamte Zellerneuerung beschleunigt den Knochen- und Muskelabbau, schädigt Organfunktionen und Immunreaktionen und verlangsamt den Stoffwechsel. Diese Erscheinungen lassen sich jedoch bei Menschen jeden Alters und Gesundheitszustands durch Rehydrierung verbessern.

Was ich entdeckte, ist, dass Regulatoren und Fasziensystem genauso unmittelbar aufeinander reagieren wie die Regulatoren untereinander. Wenn die Regulatoren im Ungleichgewicht sind, ist das Fasziensystem dehydriert, und umgekehrt. Egal, was zuerst auftritt – Stressverklebungen oder Ineffizienz der Regulatoren –, es gibt nie eines ohne das andere. Es spielt auch keine Rolle, ob der Katalysator die Folge von einem gesunden oder ungesunden Lebensstil, von Aktivität oder zu wenig Bewegung ist. Jeder kann betroffen sein, da bislang nicht bekannt war, wie sich die Regulatorenarbeit ins Gleichgewicht bringen und das Bindegewebe rehydrieren lassen. Von mir lernen Sie einfache und effektive Methoden, die beides bewirken.

Stressverklebungen im Körper sind eine Folge des Alltags. Die verursachenden Faktoren, wie repetitive Bewegungen, gewohnte und durch Emotionen hervorgerufene Körperhaltungen, emotionale Aufregung und Verdauungsstress sowie eine schlechte oder eingeschränkte interne Kommunikation des Körpers, kommen immer wieder vor.

Wenn wir die Ursachen nicht angehen, eskaliert die Ineffizienz des Körpers, und Verklebungen häufen sich an. Symptome, die nur gelegentlich auftraten, werden chronisch oder stören mehr: Gewichtszunahme, Abnahme der Libido, chronische Verstopfung, Kopfschmerzen, Müdigkeit, Schmerzen im unteren Rücken, Ekzeme, Beklemmungen und Schlaflosigkeit. Sobald sie auftreten, sind sie Anzeichen eines zugrundeliegenden Problems – doch eigentlich will man sie nur schnell loswerden. Medikation ist eine kurzfristige Lösung und, es kann nicht anders kommen, stört die vegetative Regulierung noch mehr und verschlimmert letztendlich das Problem. MELT hingegen wirkt auf das Bindeglied zwischen Bindesystem und die Nervensysteme, das ich »neurofasziales System« nenne. Damit ist es möglich, dieses System zu erschließen und die Regulatoren in einen ausgeglichenen Zustand zu bringen.

Das Entzündungsproblem – zum zweiten Mal

Chronische Symptome sind für gewöhnlich ein Hinweis darauf, dass das Bindegewebssystem durch Gewebe- und Zellschäden dauerhaft entzündet ist. Meist hält man den Darm für ursächlich dafür und behandelt ihn mit Diätmaßnahmen und Nahrungsergänzungsstoffen. Wenn Begriffe wie »oxidativer Stress«, »Schäden durch freie Radikale« und »Toxizität« fallen, gelten sie jedoch nicht nur für den Darm, sondern auch für das Bindegewebe, denn eine Darmentzündung bezieht genau wie Gelenkkompressionen auch immer das Bindegewebe mit ein, das wiederum alle Körpersysteme beeinflusst.

Die Fasziendehydration und -entzündung muss direkt angesprochen werden, um Gelenk- wie auch Darmentzündungen zu heilen. Ist die Entzündung akut, sind auch die täglichen »Reparaturarbeiten« des Körpers eingeschränkt, was die Entzündung mit chronisch macht. Die meisten chronischen Symptome hängen mit einer dauerhaften Faszienentzündung zusammen, einer der Hauptursachen für eingeschränkte Immuntätigkeit und vorzeitiges Altern.

Eine bessere Ernährungsweise, mehr Schlaf und »stressabbauende« Tätigkeiten, wie Meditation, Yoga, Massage, Sport, Gesprächstherapie oder Visualisierung, können die Arbeit der Regulatoren erleichtern und Entzündungsprozesse lindern. Ihr Erfolg bleibt allerdings kurzfristig, wenn die Verklebungen nicht gelöst werden, da sie nicht gleichzeitig die Regulatoren ins Gleichgewicht bringen, den Flüssigkeitshaushalt des Bindegewebes verbessern und chronische Entzündungen beseitigen können, selbst wenn sich momentan Verbesserungen einstellen.

▶ Die Lösung

Warum wirkt MELT so effektiv gegen Stressverklebungen im Bindegewebe? Meine Theorie besagt, dass MELT die Tätigkeit der Regulatoren ausbalanciert, indem es den Wiederherstellungsregulator so beeinflusst, dass er in den Wachstunden aktiv wird. Im Schlaf kann er dann effektiver arbeiten und den Körper reparieren und heilen. Die Ausbalancierung von Stress- und Wiederherstellungsregulatoren bringt auf natürliche Weise auch das ENS, das Darm-Nervensystem, ins Gleichgewicht und verbessert die Gesamtregulierung im Körper.

Bei meinen Patienten verschwanden die Symptome, da sie endlich die Ursachen ihrer Symptome angingen, anstatt sie zu kaschieren. Durch die Rehydrierung des Bindegewebes gelang es ihnen, das gesamte Nervensystem zu entlasten, wodurch dessen Selbstregulierung verbessert wurde. So meisterhaft arbeitet der Körper: Er heilt sich selbst, wenn er die Unterstützung bekommt, die er benötigt. MELT bringt die Regulatoren wieder in Balance und rehydriert das Flüssigkeitssystem, von dem alle Körpersysteme abhängen – auch bei Ihnen.

Teil 2

4 Der Weg zum Hands-off-Körpertherapeuten

Sie wissen jetzt, dass Ihr Leben und Ihr Körper von Stress und Belastung durch Stressverklebungen geprägt sind. Bestimmt ist jetzt Ihr erster Impuls, den Stress in Ihrem Leben zu reduzieren, ganz auszuschalten, ihn zu bekämpfen oder zu lernen, damit umzugehen. Im Folgenden werden Sie erkennen, dass der Weg zu Schmerzfreiheit und Wachheit in eine andere Richtung führt. Der Schlüssel zur Gesundung liegt in der Fähigkeit, Verklebungen im Körper zu lösen – und das Ganze ohne Einsatz der Hände.

Wie oder warum Stressverklebungen entstanden sind, ist zweitrangig. Repetitive Bewegungen und Körperhaltungen, Angstzustände, wenig Schlaf oder schlechte Ernährung, zu viel Sitzen oder Lebensumstände wie Altern, Traumata, Schwangerschaften und Operationen wirken alle gleich auf das neurofasziale System: Sie führen zu Stressverklebungen. Zu viele davon führen das neurofasziale System aus der Effizienz-Zone, die ich kurz als »EZ« bezeichne. Als Folge arbeitet der ganze Körper aus scheinbar unerklärlichen Gründen ineffizient. Mit der Zeit nehmen die nächtlichen Reparatur- und Heilungsprozesse ab. Bis das erste Symptom auftritt, weiß man zumeist gar nicht, dass der ganze Körper leistungsschwach geworden ist.

Oft machen sich vor dem Auftreten von Schmerz, Symptomen oder komplett herabgesetzten Körperfunktionen vier systemische Auswirkungen im neurofaszialen System bemerkbar, wenn verschlackte Stellen überhandnehmen.

Bindegewebsdehydration: Dehydrierte »Taschen« oder Bereiche in Gelenken oder bestimmten Körperteilen.

Kompressionen: Verkleinerte Gelenkabstände im Halswirbel- und/oder Lendenwirbelbereich.

NeuroCore-Ungleichgewicht: Das fehlerhafte Gleichgewicht in dem Körpermechanismus, den ich als NeuroCore oder NeuroKern bezeichne. Er ist verantwortlich für die Körperstabilisierung, die Erdung und den Schutz wichtiger Organe.

Fehlerhafter Körpersinn: Ungenaue Signale in der unbewusst stattfindenden internen Körperkommunikation, dem Körpersinn. Er ist wichtig für effiziente Bewegungen und das Gleichgewicht.

Diese vier Auswirkungen machen es dem Körper unmöglich, in der EZ zu bleiben. Sie treten unbemerkt auf und führen dazu, dass der ganze Körper ineffizient arbeitet. Tägliche Reparatur-, Anpassungs- und Heilungsprozesse werden behindert, die im Wesentlichen ursächlich sind für Symptome wie:

- Steifheit und Schmerzen beim Aufstehen
- Entzündungen
- Einschlafstörungen
- Verstopfung
- Übergewicht
- Energielosigkeit
- Verletzungen durch Stress
- Gelenkschmerzen oder -schwellungen
- Kopfschmerzen
- Blähungen
- Schlechte Verdauung
- Falten
- Cellulitis
- Unfallneigung
- Schlechte Haltung
- Mangelnder Gleichgewichtssinn
- Auffällig vorstehender Unterbauch
- Koordinationsschwierigkeiten
- Schwierigkeiten, längere Zeit zu sitzen
- Unruhe, Zappelei
- Beinkrämpfe
- Restless-Legs-Syndrom

- Verhärtete, angespannte Muskeln
- Gelenkhypermobilität
- Benommenheit
- Konzentrationsschwächen
- Depressionen
- Beklommenheit
- Stimmungsschwankungen

Falls Sie eines oder mehrere dieser Symptome bei sich feststellen, sollten Sie sie mit neuen Augen betrachten. Sie sind ein Zeichen für Verklebungen im Körper. Sie befinden sich außerhalb der EZ, und Ihr Körper arbeitet ineffizient. Scheinbar unzusammenhängende Symptome – wie Kopf- und Rückenschmerzen und Verstopfung – sind durch eine Ursache verbunden: Stressverklebungen. Sie bessern sich oder verschwinden ganz, wenn diese Stressstellen abgebaut sind.

Nur wenn Sie sich in der Effizienz-Zone befinden, können Sie Symptome und Schmerzen beseitigen. Es reicht nicht, Sport zu treiben, Medikamente oder Nahrungsergänzungen zu nehmen, zu meditieren oder sich operieren zu lassen, um schmerz- und symptomfrei zu werden. Auch das mentale »Wegdenken« von Verklebungen und das Visualisieren der EZ funktionieren nicht. Sich darauf zu konzentrieren, den Schmerz zu kaschieren oder die Symptome zu heilen, wird nur kurzfristig Erfolg zeigen, den Körper noch stärker auslaugen und noch mehr Verklebungen anhäufen. Fokussieren Sie sich nicht länger auf Ihre Schmerzen und weitere Symptome. MELT und die Einsicht, dass der Körper automatisch in die Effizienz-Zone streben wird, werden in Ihrem Körper sofort Veränderungen herbeiführen. Die täglich ablaufenden Reparatur- und Heilungsprozesse Ihres Körpers können chronische Schmerzen und andere Symptome langfristig so stark verbessern wie keine andere Maßnahme vorher. Eines der besten Dinge an MELT ist, dass Sie die dadurch bewirkten Veränderungen unmittelbar *und* jedes Mal spüren werden.

▶ Die »Vier R«

»Vier R« nenne ich die Schritte, mit denen MELT die vier Auswirkungen von Stressverklebungen angeht: *Reconnect* (in Verbindung gehen), *Rebalance* (Balance herstellen), *Rehydrate* (die Faszien rehydrieren) und *Release* (Druckentlastung). Sie sind die MELT-Formel zur Eigenbehandlung. In jeder Kategorie gibt es verschiedene Techniken, die zum gewünschten Ergebnis führen. Da die Vier R ineinandergreifende Bausteine sind, kommen sie in jeder MELT-Sitzung zum Einsatz.

Reconnect-Techniken verbessern den Körpersinn und die Verbindung zwischen Geist und Körper, ein essenzieller Baustein der täglichen Regenerations- und Heilungsfunktion. Sie lernen, wie Sie allein mit dem Körpersinn Stressverklebungen und ineffiziente Abläufe im Körper ansprechen und wie Sie Fortschritte erkennen können.

Rebalance-Techniken wirken direkt auf die Stabilisierungsmechanismen des Neuro-Core. Sie verbessern das Körpergleichgewicht, die Erdung und die Organversorgung. Diese Techniken sind sehr sanft mit tief greifender Wirkung.

Rehydrate-Techniken stellen den Flüssigkeitshaushalt des Bindegewebssystems wieder her. Sie verbessern alle Gelenk-, Muskel-, Organ-, Knochen- und Zellumgebungen und optimieren die Zugspannungsstruktur des Körpers. Dazu lindern sie Gelenkentzündungen und verbessern die Flüssigkeits- und Nährstoffaufnahme der Zellen.

Release-Techniken entlasten Nacken und unteren Rücken sowie die Gelenke der Wirbelsäule. Die Wiederherstellung und Aufrechterhaltung der Abstände zwischen den Gelenkpartnern bringt Mobilität, verjüngt und macht schmerzfrei.

Jedes MELT-R behandelt einzelne Teilbereiche aller vier Auswirkungen von Stressverklebungen – Fasziendehydration, Gelenkkompression, das NeuroCore-Ungleichgewicht und einen unterentwickelten Körpersinn. Um MELT anzuwenden, benötigt man kein Expertenwissen. Wichtig sind allein die Vier R.

Da das Bindegewebe ein zusammenhängendes, vernetztes System ist, das alle Körperstrukturen umhüllt, können Veränderungen im ganzen Körper herbeigeführt werden, egal, welcher Körperteil mit welcher Technik bearbeitet wird. MELT wirkt direkt auf Körpersysteme, die keine andere Selbstbehandlungstechnik oder ärztliche Methode erreicht. Vor der Entwicklung von MELT konnten diese Ergebnisse nur durch eine Phalanx aus langwierigen, kostenintensiven Techniken mehrerer Therapeuten aus verschiedenen Bereichen erzielt werden, wie Akupunktur, strukturelle Integration, Massage, Osteopathie und Craniosacral-Therapie. MELT macht den Patienten selbst verantwortlich dafür, das Bindegewebe zu rehydrieren und das Nervensystem in Balance zu bringen. Das unterscheidet dieses System von allen anderen.

In MELT fließen die verschiedenen Techniken meiner manuellen Körperarbeit ein. Ein Großteil der MELT-Sprache, -Konzepte und -Philosophien entstammen verschiedenen etablierten Körpertherapien. Dazu gehören die Neuromuskuläre Technik NMT von Leon Chaitow und Judith DeLany, John Upledgers Craniosacral-Therapie, Ida Rolfs Strukturelle Integration, Bruno Chiklys Lymphdrainagen-Therapie LDT und Jean-Pierre

Barrals Viszerale Osteophathie. Ich bringe Ihnen bei, Ihr eigener Körpertherapeut zu werden. Sie haben jetzt die Kontrolle und bauen in nur zehn Minuten den Stress ab, der sich in Ihrem Körper angehäuft hat. Sofort werden Sie sich besser fühlen, was es Ihnen wiederum ermöglicht, mit bevorstehenden Belastungen besser zurechtzukommen. Die Veränderungen, die Sie selbst in Ihrem Körper bewirken, werden Sie sehr schnell davon überzeugen, dass Sie einiges dazu beitragen können, gesund und schmerzfrei zu sein. Schon bevor Schmerzen oder Symptome Sie dazu zwingen, können Sie gegen die Ungleichgewichte und Leistungsschwächen vorgehen, die jeden irgendwann treffen.

Ich freue mich mit Ihnen, wenn Sie Verbesserungen Ihres angeborenen Gleichgewichts und Ihrer Körperausrichtung feststellen. Das wird Ihnen als Erstes zeigen, dass Sie mit MELT dabei sind, Ihr Leben nachhaltig zum Besseren zu wenden. Bereits in den ersten Tagen oder Wochen können Sie mit folgenden positiven Auswirkungen rechnen:

- Sie fühlen sich bei Ihrer täglichen Arbeit sehr viel wohler in Ihrem Körper.
- Bewegungen fallen Ihnen leichter, und Sie fühlen sich standfester und wendiger.
- Sie sind geerdet und haben einen klareren Kopf.
- Sie schlafen leichter ein und schlafen tiefer.
- Sie wachen ausgeruhter auf und haben tagsüber mehr Energie.
- Sie haben weniger Schmerzen und fühlen sich rundum besser.

Je länger Sie mit MELT arbeiten, desto besser werden Sie die Regulatoren Ihres Nervensystems ins Gleichgewicht bringen und den Flüssigkeitshaushalt des Fasziensystems wiederherstellen. Damit kommen Sie zurück in Ihre Effizienz-Zone und aktivieren Regenerations- und Heilungsprozesse. Das dauert für gewöhnlich zwei bis drei Wochen. Bei manchen passieren diese Prozesse innerhalb weniger Tage, bei anderen erst in Monaten, abhängig davon, welche Menge an Stressverklebungen der Körper lösen muss. Sie sollten MELT über mindestens einen Monat ausprobieren, um Ihre natürlichen Heilungsmechanismen wieder in Schwung zu bringen. Den entsprechenden Eigenbehandlungsplan bekommen Sie in den folgenden Kapiteln.

MELT hilft Ihrem Körper, unabhängig von seinem Gesundheitszustand, wieder »in die Höhe« zu kommen. Sie können täglich mit MELT arbeiten, doch geben Sie dem Genesungsprozess Ihres Körpers Zeit. Wenn Sie zu schnell vorgehen, stressen Sie den Körper zusätzlich, was seiner Selbstheilungsfähigkeit entgegenwirkt. Egal, wie oft Sie MELT praktizieren: Sie verbessern stets die tägliche Reparatur- und Heilungsfunktion des Körpers. Wenn sie erst »aufgeweckt« ist, müssen Sie sich weniger um Altlasten und Schmerzen kümmern, und die Selbstheilungskraft des Körpers kommt dann anderen

Symptomen zugute. Wie schnell sie verschwinden, variiert, da jeder Mensch eine andere Bandbreite davon und eine unterschiedliche Anamnese hat. Wie sehr sich Symptomintensität und -häufigkeit reduzieren, ist ein Gradmesser dafür, wie gut Ihre Selbstheilungskraft arbeitet und wie oft Sie mit MELT arbeiten sollten.

MELT ist kein Heilmittel für Symptome oder Krankheiten. Es fördert die Fähigkeit zur Selbstheilung. Ihr Ziel sollte es sein, dass Sie nicht mehr auf Schmerzen und andere Krankheitsaspekte reagieren, sondern MELT aktiv dazu einsetzen, ein gesundes, aktives und schmerzfreies Leben zu führen.

▶ So funktioniert MELT

MELT ist einfach: Alles, was Sie dafür kennen müssen, ist die Sprache der MELT-Körperarbeit. Das Grundelement ist der *Move*. Beim Move wenden Sie mit einer Weichschaumrolle die Vier-R-Techniken auf einen Körperteil oder Körperbereich an. Die *Sequenz* ist eine festgelegte Abfolge mehrerer Moves aus zwei oder mehr Bereichen der Vier R. Sie soll ein definiertes Ergebnis erzielen. Vor und nach jeder MELT-Sequenz gehen Sie mit *Reconnect* in Verbindung mit Ihrem Körper, um die Ergebnisse zu beurteilen. Das zeigt Ihnen und Ihrem Körper die unmittelbaren Veränderungen, die Sie erzielten. Und das motiviert dazu, mit MELT weiterzumachen. Das Beurteilen mit Reconnect vor und nach jeder Sitzung ist entscheidend dafür, mit MELT langfristige Veränderungen zu erzielen.

MELT-*Maps* sind Kombinationen mehrerer Sequenzen zu einer kompletten Eigenbehandlungseinheit mit allen Vier-R-Techniken. Das bedeutet, dass Sie jedes Mal, wenn Sie mit MELT arbeiten, alle vier Auswirkungen der Stressverklebungen ansprechen, um in die Effizienz-Zone zu gelangen. Die MELT-Hand- und -Fußbehandlung ist eine allgemeine Eigenbehandlung. Mit einem kleinen Ball wenden Sie Techniken der Vier R an. Sie kann allein durchgeführt werden oder als Teil einer MELT-Map. Kapitel 5 bis 9 zeigen die Zielsetzung und Techniken jedes R sowie die Technik der Hand- und Fußbehandlung. In jedem der Kapitel bekommen Sie Informationen über Reconnect, Rebalance, Rehydrate und Release und können einige der Moves üben. Im nächsten Teil des Buches beginnen Sie, aktiv mit MELT zu arbeiten, indem Sie nacheinander die Sequenzen lernen. Sie sind auf dem besten Weg, Ihr eigener Körpertherapeut zu werden, der keine Hände braucht, aber mit den Vier-R-Techniken nachhaltige Änderungen im Körper erzielt und dabei seine Effizienz-Zone erreicht.

5 Reconnect – in Verbindung gehen

In diesem Kapitel lernen Sie, wie energiespendend es ist, sich mit dem Körper zu verbinden, zu dem Sie vielleicht schon vor Jahren den Kontakt verloren haben. Als erste Form des Reconnect lernen Sie den *Rest Assess*, die Ruhe-Beurteilung, kennen. Sie zeichnen dabei Ihre Körperposition im Ruhezustand auf, eine Wahrnehmungsübung, die Sie als Vorbereitung jeder MELT-Session durchführen. Normalerweise haben Sie dabei die Augen geschlossen. Beim allerersten Mal können Sie sie jedoch geöffnet lassen, um die Anleitung sehen zu können.

Für jeden Assess aktivieren Sie das innere Körperbewusstsein, Ihren Körpersinn. Er ist die Fähigkeit, die Körperposition in Bezug auf die Umgebung bewusst zu erfühlen, der oft übersehene sechste Sinn. Der Körpersinn ist genauso wichtig, wenn nicht noch wichtiger als die anderen fünf Sinne. Benutzen Sie ihn, um ein Gespür dafür zu entwickeln, was Sie fühlen. Dabei verzichten Sie darauf, den Körper zu berühren, sich selbst anzusehen, zu zappeln oder die Körperposition anzupassen.

Rest Assess – Ruhe-Beurteilung

▶ In Rückenlage auf den Boden legen. Arme und Beine liegen ausgestreckt und entspannt, die Handflächen zeigen nach oben. Gleichmäßig atmen und den ganzen Körper in den Boden entspannen.

▶ Wahrnehmen, dass bestimmte Körperteile den Boden berühren, andere nicht. Die Wellenform des Körpers bis hinunter zu den Füßen erspüren – manche Bereiche liegen

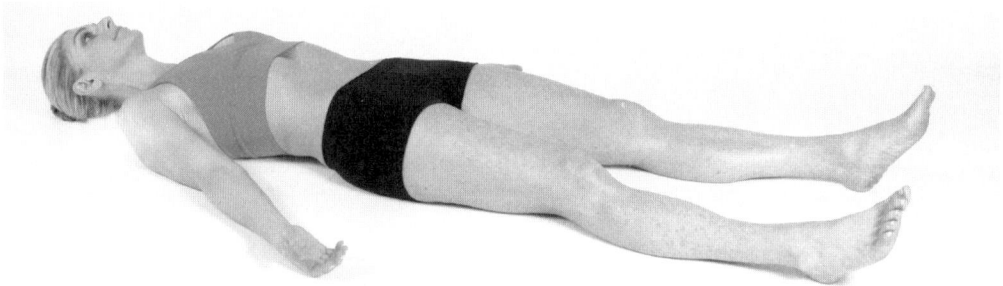

schwer am Boden (wie der Kopf), andere haben keinen Kontakt (wie der Nacken). Mit geschlossenen Augen, allein mit dem Körpersinn, ist dies noch besser spürbar.

▶ Als Nächstes die Aufmerksamkeit der linken und rechten Körperhälfte zuwenden. Den Körper gedanklich längs in zwei Hälften teilen. Erspüren, ob eine Seite schwerer auf dem Boden liegt oder ob sich ein Bein länger anfühlt. Die Körperposition dabei unverändert lassen und den Körper nicht ansehen. Das »Scannen« mit dem aktivierten inneren Bewusstsein stärkt den Körpersinn, der für jeden MELT-Assess benötigt wird. Gedanklich notieren, was nicht eindeutig erkennbar ist. Das ist nicht ungewöhnlich, und ich erkläre später, warum.

▶ Jetzt versuchen, den Körper mit geschlossenen Augen zu erspüren: die Wellenform, die sich aus den belasteten und unbelasteten Körperteilen bildet, die beiden Körperhälften, von denen sich eine schwerer oder länger als die andere anfühlen kann. Wenn dies so ist, spüren Sie bereits, wie sich ein Ungleichgewicht im Stabilisierungssystem Ihres Körpers anfühlt, das ich den »Autopiloten« nenne.

Der Autopilot ist das Bindeglied zwischen Ihrem Bindegewebe und den Nervensystemen. Er reguliert und stabilisiert ohne unsere bewusste Steuerung alle anderen Körpersysteme. Er ist ein rezeptives, ausgleichendes System zur Unterstützung, zum Schutz und zur Stabilisierung des Körpers und regelt die interne Kommunikation. Eine der Funktionen, für die er verantwortlich ist, sind Körpergleichgewicht und -stabilität in Bewegung und Ruhezustand. Das passiert ununterbrochen, jeden Tag, ohne dass man darüber nachdenken muss. Dabei arbeitet der Autopilot wie ein GPS-Gerät. Solche Geräte verwenden Funksignale von Satelliten zu Bodenstationen, um ihre momentane Position festzustellen, und müssen für die exakte Positionsbestimmung uneingeschränkten Zugriff auf mehrere Satellitensignale haben.

Wie ein GPS-Gerät versucht der interne Autopilot, den Körperschwerpunkt in der Beckenmitte zu orten. Die Kommunikationsschwingungen, die wir mit dem Körpersinn wahrnehmen, sind die Funkwellen. Die Gelenke im Körper sind die Satelliten. Im Idealzustand gibt es eine ständige, GPS-ähnliche Signalübertragung von Füßen, Kopf, Fingern und jedem Gelenk dazwischen. So weiß der Körper, wo er sich in Relation zur Schwerkraft befindet. Das ermöglicht es dem Autopiloten, Organe, Nerven, Knochen und Gelenke zu unterstützen und zu schützen. Diese Signalübermittlung sollte laufend passieren, in der Bewegung, im Sitzen und sogar im Schlaf. Wenn die Signalübertragung von den Satelliten über die Sinnesnerven stagniert oder schlecht ist, zum Beispiel aufgrund von Fasziendehydration oder -entzündung, muss der Autopilot ausgleichen, um den Körper aufrecht zu halten. In diesen ineffizienten Schutzmodus geht er, ohne dass wir es merken.

Der Körpersinn überträgt nicht nur Informationen über die Körpervorgänge an den Autopiloten. Er bestimmt auch mit, wie wir Nachrichten von außen empfangen und darauf reagieren. Die Schwingungssignale haben bereits den ganzen Körper durchlaufen, bevor wir bewusst darauf reagieren.

Wenn sich während des Rest Assess eine Körperseite schwerer oder ein Bein länger anfühlte, hat Ihr Autopilot die einwandfreie Verbindung zum Körperschwerpunkt verloren. Als Reaktion darauf muss der Autopilot selbst in der Ruhelage daran arbeiten, Sie in eine Position zu bringen, die er als ausbalanciert empfindet. Das kommt sehr häufig vor, allerdings sollten Sie gar nicht arbeiten müssen, wenn Ihr Körper sich in der Ruhelage befindet – was bereits der Name der Position aussagt.

Viele fühlen sich dezentriert, wenn sie den Rest Assess das erste Mal machen. Wer unsicher ist, was er fühlt, hat meist Schwierigkeiten damit, sich allein mit dem Körpersinn zu erspüren. Und wer Schwierigkeiten damit hat, über seine Position nachzudenken, spiegelt in dem Moment seinen Autopiloten, der die gleichen Schwierigkeiten hat.

Zum besseren Verständnis der Funktionsweise von Körpersinn und Autopilot sollten Sie noch eine weitere Ganzkörper-Beurteilung durchführen, den *Body Scan Assess* im Stehen. Lesen Sie zunächst die Anweisung, bevor Sie an die Durchführung gehen.

Body Scan Assess – Ganzkörper-Beurteilung

◗ Stellen Sie sich mit geschlossenen Augen, Füße nebeneinander, aufrecht hin.

◗ Tasten Sie Ihre Beine mit dem Körpersinn ab. Sind Oberschenkel- und Gesäßmuskeln aktiviert? Versuchen Sie, sie zu entspannen, ohne die aufrechte Haltung aufzugeben.

Wenn Ihre Muskeln angespannt waren, arbeitet Ihr Autopilot ineffizient und Ihr Körper muss sich selbst bei einfachen Aufgaben zu sehr anstrengen. Diese Muskeln brauchen Sie eigentlich zum Laufen, nicht zum Stehen. Stellen Sie sich vor, wie stark sie in der Bewegung arbeiten müssen, wenn sie bereits im Stand kontrahieren, um Sie aufrecht zu halten.

Hier kommt der zweite Teil, der *Toe Lift Assess*, die Zehen-Beurteilung. Bitte wieder zuerst die Anweisung ganz durchlesen.

Toe Lift Assess – Zehen-Beurteilung

▶ Heben Sie im Stehen mit geschlossenen Augen alle zehn Zehen vom Boden ab. In dieser Position dreimal tief ein- und ausatmen.

▶ Nochmals tief einatmen und beim Ausatmen die Zehen locker lassen. Notieren Sie gedanklich, was Sie jetzt fühlen.

Hat sich beim Aufsetzen der Zehen Ihr Körpergewicht nach vorne verlagert? Falls ja, ist Ihr Körpersinn mangelhaft, und Ihr Autopilot konnte den Körperschwerpunkt nicht orten. Zur Kompensation schiebt er Ihr Becken nach vorne, um so feststellen zu können, wo sich Kopf, Rippen und Becken im Verhältnis zu den Füßen befinden.

Bei schwach entwickeltem Körpersinn orientiert sich der Autopilot vermehrt am Seh- und Tastsinn. Man stützt sich dann auf die Stuhllehne, um vom Sitzen in den Stand zu kommen, schaut bei jedem Schritt zu Boden oder hält sich beim Hinuntergehen von Treppen am Geländer fest. Das sind Zeichen für Ineffizienz, die anstrengen können. Schlussendlich können verletzungsgefährdende Gelenkfehlstellungen, verzögerte Muskelkontraktion und Kompensationen die Folge sein.

Machen Sie den Toe Lift Assess noch einmal mit geöffneten Augen:

▶ Heben Sie im Stehen alle zehn Zehen vom Boden ab. In dieser Position dreimal tief ein- und ausatmen.

▶ Nochmals tief einatmen und beim Ausatmen die Zehen locker lassen. Notieren Sie gedanklich, was Sie jetzt fühlen.

Vielleicht spüren Sie in dieser Übung weniger oder gar kein Vorneigen des Körpers. Der Autopilot nimmt jetzt Ihre Augen zu Hilfe. Wenn Sie sich auf Ihre Sehkraft verlassen müssen oder der Autopilot Ihren Körperschwerpunkt nicht finden kann, verzögern sich

Ihre Bewegungen, sie werden unsicher, steif und angestrengt. (Noch dazu wird die Sehkraft im Alter nicht besser!)

Der Grund für die schlechte Empfangsleistung des Autopiloten und die unterbrochene Verbindung zwischen Körperschwerpunkt und Gelenken sind Stressverklebungen im Bindegewebe und in den Nervensystemen. Sie stören die Kommunikation zwischen Körperschwerpunkt und restlichem Körper. Die Fähigkeit, sich stabil aufrecht zu halten, geht dadurch nicht verloren, wohl aber die Fähigkeit, dies effizient zu tun. Dies raubt Energie und kann mit der Zeit zu Kompressionen im Nacken und unteren Rücken sowie zu Gelenkfehlstellungen führen. Symptome wie Gelenkschmerzen, Erschöpfung und Beklemmungen sind oft die Folge, man fühlt sich unkoordiniert oder verletzt sich sogar.

Wenn der Autopilot die Stabilisierung in einem Zustand ständiger Kompensation oder unter Stress vornehmen muss, mindert das seine Fähigkeit, alle anderen Körpersysteme effektiv zu steuern. Strukturelle Fehlhaltungen und Bewegungsineffizienz sind daher oft die Ursachen von davon scheinbar isolierten Erscheinungen, wie Mittagsmüdigkeit, einem verlangsamten Stoffwechsel, Gereiztheit, ständigem Hunger und Konzentrationsmangel. Wenn Sie Ihren Autopiloten dabei unterstützen, seine Fähigkeit zur Ortung Ihres genauen Schwerpunkts zurückzuerlangen und dabei die Satelliten wieder »online« schalten, verbessern sich im Nu die Bewegungseffizienz wie auch sämtliche anderen Körperfunktionen.

Körperübungen oder Denkstrategien bringen die Effizienz des Autopiloten nicht zurück, da er unbewusst funktioniert. Ich zeige Ihnen, wie Sie den Autopiloten ansprechen können, sodass er es schafft, die Verbindung zum Körperschwerpunkt wiederherzustellen und effizienter zu werden. Sie lernen, wie Sie diese Verbindung aufrechthalten und Ihren Körpersinn sensibilisieren können, ohne Ihr Nervensystem zusätzlich zu belasten. Mit der Reconnect-Technik und den Körper-Scans in Verbindung zu gehen ist ein wichtiger Baustein der MELT-Methode und der Zugang zum Autopiloten. Um das zu verstehen, erläutere ich Ihnen, wie sich die Körper-Scans entwickelten, noch bevor MELT eine Methode wurde.

Im Rahmen einer Physiotherapiesitzung einer Patientin namens Lynn, die an chronischen Nackenschmerzen und einer Kiefergelenkserkrankung litt, führte ich meine standardmäßige Diagnostik durch. Ich erwähnte ihr gegenüber, dass ihre Wirbelsäule sehr komprimiert war. Sie fragte, wie ich das feststellen konnte und ob ich ihr zeigen könne, was ich erfühlt hatte.

Ich sah dies als Gelegenheit und Herausforderung. Gab es einen Weg, auf dem sie spüren könnte, was in ihrer Wirbelsäule los war? Falls ja, wäre dies eine Möglichkeit für sie, die Ursachen ihres Kiefergelenkproblems und ihrer chronischen Nacken-schmerzen zu erkennen.

Ich bat Lynn, sich auf den Fußboden zu legen, um eine harte Unterlage zu haben. Ob sie wohl dieselben Körperfehlstellungen erfühlte, die ich festgestellt hatte? Das starke Hohlkreuz und das Schulterblatt, das sich geradezu in den Boden bohrte? Konnte sie spüren, dass sie schief war? Ich wies Lynn auf ihre Ungleichgewichte hin und assistierte ihr mit meinen Händen beim Erfühlen. Sie erkannte die Fehlstellungen ihres Körpers, die auf Nacken und Kiefer ausstrahlten, und verstand jetzt, was ich meinte, wenn ich ihr sagte, dass die Wurzel ihrer Kieferschmerzen nicht im Kiefer zu suchen war.

Ich fuhr mit meiner manuellen Therapie fort. Danach bat ich Lynn, nochmals auf dem Boden liegend, in sich hineinzuspüren. Sie war erstaunt, dass sie jetzt einen großen Unterschied spüren konnte. Sie fühlte, dass ihr Schulterblatt besser positioniert war. Ihr ganzer Körper erschien ihr ausbalancierter, und sie konnte leichter atmen. Dann fragte sie mich: »Sue, was kann ich selbst tun, damit diese Verbesserungen länger anhalten?«

Ab diesem Moment wollte ich herausfinden, ob es für meine Patienten möglich war, an sich selbst mit bestimmten Techniken zu arbeiten und dabei die gleichen Ergebnisse zu erzielen, die ich mit manueller Therapie hervorbrachte – jedoch ohne meine Hände. In diese neue Idee flossen fortan meine gesamte Konzentration, meine Zeit und meine Leidenschaft. Zunächst musste ich herausfinden, ob es überhaupt etwas gab, das funktionieren würde. Wie ich den Fortschritt meiner Patienten mit Händen und Augen beurteilen und diagnostizieren konnte, wusste ich. Allerdings kannte ich kein Eigendiagnosewerkzeug, das in der Wiederholung genau genug gearbeitet hätte.

Die meisten Diagnosetechniken waren auf die Muskeln und das Skelett ausgerichtet oder benötigten einen Spiegel oder Fotos. Die eigene Wahrnehmung würde hier das Ergebnis verzerren, oder man könnte die Körperposition zwischen den Diagnosen ändern. Wie man durch mehrere aufeinanderfolgende »Selbstbeurteilungen« einen Therapieerfolg feststellen könnte, war mir ein Rätsel.

Nach dem Versuch, verschiedene Fitness-Bewertungsstrategien und die Diagnosetechniken der Physio- und Manualtherapie zu modifizieren, kehrte ich zu der Methode zurück, die ich, ohne es zu wissen, mit Lynn kreiert hatte. Ich stellte fest, dass ich meine Körperausrichtung leicht und genau in Rückenlage auf dem Boden bestimmen konnte. Der Boden und die Punkte, auf denen sich mein Körpergewicht verteilte, dienten mir als statische Grundlinie für den genauen Vergleich. Das war der Moment der Erleuchtung. Ich erfühlte meinen Körper im Verhältnis zum Boden und nahm die anatomische Grundstellung als Vergleichsgröße. Sie dient als Referenz für die ideale

Gelenkausrichtung im menschlichen Körper und bildet die Grundlage aller anatomischen Darstellungen.

Kein Mensch ist anatomisch perfekt ausgerichtet. Die ideale Ausrichtung ist nur eine Vorstellung dessen, was perfekt sein könnte. Je mehr der Körper von der idealen Ausrichtung abweicht, desto mehr Schmerzen und chronische Symptome treten auf. Durch die Evaluierung von Haltungsverbesserungen in einer komplett entspannten Lage konnte ich beurteilen, ob ich die für Gelenkausrichtung, Bindegewebe und Nervensysteme verantwortlichen Funktionseinheiten bereits positiv beeinflussen konnte.

Die Rückenlage am Boden wurde zu meinem Richtwert. Ich legte mich hin, beurteilte meine Körperhaltung, arbeitete dann mit verschiedenen Techniken an meinem Körper und legte mich zur Überprüfung der Veränderungen wieder hin. Es funktionierte! Ich erzielte so an mir die gleichen gesundheitlichen Verbesserungen, die meine Körperarbeit sonst meinen Patienten brachte. Ich stellte fest, dass nicht nur meine Körperausrichtung profitierte, sondern dass ich mich rundum besser fühlte. Selbst nach einem Tag in der Praxis hatte ich noch endlos Energie. Ich schlief besser und erholte mich nach dem Training viel schneller. Ich fühlte mich verjüngt und hörte täglich von anderen, wie gut ich aussah.

All das machte mich regelrecht perplex. Ich hatte höchstwahrscheinlich eine Technik entwickelt, mit der Menschen sich auf völlig neue Art und Weise selbst helfen konnten. Die Selbstheilungskraft meines Körpers erfüllte mich mit Ehrfurcht, doch ich war auch unsicher, was genau die Veränderungen verursachte. Wie sollte ich das erklären? Was würden meine Patienten dazu sagen? Dennoch wollte ich diese Entdeckungen teilen. Ich zeigte Lynn und einigen anderen Patienten ein paar der neuen Grundtechniken, um festzustellen, ob sie bei ihnen funktionierten. Ich ließ sie die »Eigen-Scans« machen, da ich wissen wollte, ob sie erspüren würden, was sich in ihren Körpern verändert hatte.

Das stellte mich wiederum vor neue Herausforderungen. Durch meine jahrelange Beschäftigung mit Anatomie und die praktische physiotherapeutische Tätigkeit fiel es mir nicht schwer, mir selbst zu erklären, was sich in meinem Körper vor und nach der Behandlung verändert hatte – doch nun musste ich diese Dinge meinen Kursteilnehmern verständlich machen.

Der Versuch, meinen Patienten die anatomischen Grundlagen zu vermitteln, schlug fehl. Sie fühlten sich damit überfordert, ihre Beckenposition, Brustwirbelsäulenstellung oder Halslordose zu beschreiben, und es dauerte zu lange. Also entschied ich mich für einen Ganzkörperansatz, um die Beurteilungsphase einfacher und einheitlicher zu gestalten. Ich hatte für mich festgestellt, dass sich mein Körper auf dem Boden wie eine Welle anfühlte, mit schwereren und leichteren Bereichen. Anstatt diese Bereiche anatomisch zu benennen, ging ich dazu über, sie in »Massen« – Bereiche, die auf dem Boden aufliegen – und »Freiräume« – Regionen, die davon abgehoben waren – zu unterteilen. Nun konnte ich die ideale Körperausrichtung mit dem »Masse-Freiraum«-Modell veranschaulichen, und meine Patienten konnten feststellen, was sie im Vergleich dazu fühlten.

Die Ausarbeitung des Rest Assess, der Ruhe-Beurteilung, in seiner jetzigen Form dauerte über ein Jahr. In dieser Zeit entwickelte sich bereits die MELT-Sprache, und es ergaben sich neue Erkenntnisse. Die datenmäßige Erfassung der Fehlstellungen meiner Patienten zeigte, dass einige Ungleichgewichte gehäuft auftraten. Ich nahm sie zusätzlich in die Ruhe-Beurteilung auf, als weiteren Abgleich mit der idealen Körperausrichtung. Dazu erkannte ich, dass ich durch »Scannen« der Symmetrie meiner linken und rechten Körperhälfte feststellen konnte, ob mein Autopilot meinen Körperschwerpunkt richtig abgespeichert hatte. Das klingt simpel, war jedoch eine außerordentliche Entdeckung. Die Evaluierung der Massen und Freiräume sowie des Autopiloten ohne Einsatz von Händen oder Augen wurde das zentrale Element des Assess. Dieser Prozess konzentrierte sich mehr auf die innere Wahrnehmung und war gleichzeitig objektiver. Ich begann, meinen Patienten beizubringen, sich nur noch über ihren Körpersinn zu beurteilen.

Zu Beginn der MELT-Gruppen wurde mir klar, was für ein überragendes Werkzeug die Ruhe-Beurteilung war. Am Ende der Stunde konnte ich erstaunliche Veränderungen in der Körperausrichtung meiner Patienten erkennen, die sich in Rückenlage auf dem Boden befanden und sich wesentlich wohler fühlten als zuvor. Noch unglaublicher als das, was ich sah, war, dass für sie diese Veränderungen spür- und benennbar waren. Das Hochgefühl, das ich damals und auch heute noch am Ende jeder Sitzung habe, lässt sich schwer beschreiben. Noch aufregender ist es allerdings für mich, dass ich Menschen helfen kann, diese Veränderungen selbst herbeizuführen – ohne sie zu berühren!

Führen Sie nun die vollständige Ruhe-Beurteilung durch.

Rest Assess – Ruhe-Beurteilung

▶ In Rückenlage auf den Boden legen. Arme und Beine liegen ausgestreckt und entspannt, die Handflächen zeigen nach oben. Gleichmäßig atmen und den ganzen Körper in den Boden entspannen.

▶ Schließen Sie die Augen, halten Sie inne, und nehmen Sie wahr, was Sie fühlen. Die Körperstellung dabei nicht verändern. Beobachten Sie, welche Körperbereiche am Boden aufliegen und welche nicht.

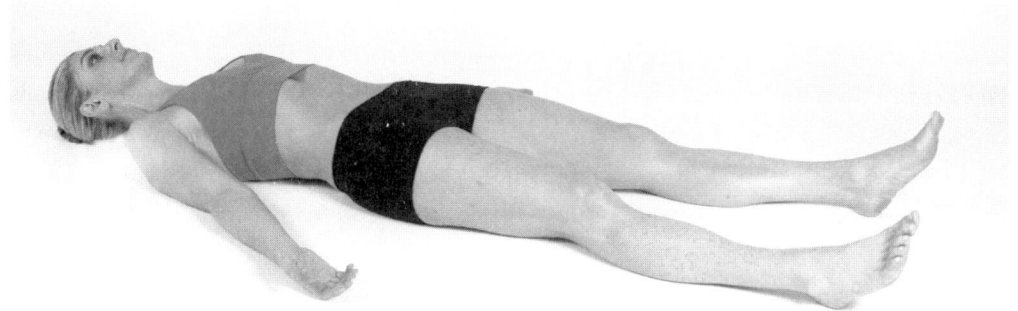

▶ Erspüren Sie, wo der Kopf am Boden aufliegt. Idealerweise liegt der Hinterkopf direkt unter der Nasenwurzel auf. Jetzt den Nacken erspüren. Er sollte den Boden gar nicht berühren. Gibt es Verspannungen?

▶ Den Oberkörper erspüren. Die Rippen liegen idealerweise auf dem Boden, die Arme sind gleichmäßig schwer. Liegen die Rippen im oberen und mittleren Rückenbereich am Boden, oder ist der Rand eines oder beider Schulterblätter fühlbar?

▶ Den Nabel als Bezugspunkt erspüren: Fühlt sich der Rücken vom Nabel bis zu den Schulterblättern vom Boden angehoben an? Idealerweise sollte dieser Bereich entspannt aufliegen und nur der untere Rücken ab dem Nabel keinen Bodenkontakt haben.

▶ Das Becken erspüren. Idealerweise fühlen sich beide Gesäßhälften am Boden gleich schwer an. Liegt das Steißbein anstelle des Gesäßes auf, oder ist eine Gesäßhälfte schwerer als die andere?

▶ Die Beine erspüren. Idealerweise liegen die Rückseiten von Oberschenkeln, Waden und Fersen beider Körperhälften gleichmäßig auf. Unter Knien und Sprunggelenken sind kleine Hohlräume spürbar. Liegen die Rückseiten von Oberschenkeln oder Waden nicht am Boden, oder fühlt sich eine Seite schwerer an als die andere?

▶ Den Autopiloten evaluieren: Erfühlen Sie, dass der Körper eine linke und eine rechte Hälfte hat. Fühlt sich eine Seite auf dem Boden schwerer an oder ein Bein länger? Wenn der Autopilot gut arbeitet, fühlt man sich ausbalanciert.

▶ Tief einatmen und fühlen, welche Bereiche des Oberkörpers sich weiten, wenn sich die Lunge mit Luft füllt. Sind beim bewussten tiefen Atmen Verspannungen oder Verhärtungen im Körper wahrnehmbar?

▶ Massen und Freiräume

Um besser zu verstehen, was Sie gerade erspürt haben, stellen Sie sich Ihren Körper als Abfolge von Massen und Freiräumen vor. Ist das Verhältnis zwischen ihnen optimal, ergibt sich die ideale Ausrichtung. Die Hauptmassen sind Kopf, Brustkorb und Becken. Die Haupt-Freiräume sind Nacken und Bauch bzw. unterer Rücken. (Zwischen den Rippen gibt es auch wichtige Freiräume, doch gilt der Brustkorb insgesamt als Masse.) Bei den Armen und Beinen sind die Knochen, wie etwa Oberschenkel und Oberarme, Massen. Die Gelenke, wie etwas Knie- und Handgelenke, sind Freiräume.

Sobald Bewegungen oder Körperhaltungen dazu führen, dass zwei Massen zu eng zueinanderrutschen, wird der Freiraum dazwischen komprimiert, und ein anderer Freiraum in der Körperarchitektur weitet sich. Das passiert natürlicherweise die ganze Zeit: In der Seitbeuge rutschen die Rippen der einen Körperhälfte näher zum Becken, während sie auf der anderen gedehnt werden. Der Autopilot steuert diesen Balanceakt und stabilisiert jede Masse über jedem Freiraum möglichst effizient, um die Organe zu schützen und den Körper aufrecht zu halten.

Repetitive Bewegungen und Körperstellungen können Freiräume jedoch chronisch komprimieren und zu Ausrichtungsfehlern der Massen führen. Beim einseitigen Schultern schwerer Taschen, beim Belasten eines Beins oder bei schmerzbedingten Kompensationsstellungen des Körpers werden die Freiräume kleiner, damit sich die Massen so justieren können, dass der Körper aufrecht bleibt. Mit der Zeit übernimmt der Autopilot diese temporären Kompensationsstellungen als feste Größe in seine Steuerung des Körpergleichgewichts und der Körperausrichtung. Kompensationen sollten jedoch höchstens eine Übergangslösung sein. Andernfalls passt sich die Krümmung der Wirbelsäule im Halsbereich und im unteren Rücken daran an. Die damit verbundenen Kompressionen der Bandscheiben und anderer Gelenke führen zu Schmerzen und Entzündungen.

Stellen Sie sich die typische Sitzhaltung vor dem Computer vor. Das Becken ist nach vorne geschoben, die Rippen wölben sich nach hinten, die Schultern rollen sich nach vorne ein, und der Kopf ist vorgestreckt. Diese Haltung hält der Autopilot über Stunden. Dann stehen Sie auf, und obwohl Sie nicht mehr sitzen, bleiben Ihr Becken nach vorne geschoben, der Rücken krumm und die Schultern nach vorne gerundet. Treten Sie durch einen Türrahmen, geht Ihr Kopf voran.

In jeder MELT-Sitzung werden Sie beim Rest Assess die Lage Ihrer Massen und Freiräume evaluieren. Sie sind die Bezugsgrößen, die auch alle MELT-Techniken benutzen, um die richtige Körperhaltung und -positionierung zu zeigen.

▶ Die Verbindung zum Autopiloten und die ideale Ausrichtung

Die Humanwissenschaft definiert die ideale Ausrichtung als die Körperhaltung, bei der alle Strukturen der Gelenke über ihrem Zentrum ausgerichtet sind. Die Theorie dahinter ist, dass optimal stehende Gelenke den ganzen idealen Bewegungsradius haben und somit eine aufrechte Körperhaltung bei jeder Bewegung ermöglichen, mit minimalem Energieaufwand und ohne Gelenkkompression, Entzündung und Kompensationsbewegung. Je besser der Körper ausgerichtet ist, desto besser verteilen sich Spannung und Druck in ihm. Der Autopilot versucht dabei immer, die Ausrichtung herzustellen, die ihm als die effektivste erscheint. Repetitive Bewegungen und Körperhaltungen können jedoch dazu führen, dass ihm eine weniger optimale Position als die normale Position erscheint.

Die Ruhe-Beurteilung ermöglicht es, in den Körper »einzuchecken« und über die Massen und die Freiräume die derzeitige Position im Verhältnis zur idealen Ausrichtung zu beurteilen. Man geht so in Verbindung mit jenen Stellen, in denen der Körper unausgeglichen oder nicht ideal ausgerichtet ist. Grundsätzlich strebt jeder Körper nach Gleichgewicht und Effizienz. Sobald der Körpersinn etwaige Ausrichtungsfehler und Ungleichgewichte feststellt, geht der Autopilot in den Pausenmodus. Er bekommt das Signal, sich ein- und zuzuschalten und die Ist-Situation aller Messstationen und aller Körpersysteme zu scannen. So erfährt er, dass und wie er während der ständigen Steuerungsarbeit für die Körperbalance chronisch kompensiert. Mit den Rebalance-, Rehydrate- und Release-Techniken lassen sich dann Ausrichtung wie Steuerung verbessern.

Mit der Ruhe-Beurteilung können auch subtile schmerzvorangehende Signale erfüllt und angesprochen werden, sodass man den Körper aktiv zurück ins Gleichgewicht bringen kann, bevor Symptome und Schmerzen daraus werden. Sich auf diese Weise Zugang zum Autopiloten zu verschaffen und dessen Steuerung der Körperausrichtung zu korrigieren ist eine neue Entdeckung, die in der therapeutischen Behandlung bislang fehlte.

Häufige Ungleichgewichte

Ungleichgewichte im Körper sind nicht selten, doch man muss sie bei sich selbst erkennen, um sich der idealen Ausrichtung anzunähern. Die folgenden Hinweise helfen Ihnen, sie auszumachen:

	Ideale Ausrichtung	Häufiges Ungleichgewicht
Kopf Der Kopf ist eine Masse. Erfühlen Sie, wo der Hinterkopf den Boden berührt.	Die Mitte des Hinterkopfs liegt direkt unter der Nasenwurzel schwer am Boden.	Der Kopf ist nach hinten gekippt. Der Kopf ist zu einer Seite nach unten gekippt (ein Ohr erscheint näher an der Schulter). Der Kopf ist seitlich gedreht (ein Ohr erscheint näher am Boden).
Nacken Erfühlen Sie den Freiraum des Nackens.	Kein Teil des Nackens fühlt sich an, als ob er den Boden berührt. Zu spüren ist eine Kurve, deren höchster Punkt genau unter der Schädelbasis liegt.	Obwohl der Nacken über dem Boden schwebt, ist keine strukturelle Kurve wahrnehmbar. Der Nacken fühlt sich verspannt oder fest an. Der höchste Punkt der Kurve wird nahe den Schultern am unteren Nackenraum erspürt.

Arme, Brustkorb und Schulterblätter sind Massen. An diesen großen Flächen lässt sich viel ablesen.

Arme	Die Handrücken liegen gleichmäßig auf dem Boden auf. Die Handflächen sind geöffnet. Der Freiraum unter beiden Handgelenken ist gleich weit vom Boden entfernt. Beide Ober- und Unterarme sind gleich schwer. Die Schultergelenke erscheinen beide gleich weit vom Boden abgehoben.	Die Handrücken liegen rechts und links unterschiedlich auf. Die Freiräume der Handgelenk-Hinterseiten erscheinen ungleichmäßig. Ein Arm scheint mit mehr Gewicht am Boden aufzuliegen. Ein Schultergelenk erscheint weiter vom Boden abgehoben oder zum Ohr hochgezogen.
Oberer Rückenbereich	Beide Schulterblätter liegen gleichmäßig schwer am Boden auf.	Ein Schulterblatt scheint am Boden mehr Gewicht zu haben. Die Ränder eines oder beider Schulterblätter scheinen sich in den Boden zu bohren.
Brustkorb	Die Rippen liegen bis zum Bauchnabel gleichmäßig schwer am Boden auf.	Vom unteren Rand der Schulterblätter bis zum oberen Beckenrand ist ein sehr großer Bogen zu spüren. Der Brustkorb scheint überhaupt kein Gewicht zu haben. Eine Seite des Brustkorbs erscheint mit mehr Gewicht am Boden zu liegen.

	Ideale Ausrichtung	Häufiges Ungleichgewicht
Unterer Rücken Erspüren Sie den Freiraum des unteren Rückens, der Lendenwirbellordose. Sind die Lendenwirbel sehr komprimiert oder nicht im Gleichgewicht, verlängert der Autopilot die natürliche Krümmung in eine lange, flache Kurve bis zur Rückenmitte.	Zwischen dem unteren Brustkorbrand und dem oberen Beckenrand ist ein kleiner, deutlicher Freiraum. Sein höchster Punkt liegt kurz unter dem Bauchnabel.	Der höchste Punkt der Lendenwirbellordose liegt am unteren Brustkorbrand. Der Freiraum des unteren Rückens erscheint flach oder ist nicht vorhanden. Die Krümmung ist bis in die Rückenmitte oder zum oberen Rücken verlängert.
Becken Das Becken ist eine Masse. Erspüren Sie, wie sich das Gewicht in den beiden Seiten verteilt.	Das Becken scheint auf den beiden Gesäßhälften gelagert, nicht auf dem Steißbein. Beide Gesäßhälften liegen mit gleichmäßig viel Gewicht am Boden.	Das Gewicht scheint auf dem Steißbein gelagert. Eine Gesäßhälfte erscheint am Boden schwerer oder größer. Ein Hüftknochen erscheint näher an der Decke oder zu den Rippen gezogen.
Gesäßfalte Der nächste Freiraum ist der Abstand zwischen den Gesäßhälften und den Oberschenkeln.	Unter dem Becken, kurz vor dem Beinansatz, ist ein kleiner Freiraum.	Zwischen Becken und Oberschenkeln ist kein Freiraum erspürbar.
Oberschenkel	Beide Oberschenkel liegen links und rechts gleich schwer am Boden.	Die Oberschenkel scheinen nicht am Boden aufzuliegen. Ein Oberschenkel fühlt sich größer an als der andere.
Knie	Die Knie schweben gleichmäßig über dem Boden.	Die Kniekehlen liegen auf einer oder auf beiden Seiten flach am Boden auf.
Waden	Die Waden liegen beide mit gleich viel Gewicht am Boden.	Keine Wade scheint Gewicht am Boden zu haben. Eine Wade erscheint schwerer.
Sprunggelenke	Die Knöchel sind gleichmäßig vom Boden abgehoben.	Der äußere Sprunggelenksknochen liegt am Boden auf.
Fersen	Das äußere Drittel der Fersen liegt auf. Die Zehenspitzen scheinen zum Winkel zwischen Wand und Decke zu deuten.	Die gesamte Fußaußenkante liegt am Boden auf. Die Zehen sind wie bei einer Balletttänzerin gestreckt.

▶ Davor und danach

Der Weg zu konstanter Gesundheit ohne Schmerzen beginnt mit Reconnect. Diese Technik ist die Grundlage für die guten Ergebnisse der anderen drei R-Techniken von MELT. Um im Autopiloten des Körpers langfristige Veränderungen hervorzurufen und die vier Hauptfolgen der Stressverklebungen zu behandeln – Fasziendehydration, Kompression, Ungleichgewicht im NeuroCore und mangelnden Körpersinn –, prüfen Sie als unverzichtbaren Bestandteil der MELT-Technik vor und nach den Moves den Ist-Zustand des Körpers. Zur Erinnerung: Die Reihenfolge der Moves ergibt sich aus der durchgeführten MELT-Map, einer ergebnisorientierten Sequenzenreihe mit fester Reihenfolge. Eine Map umfasst immer alle vier R. In den folgenden Kapiteln erfahren Sie mehr über die Techniken der spezifischen Moves.

Vor und nach jeder Map-Sequenz steht ein Reconnect. Anfangs erfahren Sie damit, ob Sie richtig gearbeitet haben, notieren Veränderungen und verfolgen Fortschritte. Jede positive Erfahrung ist ein Zeichen dafür, dass Faszien und Nervensysteme reagieren. Stressverklebungen lösen sich, und die Regulatoren kommen ins Gleichgewicht. Der Assess geht jedoch über einen Vorher-Nachher-Vergleich hinaus. Sobald Sie wieder mit Ihrem Körper und den erzielten Veränderungen in Verbindung gehen, greifen Sie aktiv ein und ermöglichen es Ihrem Autopiloten, sich zu adjustieren. Er macht einen »Reset«, für bessere Effizienz und Ausbalanciertheit. Seine Verbindung zum Körperschwerpunkt wird stabiler und genauer. Dazu entspannt sich das Nervensystem, und die Kommunikation und Verbindung zwischen Geist und Körper verbessern sich. Darüber hinaus stellt sich ein anderer, äußerst positiver Effekt für die Gesundheit ein: Der Wiederherstellungsregulator kann in der Wachphase wieder arbeiten. Davon profitiert der Gesundheitszustand kurz- und auch langfristig.

Für die Beurteilung benötigen Sie ausschließlich Ihren Körpersinn und die einfachen MELT-Beurteilungsformeln. Mit dem Körpersinn, Ihrem inneren Bewusstsein, evaluieren Sie den Ist-Zustand Ihres Körpers und stellen eventuelle Auswirkungen von Verklebungen fest. Indem Sie damit den Körpersinn fordern, verbessern Sie gleichzeitig seine Funktion, sodass er den Körper balancierter und stabiler halten kann. Dies ist ein wichtiges Element, um schmerzfrei zu werden und zu bleiben – und den Körper gesund zu erhalten. Mit jeder Beurteilung lernen Sie Ihre individuelle anatomische Landschaft besser kennen, identifizieren die Bereiche, die Aufmerksamkeit benötigen, gehen mit Ihrem Steuerungssystem in Verbindung, verfolgen Ihren Fortschritt und stärken die Verbindung zwischen Geist und Körper.

Sie erinnern sich: Alle Körpersysteme werden vom Autopiloten miteinander verbunden, unterstützt, überwacht und gesteuert. Sobald Sie mit ihm Verbindung aufnehmen, aktivieren Sie die Selbstheilungskraft des Körpers im Wachzustand. Daher ist es so wichtig, immer den Reconnect in die Eigenbehandlung mit MELT zu integrieren. Ohne ihn haben Sie keine Möglichkeit, die Verbindung zwischen dem autonomen Nervensystem und dem Fasziensystem herzustellen und die Grundursache der vier Adhäsionseffekte anzugehen.

Durch die Reconnect-Sessions zeichnen Sie Signale auf, die Schmerzen und Symptomen vorangehen. Sie müssen nicht länger passiv darauf reagieren, was der Körper vorgibt. Sie sorgen selbst aktiv für sich und Ihren Körper und führen positive Veränderungen herbei, bevor Schmerzen manifest werden. Die Selbstbeurteilung zu erlernen und zu wissen, wie mit den Vier R nachhaltig Verbesserungen im Körper herbeigeführt werden können, ist ein wichtiger Teil Ihrer »Ausbildung« zum Hands-off-Körpertherapeuten.

Ich bin der Meinung, dass die Selbstbeurteilung mit dem Körpersinn Bestandteil jeder neurofaszialen Behandlungsroutine sein sollte. Meines Wissens integriert bislang jedoch nur MELT die Scan-Technik mit dem Autopiloten

Gründe für Reconnect vor und nach Sequenzen

Die Entdeckung, wie wichtig Reconnect-Sessions vor und nach jeder MELT-Sequenz sind, machte ich einige Jahre nach der ersten Selbstbeurteilung mit Lynn. Ein Patient, der bei mir die MELT-Techniken erlernte, kam zu mir und meinte: »Ich glaube, nach einiger Zeit funktioniert MELT nicht mehr so gut und nachhaltig wie am Anfang.«

Ich fragte ihn: »Was meinen Sie genau, wenn Sie sagen, es funktioniert nicht? Spüren Sie beim Beurteilen keine Veränderungen mehr?«

Seine Antwort: »Also, ich weiß ja schon, welche Verbesserungen eintreten, also mache ich eigentlich keinen Beurteilungs-Scan mehr.«

Was ich ihm darauf erwiderte, kam völlig spontan aus meinem Mund: »Woher wissen Sie denn, ob es funktioniert, wenn Sie keine Beurteilung machen und die Veränderungen evaluieren? Es geht nicht darum, dass *Sie* die Veränderungen erkennen oder erfühlen, sondern darum, dass Ihr Vegetatives Nervensystem sie feststellt. Ihr Ziel sollte es sein, mit Ihrem Unterbewusstsein in Verbindung zu treten, um ihm eine Botschaft über ihre Hilfestellung zu geben. Wie soll Ihr Körper mitbekommen, dass Sie etwas für ihn tun, wenn Sie nicht innehalten und dem Autopiloten die Möglichkeit geben, vorhandene Ungleichgewichte zu erfassen?«

Ich erkannte, dass ich diese Theorie bislang noch nie formuliert hatte, doch ergab sie für mich Sinn. Ohne den Reconnect-Schritt vor und nach jeder Sequenz verliert eine MELT-Session mehr als 50 Prozent ihrer Effizienz. Der Autopilot kann nicht erkennen, ob der Körper im Ungleichgewicht und falsch ausgerichtet ist, und bekommt somit keine Möglichkeit, sich neu zu adjustieren. In dem Moment wurde mir klar, dass die Reconnect-Sessions vor, zwischen und nach jeder MELT-Sequenz ein unverzichtbares Element sind, um mit MELT die langfristigsten Veränderungen im Körper herbeizuführen. Der Re-Assess gibt dem Autopiloten die Möglichkeit, sein GPS-Signal wiederzufinden. Deswegen nannte ich die erste der Vier-R-Techniken Reconnect, »in Verbindung gehen«.

Man sagt, dass der Geist mit Eigenwahrnehmung wichtige Dinge über den Körper lernen kann. Meiner Erfahrung nach kann über das Innehalten und Bewusstmachen des Ist-Zustands des Autopiloten die Kommunikation des Körpers mit dem Geist beeinflusst werden. Ich entdeckte einen Zugang zu den innersten Aspekten des Nervensystems und die Verbindung zwischen dem Vegetativen Nervensystem und dem Fasziensystem. Somit kann jeder selbst die Regulatoren seines VNS ins Gleichgewicht bringen und zur eigenen verbesserten Körperausrichtung beitragen, Schmerzen reduzieren, seine Organfunktionen unterstützen und die Selbstheilungsprozesse seines Körpers optimieren. Jene Aspekte der Körpersteuerung, die bislang als unbewusst und unzugänglich galten, sind steuerbar geworden. Was bislang nur mit externer Hilfe, beispielsweise durch einen Körpertherapeuten, möglich war, kann nun jeder mittels Selbstbehandlung erwirken.

6 Rebalance – Balance herstellen

Zu den Themen »Wie bekomme ich einen flachen Bauch«, »Die Körpermitte stärken« und »Schmerzfrei durch starke Bauchmuskeln« gibt es eine Vielzahl an Literatur. Doch viele dieser Körpermitte-Übungen, die wir für einen flachen Bauch und einen stabilen Rücken machen, tragen ironischerweise dazu bei, dessen Stabilität zu schwächen, und erhöhen die Chance auf ein Bäuchlein.

Die Stabilität der Körpermitte, des »Core«, und der Wirbelsäule sowie das gesamte Körpergleichgewicht werden vom Autopiloten gesteuert. Es sind erstaunlich viele Reflexe, die unbewusst ablaufen, um den Körper aufrecht und stabil zu halten. Reflexe sind ungesteuerte Reaktionen auf Änderungen der Körperposition oder des Untergrunds. Selbst Sitzen und das Lesen dieses Buches erfordern eine Vielzahl an Reflexen: um Seiten umzublättern oder den Touchscreen des E-Books zu berühren, ohne den restlichen Körper zu bewegen.

▶ NeuroCore-Stabilität

Ich habe ein physiologisches System ausgemacht, das der Autopilot für diese unbewusste, reflexhafte Stabilisierung verwendet. Es setzt sich aus zwei Mechanismen zusammen, die jeweils Bindegewebe, Nerven und Muskeln umfassen: der Reflexive Core (Reflexhafter Core) und der Rooted Core (Geerdeter Core). Sie arbeiten Hand in Hand, um den Körper stabil und aufrecht zu halten und gleichzeitig Wirbelsäule und Organe zu schützen:

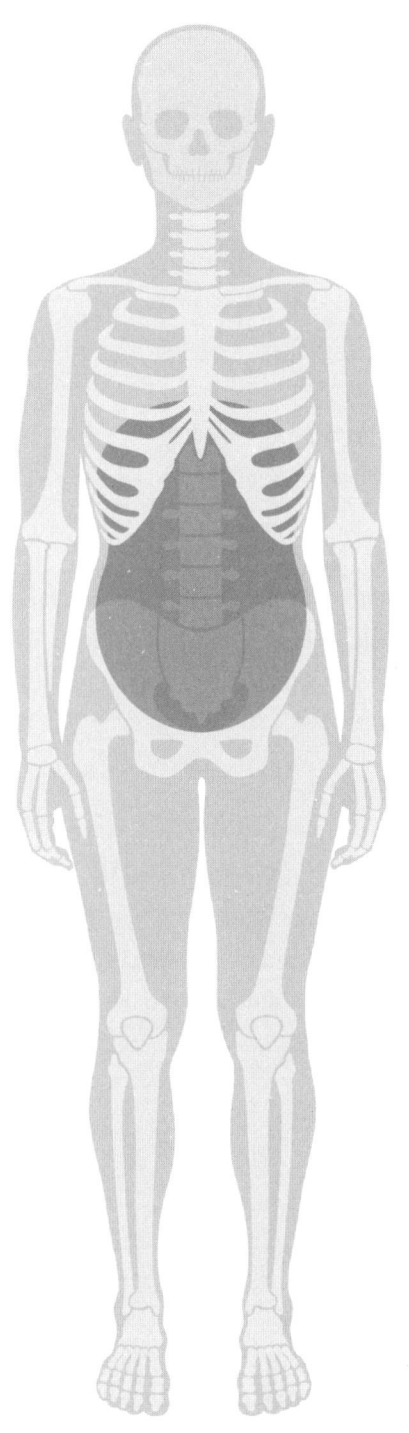

Der **Reflexive Core** besteht aus einer sichtbaren Faszienschicht, die sich wie ein Zylinder um die Organe im Rumpf legt. Dieser eiförmige Behälter ist stabil und gleichzeitig geschmeidig. In ihm ist ein dreidimensionales, nahtloses Bindegewebsnetz gespannt, das die Organe stützt und die tief liegenden, stabilisierenden Muskeln miteinander verbindet. Aufgabe des Reflexive Core ist es, Organe und Wirbelsäule zu stützen und zu schützen.

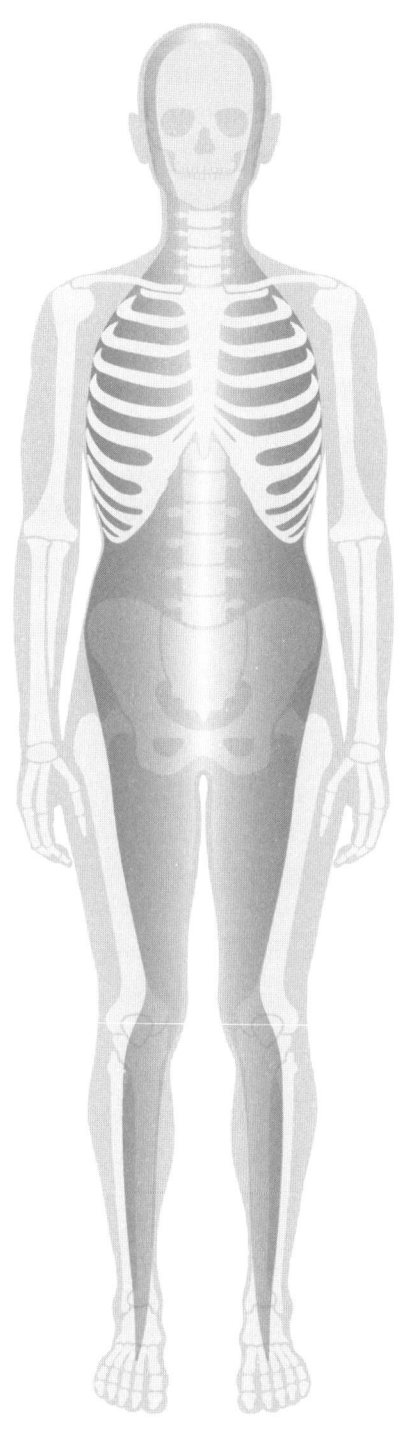

Der **Rooted Core** ist ebenfalls eine genau definierte Faszienschicht. Er verläuft wie ein Kanal von Kopf bis zu den Zehen tief im Körperinneren. Hier stellt er die Umhüllungen für Knochen, Muskeln und Organe. Er umgibt sie, trennt sie gleichzeitig voneinander und sorgt für die Verbindungen zwischen ihnen. Im Rumpf teilen sich der Kanal des Rooted Core und der Zylinder des Reflexive Core das Bindegewebe. Aufgabe des Rooted Core ist es, die Wirbelsäule zu stützen und zu schützen, den Körper zu erden und ihn aufrecht zu halten. Gleichzeitig richtet er die Körpermassen über den Freiräumen aus.

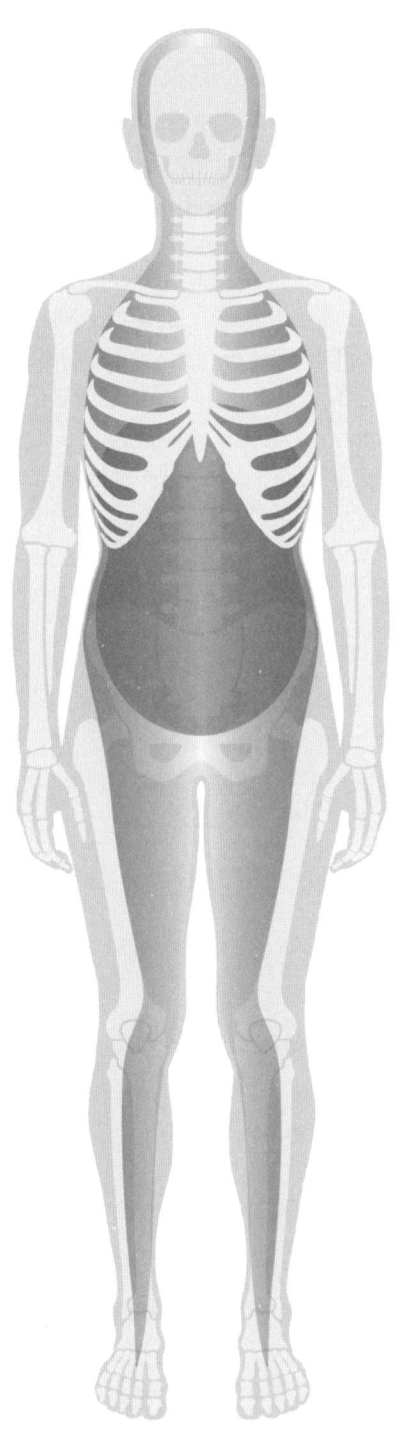

Die Mechanismen von Reflexive und Rooted Core arbeiten für ihre Aufgaben mit den dafür vorgesehenen, tief liegenden stabilisierenden Muskeln zusammen. Diese Muskeln reagieren ständig auf die unbewusst ablaufende Vibrationskommunikation des Bindegewebes. Die Bindegewebs-, Nerven- und Muskelanteile von Reflexive und Rooted Core arbeiten gemeinsam in Reaktion auf eine enorme Informationsmenge des Körpersinns, der innerhalb der jeweiligen Mechanismen und zwischen ihnen übertragen wird. Beide Mechanismen funktionieren immer als Systemeinheit, die ich **NeuroCore** nenne. Der Autopilot steuert dieses NeuroCore-System. Wenn es ordnungsgemäß funktioniert, ist das Verhältnis zwischen Massen und Freiräumen optimal ausbalanciert. Bewegungen geschehen mühelos, ohne Kompensationen, Schmerzen oder Verletzungen. Seine Faszien- und Nervensystemelemente machen den NeuroCore weitaus komplexer, als wenn er rein aus Muskeln bestünde. Um ein schmerzfreies, gesundes Leben zu erzielen, ist es wichtig, seine Funktionsweise zu verstehen.

Ein Blick auf den Autopiloten zeigt, wie der NeuroCore die Stabilität im aufrechten Stand herbeiführt. Aus der Information, die er von den »Satelliten« oder Rezeptoren in den Gelenken erhält, berechnet der Autopilot ständig die Körperposition. Den Körperschwerpunkt ermittelt er über die kommunikativen Schwingungen, die innerhalb des Reflexive und des Rooted Core und zwischen diesen beiden Mechanismen ausgetauscht werden. Gleichzeitig ortet der Autopilot die Lage der Hauptmassen – Kopf, Rippen und Becken – in Relation zu den Füßen und zur Schwerkraft. Jede dieser Massen enthält eine oder mehrere kuppelförmige Bindegewebsstrukturen.

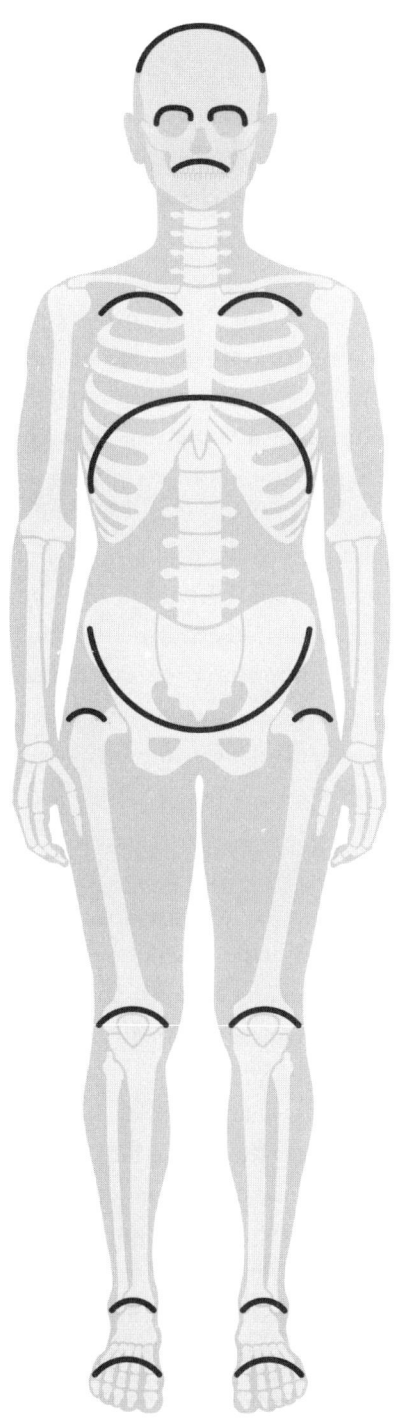

Diese Strukturen bezeichne ich als **»Kuppeln«** und **»Bögen«** des Körpers. Die Mechanismen des Reflexive und des Rooted Core sind auf ihre ununterbrochene Schwingungskommunikation von den Füßen bis zum Kopf angewiesen. Die Kuppeln und Bögen sind auch entscheidend dafür, dem Körper in der Bewegung Spannkraft zu verleihen und Stöße abzudämpfen. Diese Eigenschaften der Kuppeln und Bögen sind wiederum stark abhängig vom gesunden Fluidhaushalt des Fasziensystems.

Zwerchfell und Stabilität

Die Atmungsaktivität erhält uns am Leben, wohingegen die Bewegungen des Zwerchfells ausschlaggebend sind für aufrechte Körperhaltung, dynamische Bewegungen und die Schwingungskommunikation. Eine gute Zwerchfellbewegung ist die Grundlage der Effizienz von Autopilot und NeuroCore.

Das Zwerchfell ist die Hauptkuppel im Brustkorb und kann als Kommunikationszentrum des Körpers beschrieben werden. Bei jeder Einatmung, also 28 000-mal täglich, erzeugt seine Bewegung Schwingungskommunikation mit dem restlichen Körper und löst damit verschiedenste Reaktionen aus. Das Zwerchfell und seine Bewegungen sind das Bindeglied zwischen Reflexive und Rooted Core und helfen dem Autopiloten, seine Verbindung zum Körperschwerpunkt zu halten. Um exakte Signale zu produzieren, muss das Zwerchfell dreidimensional beweglich sein.

Mit jeder Einatmung kontrahiert das Zwerchfell nach unten und wird flacher, damit die Lunge sich mit Luft füllen kann. Beim Ausatmen entspannt es sich zurück zur Kuppelform. Durch das Aussenden von Schwingungsinformationen an die anderen Kuppeln und Bögen stimuliert diese Bewegung die Kopf-bis-Fuß-Erdungsfunktion des Rooted Core. Der Reflexive Core erhält durch die Zwerchfellbewegung den Impuls, Wirbelsäule und Bauch zu stützen und gleichzeitig eine sanfte Gleitbewegung der Organe zuzulassen.

Muskeln und Stabilität

Um die Rolle der Muskeln für die Stabilisierung zu verstehen, sollte man wissen, dass es zwei Arten von Muskelkontraktion gibt. Die eine geschieht bewusst und erzeugt Bewegung. Die andere geschieht unbewusst, für die Stabilisierung von Gelenken und Rückgrat und zum Organschutz, egal, ob man sitzt, läuft oder ruht. Ich nenne diese beiden Muskelgruppen Bewegungsmuskeln und Stabilisierungsmuskeln.

Die Muskeln im NeuroCore-Mechanismus sind die wichtigsten Stabilisierungsmuskeln des Körpers. Sie arbeiten außerhalb unserer willkürlichen Kontrolle. Der NeuroCore erhält seine Signale also vom Autopiloten. Wenn NeuroCore und Autopilot frei von Stressverklebungen sind und effektiv funktionieren, ist auch die Stabilisierung optimal. Ist dieser Mechanismus ineffizient, müssen Bewegungsmuskeln die Stabilisierung unterstützen. Dies wiederum macht Bewegungen schwieriger und anstrengender. Bewegungsmuskeln, die bereits für die Stabilisierung vorkontrahiert sind, arbeiten in der Bewegung ungenauer. Es kommt dadurch unweigerlich zu Kompensationen oder Verletzungen.

Differenzierung und Stabilität

Um die Freiräume der Gelenke zu erhalten, muss der Körper die Massen entsprechend bewegen. Diese Fähigkeit zur isolierten Bewegung nenne ich Differenzierung. Wenn die Stabilisierungsmechanismen von Autopilot und NeuroCore gut arbeiten, passiert sie automatisch. Nehmen Sie beispielsweise ein Glas aus dem Schrank, sehen Sie idealerweise nur eine Armbewegung. Wird diese Bewegung durch Verklebungen behindert, bewegt man gleichzeitig Schultern und Rippen nach oben, ohne es zu bemerken. Das komprimiert und schädigt die Gelenke von Nacken und Schultern, was mit der Zeit zu Beschwerden in diesen Bereichen führt.

Differenzierte, isolierte Bewegungen werden durch die Stabilisierungsmuskeln im NeuroCore ermöglicht und vom Autopiloten gesteuert. Sie sind essenziell für die ideale Körperausrichtung. Ein chronisch ineffizient arbeitender Autopilot und NeuroCore führen mit der Zeit dazu, dass Bewegungen nur noch unter großer Anstrengung möglich sind und Gelenkschmerzen auftreten. Einfache Bewegungen wie das Aufstehen aus einem Sessel werden zum Großereignis. Mit der MELT-Technik ist es möglich, Differenzierung in vollem Umfang wiederherzustellen und das Risiko einer Gelenkkompression in der Bewegung zu minimieren.

▶ Ungleichgewichte im NeuroCore

Stressverklebungen in den Faszien des Reflexive und des Rooted Core sowie im Zwerchfell stören die Schwingungskommunikation und den Fluidhaushalt im NeuroCore. Er kommt dadurch ins Ungleichgewicht, was wiederum die Fähigkeit des Autopiloten zur Ortung des Körperschwerpunkts schmälert. Mit der Zeit geraten dadurch die Mechanismen von Reflexive und Rooted Core aus dem Gleichgewicht.

Sicher haben Sie schon einmal gehört, dass Emotionen die Ursache für Rückenschmerzen sein können. Diese Vorstellung steht in direkter Beziehung zu einem Ungleichgewicht im NeuroCore. In diesem Fall ist die Verklebung emotionaler Stress. Doch gleichgültig, welcher Stress den NeuroCore aus der Balance gebracht hat – um weitere Verklebungen zu vermeiden, müssen die Mechanismen des Reflexive und des Rooted Core wieder ins Gleichgewicht gebracht werden.

Meiner Erfahrung nach funktioniert bei den meisten Menschen der Reflexive Core nicht so, wie er sollte. Der Rooted Core muss das mit verstärkter Arbeit auffangen, er ermüdet und dehydriert. Das veranlasst den Autopiloten, Stresssignale an das Gehirn auszusenden. Die Körperstabilisierung wird nun immer komplizierter, da jetzt auch Gehirn und Zentralnervensystem involviert sind. Sie aktivieren die Bewegungsmuskulatur, um Wirbelsäule und Organe zusätzlich zu stützen und zu schützen. Dieser Prozess ermüdet geistig und körperlich – ohne dass man weiß, warum.

Die Bewegungsmuskulatur ist ursprünglich nicht dafür ausgelegt, wie die Stabilisierungsmuskulatur sich ständig in Aktivität zu befinden. Die kompensierenden Bewegungsmuskeln ermüden mit der Zeit, verhärten und blockieren letztendlich. Die Folge können Entzündungen, Krämpfe und Schmerzen sein. Die Kompensationstätigkeit von Bewegungsmuskeln ist auch in der Körperhaltung und an Bewegungen erkennbar, was mit ein Grund dafür ist, dass muskuläre Ungleichgewichte und Schwächen oft als alleinige Verursacher einer schlechten Körperhaltung gelten. Muskelungleichgewichte sind jedoch nur ein Symptom für Fehlhaltungen, nicht deren Ursache. Der Grund für Körperfehlhaltungen sind das Ungleichgewicht im NeuroCore und die Ineffizienz des Autopiloten.

Mit der Zeit speichert der Autopilot die chronische Fehlhaltung des Körpers als ausbalancierten Normalzustand ab und versucht, ihn immer wieder in diese Lage zurückzuführen. Das Fasziengewebe, das die Muskeln umgibt und einhüllt, gerät beim Versuch, die nötige Stützspannung in der Fehlhaltung aufrechtzuerhalten, unter Stress. Es dehydriert, die Freiräume der Gelenke verkleinern sich. Die Stoßdämpfung im Körper lässt nach, und Entzündungen nehmen zu.

Ich bin der Überzeugung, dass Ungleichgewichte im NeuroCore die Hauptursache für Rückenverletzungen wie Bandscheibenvorwölbungen, -vorfälle und Verspannungen im Rücken sind. Auch chronischer Schmerz und plötzliche chronische Schmerzen sind häufig ein Ergebnis davon. Bevor der erste Schmerz auftritt, fanden bereits Dehydration und Kompensationen statt. Um dies zu vermeiden, sollten Sie rechtzeitig intervenieren und die Mechanismen wieder ausbalancieren.

Ist Ihr NeuroCore noch im Gleichgewicht?

Wie stellt man fest, dass der eigene NeuroCore nicht optimal funktioniert? Häufige Beschwerden oder Schmerzen im Hals- und Nackenbereich oder unteren Rücken sind ein Zeichen dafür. Was voranging, weiß man oft nicht. Ein vorgestreckter Kopf, ein nach vorne geschobenes Becken, ein übermäßig großer Unterbauch, Darmbeschwerden und steife Bewegungen sind immer Signale von schlecht kommunizierendem Reflexive und Rooted Core.

Selbst durchtrainierte Menschen können einen schlecht funktionierenden NeuroCore haben. Daher sind auch viele Bodybuilder und Fitness-Freaks oftmals nur wenig geschmeidig und leiden an Gelenkschäden in Wirbelsäule und Hüfte. Sie sind nicht ausreichend stabilisiert und wissen es meist nicht einmal, genau wie ich früher.

Viele versuchen, ihre Körperhaltung mit Bauchmuskeltraining in den Griff zu bekommen. Dies kann jedoch die tief liegende Stabilisierungsmuskulatur des Neuro-Core in Dauerkontraktion bringen. Dazu stärken Muskelübungen lediglich die Fähigkeit des Körpers zu kompensieren und unterstützen damit eventuelle Fehlhaltungen. Muskelkräftigung ist eine gute Sache, sie verbessert jedoch nicht die Stabilisierungsfunktion des NeuroCore.

Auch bei Menschen, die Atemtechniken üben, wie im Yoga, bei Pilates, in der Meditation und in Kampfsportarten, kann der NeuroCore im Ungleichgewicht sein. Die Atemarbeit allein ist noch kein Garant dafür, dass das Zwerchfell den vollen Bewegungsumfang hat, den der NeuroCore für die genaue Signalgebung an den Autopiloten benötigt.

Weder Körpertraining noch Tiefenatmungstechnik sind darauf ausgerichtet, die Funktionen von Zwerchfell und NeuroCore zu verbessern, auch wenn sie guttun. Damit die Körperstabilisierung wieder mühelos gelingt, ist es wichtig, die Kommunikation zwischen Reflexive und Rooted Core wiederherzustellen.

Die von mir entwickelte Rebalance-Technik ermöglicht den direkten Zugang zum NeuroCore, mit dem Ziel, die Funktionen von Reflexive und Rooted Core auszubalancieren und den Autopiloten wieder dauerhaft mit dem Körperschwerpunkt zu verbinden. Dadurch verbessern sich umgehend die interne Körperkommunikation und die Körperstabilität; der ganze Körper entspannt sich. Rebalance ist einfach und effektiv. Die Technik ist für jeden verständlich und bringt sofortige Ergebnisse, lange bevor Schmerzen der Auslöser dafür werden, das Thema NeuroCore-Gleichgewicht anzugehen.

▶ Die MELT-Rebalance-Techniken

Die Techniken des MELT-Rebalance sind das Werkzeug, um den Belastungsreflex zu beruhigen und den Körper wieder ins Gleichgewicht zu bringen. Die Rebalance-Moves in der folgenden MELT-Sequenz erweitern das dreidimensionale Bewegungsspektrum des Zwerchfells und balancieren das gesamte NeuroCore-System. Die Sequenz verbessert den Gleichgewichtssinn, die Verdauung sowie die Stabilität der Wirbelsäule und trägt somit entscheidend zur Vermeidung oder Reduktion aller Arten von Schmerz im Körper und zur optimalen Organfunktion bei.

Für die MELT-Rebalance-, -Rehydrate- und -Release-Techniken benötigen Sie die MELT-Rolle, eine Weichschaumrolle (www.meltmethod.com), weiche Faszien- oder Pilatesrolle. Solange Sie keine haben, behelfen Sie sich mit aufgerollten Strandtüchern oder einer herkömmlichen Blackroll, um die Sie ein Handtuch oder eine Yogamatte wickeln. Falls Sie gerade in ärztlicher Behandlung sind oder Bedenken haben, ob diese oder auch die anderen Sequenzen für Sie geeignet sind, sollten Sie dies vorab mit Ihrem Arzt klären.

Sequenz – Rebalance

Die beste Wirkung erzielen Sie, wenn Sie die Sequenz in ruhiger Umgebung durchführen, sodass Sie Ihre Aufmerksamkeit nach innen richten können.

Rest Assess – Ruhe-Beurteilung
Sanftes Schaukeln
3-D-Stufenatmung
3-D-Atmung
Rest Re-Assess – Ruhe-Wiederholungsbeurteilung

Rest Assess – Ruhe-Beurteilung

▶ In Rückenlage auf den Boden legen. Arme und Beine liegen ausgestreckt und entspannt, die Handflächen zeigen nach oben. Gleichmäßig atmen und den ganzen Körper in den Boden entspannen. Schließen Sie die Augen, halten Sie inne, und nehmen Sie wahr, was Sie fühlen. Die Körperstellung dabei nicht verändern und den Körper nicht berühren, nur wahrnehmen.

▶ Den Oberkörper erspüren. Idealerweise liegen die Rippen auf dem Boden und die Arme sind gleichmäßig schwer. Liegen die Rippen im oberen und mittleren Rückenbereich am Boden, ist der Rand eines oder beider Schulterblätter fühlbar?

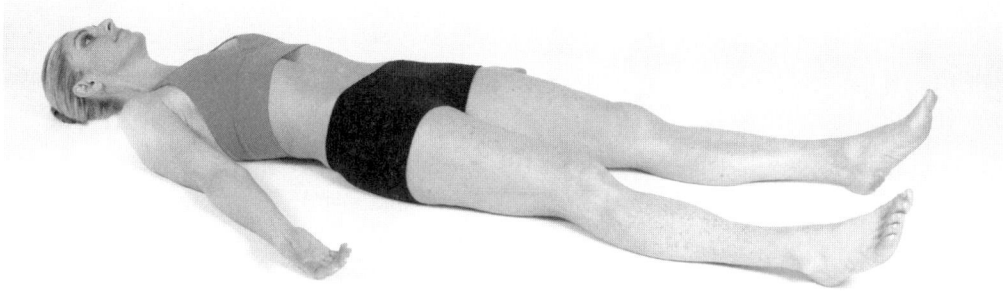

▶ Den Nabel als Bezugspunkt erspüren: Hebt sich der Rücken vom Nabel bis zu den Schulterblättern etwas vom Boden ab? Idealerweise sollte dieser Bereich entspannt am Boden liegen und nur der untere Rücken ab dem Nabel keinen Bodenkontakt haben.

▶ Das Becken erspüren. Beide Gesäßhälften sollten gleich schwer auf dem Boden aufliegen. Liegt das Steißbein anstelle des Gesäßes auf, oder ist eine Gesäßhälfte schwerer als die andere?

▶ Die Beine erspüren. Idealerweise liegen die Rückseiten von Oberschenkeln, Waden und Fersen beider Körperhälften gleichmäßig auf. Unter den Knien und den Sprunggelenken sind kleine Hohlräume spürbar. Liegen die Rückseiten von Oberschenkeln oder Waden nicht am Boden, oder fühlt sich eine Seite schwerer an als die andere?

▶ Den Autopiloten evaluieren: Erfühlen Sie, dass Ihr Körper eine linke und eine rechte Hälfte hat. Fühlt sich eine Seite auf dem Boden schwerer an oder ein Bein länger? Wenn der Autopilot gut arbeitet, fühlen Sie sich ausbalanciert.

▶ Tief einatmen und fühlen, welche Bereiche des Oberkörpers sich weiten, wenn sich die Lunge mit Luft füllt. Bewegt sich der Bauch? Die Rippen? Beides? Nehmen Sie einfach wahr, was sich bewegt und was nicht.

Der Rest Assess ist eine kraftvolle Technik, die Sie immer wieder benötigen. Versuchen Sie, ihn auswendig zu lernen. Wenn Sie ihn nochmals üben, blättern Sie wieder auf diese Seiten zurück.

Sanftes Schaukeln

▶ Auf ein Ende der Rolle setzen. Die Füße stehen hüftbreit flach auf dem Boden, die Knie sind gebeugt.

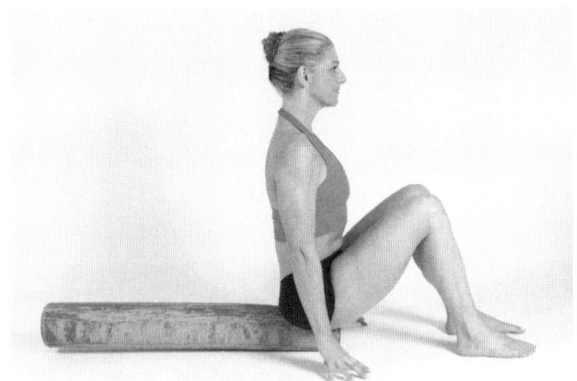

▶ Für zusätzliche Unterstützung Handtücher, Kissen oder Polster links und rechts neben die Rolle legen.

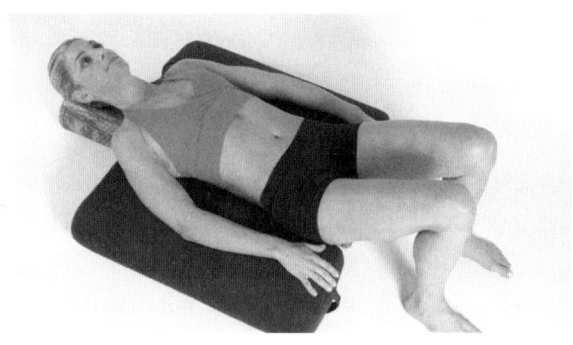

▶ Mit den Händen am Boden abstützen und langsam nach hinten über die Länge der Rolle abrollen.

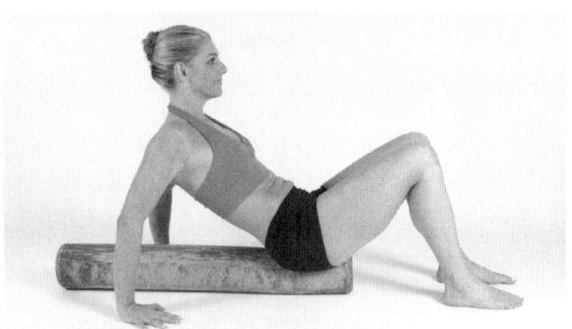

- Mit der Hand überprüfen, ob der Oberkopf ganz auf der Rolle aufliegt. Wenn nicht, mit dem Becken näher zu den Knien rutschen, um für den Kopf Platz zu schaffen. Die Füße stehen hüftbreit nebeneinander fest auf dem Boden.

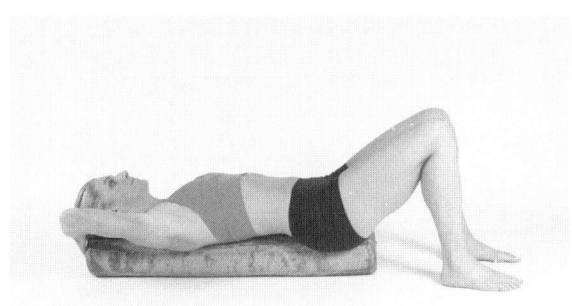

- Die Arme seitlich am Boden ablegen.

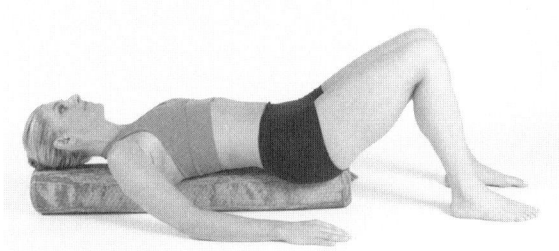

- Wenn der Oberkörper sicher auf der Rolle liegt, den Körper sanft von links nach rechts und zurück schaukeln, etwa 30 Sekunden pro Schaukeleinheit. Dabei deutlich spüren, wie der Körper fällt und wieder aufgefangen wird. Diese Zeit benötigen Autopilot und NeuroCore, um zur Unterstützung, zum Schutz und zur Stabilisierung aktiv zu werden.

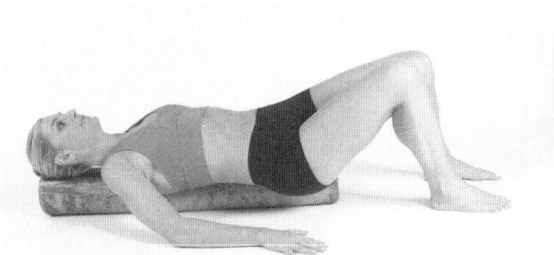

- Erspüren Sie, was Sie fühlen: Wirkt der Körper sehr instabil? Lässt sich das Körpergewicht leichter auf die eine als auf die andere Seite verlagern?

- In eine ausbalancierte Position auf der Rolle zurückkommen.

3-D-Stufenatmung

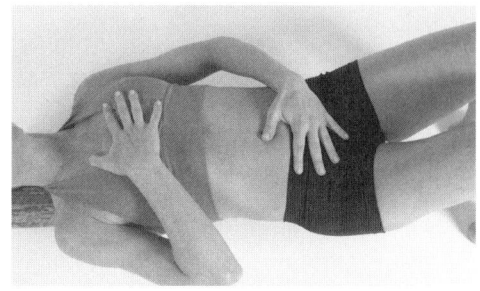

▶ Auf der Rolle liegend, den Oberkörper als einen Kasten mit sechs Seiten vorstellen: vorne und hinten, links und rechts, oben und unten. Eine Hand auf die Brust und die andere auf den Bauch unterhalb des Bauchnabels legen.

▶ 4- bis 5-mal zwischen Körpervorderseite und -rückseite ein- und ausatmen und dabei das Zwerchfell nach vorne und hinten weiten. Die Atemzüge müssen nicht tief sein. Konzentrieren Sie sich darauf, das Zwerchfell nur in die zwei Richtungen zu dehnen.

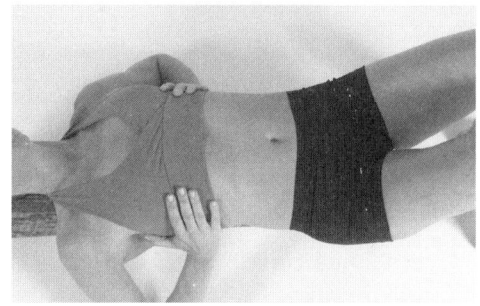

▶ Die Hände seitlich auf die breiteste Stelle des Brustkorbs, unterhalb der Achseln, legen. 4- bis 5-mal ein- und ausatmen und das Zwerchfell dabei nach links und rechts zwischen den Händen weiten. Die Breite des Atemzugs und die leichte Bewegung von Händen und Rippen zur Seite erspüren.

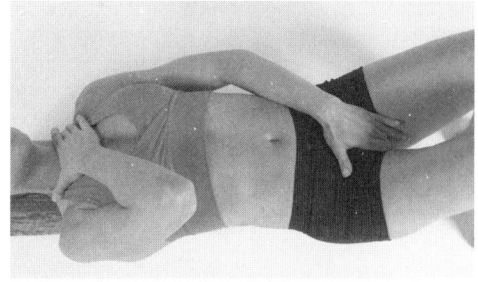

▶ Eine Hand ans Schlüsselbein unter die Kehle legen, die andere auf das Schambein am Unterbauch. Ein paarmal zwischen die Hände atmen und dabei das Zwerchfell bis zum Becken hinab weiten, während die Lunge sich bis zum oberen Rand des Schlüsselbeins mit Luft füllt. Den Atem bis zum Beckenboden hinunter und bis zum oberen Lungenrand hinauffließen lassen. Dabei die gesamte Länge des Atemzugs spüren.

▶ Spüren, ob sich der Körper bei den Atemzügen in die verschiedenen Richtungen bewegt oder ob die Rolle dabei etwas schaukelt. Das ist ein gutes Zeichen dafür, dass der Autopilot in den Reset-Modus geht und das GPS-Signal zum Körperschwerpunkt gefunden hat.

3-D-Atmung

▶ Die Hände auf den Bauch legen und einen tiefen Atemzug in alle sechs Rumpfseiten machen. Das Ausatmen mit einem hörbaren H-, Schhh- oder S-Laut begleiten, um die reflexartige Bewegung im tiefen Bauchraum besser zu spüren. Die zylindrische Kontraktion erspüren, die bei der aktiven Ausatmung sanften Seitendruck auf Wirbelsäule, Beckenboden und Organe ausübt.

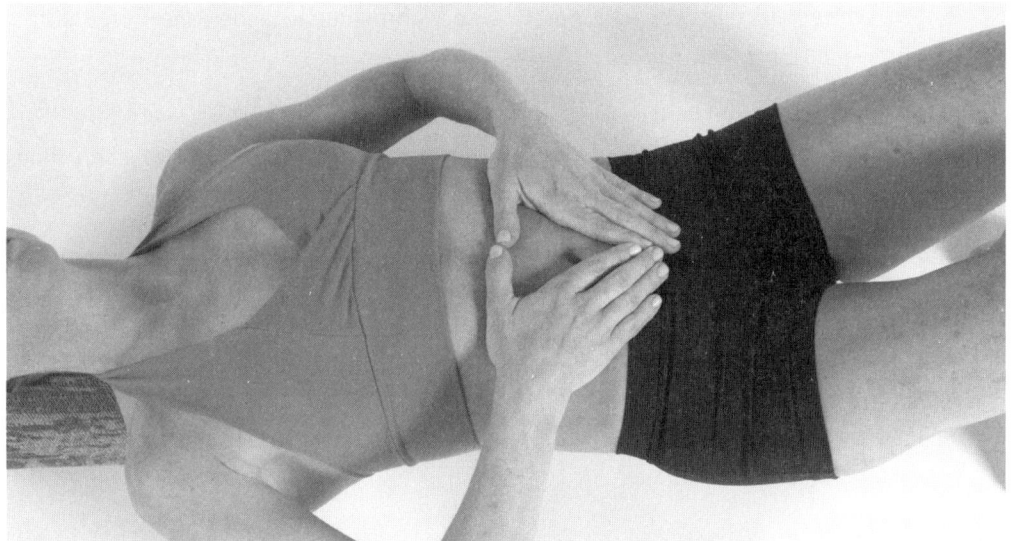

▶ 3- bis 4-mal wiederholen. Dann probieren, ob die Bewegung auch ohne lautes Ausatmen, nur mit dem Körpersinn, spürbar ist. Dabei mit der natürlichen Ausatmung beginnen und dann bewusst mit dem subtileren Atemprozess verbinden.

▶ Langsam von der Rolle lösen. Dafür die Hände am Boden ablegen, ein Bein ausstrecken und auf der gleichen Seite von der Rolle rutschen, zuerst mit dem Becken, dann mit Brustkorb und Kopf.

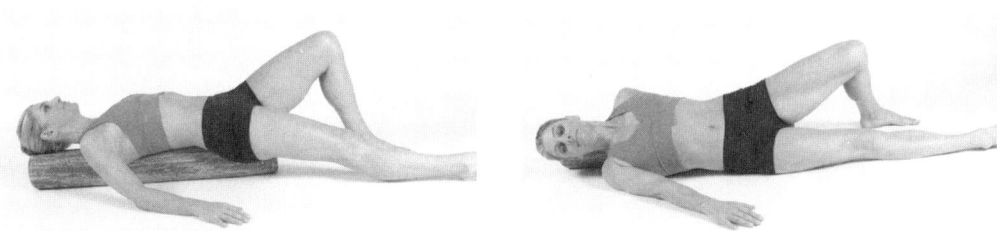

Rest Re-Assess – Ruhe-Wiederholungsbeurteilung

▶ In Rückenlage auf den Boden legen. Arme und Beine liegen ausgestreckt und entspannt, die Handflächen zeigen nach oben. Gleichmäßig atmen und den ganzen Körper in den Boden entspannen. Schließen Sie die Augen, halten Sie inne, und beginnen Sie mit dem Re-Assess.

▶ Mit dem Körpersinn wahrnehmen, ob der Oberkörper nun entspannter ist. Liegen die Rippen schwerer am Boden auf? Das Becken wahrnehmen. Liegen die Gesäßhälften schwerer und gleichmäßiger auf?

▶ Den Autopiloten untersuchen. Dafür den Körper gedanklich längs in zwei Hälften teilen. Fühlen sich beide Seiten gleichmäßig an? Ist der Unterschied zwischen ihnen kleiner geworden?

▶ Zum Schluss tief einatmen und erspüren, welche Bereiche des Oberkörpers sich dehnen, wenn sich die Lunge mit Luft füllt. Ist die Bewegung jetzt größer? Fällt die tiefe Einatmung leichter?

▶ Wenn einige dieser Veränderungen spürbar sind, hat der NeuroCore mit der Ausbalancierung begonnen, und der Autopilot ist dabei, eine stabilere Verbindung zum Körperschwerpunkt aufzubauen.

Veränderungen im Körper: Beim Rest Re-Assess nach dem Rebalance können diese Veränderungen auftreten:

- Der Oberkörper liegt entspannter auf dem Boden.
- Die Atmung fühlt sich tiefer und leichter an.
- Die Links-Rechts-Balance des Körpers erscheint ausgeglichener.

▶ Die Wirkung der Rebalance-Technik

Nach der Evaluierung Ihrer Ungleichgewichte schaukelten Sie ein wenig, atmeten erst laut, dann tief, und siehe da – Ihr Körper kam in eine neue, ausbalanciertere Position, und das GPS-Signal Ihres Autopiloten war wieder online. Die scheinbar wenigen Dinge, die Sie taten, erzielten tief greifende Veränderungen.

Es begeistert mich immer wieder, die Rebalance-Sequenz in einer Gruppe zu unterrichten. Menschen dabei zu beobachten, deren Körper direkt vor meinen Augen in einen ausgeglicheneren, entspannteren Zustand gelangen, inspiriert mich immer wieder. Die Kraft, mit der diese einfache Sequenz Grundelemente einer guten Gesundheit wiederherstellt, ist für mich genauso ein Geschenk wie für meine Schüler. Die Tatsache, dass ich einen Weg fand, den Autopiloten ohne Einsatz meiner Hände anzusprechen, bewegt mich fast genauso wie der Umstand, dass ich dieses Prinzip überhaupt entdeckte.

Eines Morgens wachte ich mit einem ziemlichen Kater auf, den ich dem Geburtstagsfest eines Freundes zu verdanken hatte. Ich fühlte mich, als wäre ich unter die Räder eines Busses gekommen. Sofort trank ich mehr als einen Liter Wasser und entschied mich dafür, mit der MELT-Methode zu arbeiten, anstatt weiterzuschlafen. Ich wollte herausfinden, ob ich mich danach besser fühlen würde.

Beim Rest Assess spürte ich, dass mein ganzer Körper auf der einen Seite schwerer war, als sei der Boden geneigt. Ich versuchte, mich besser auszurichten, doch das seltsame Gefühl blieb. Noch nie vorher hatte ich mich in der Beurteilung so unausgeglichen gefühlt.

Mit den Rehydrate-Techniken weiterzumachen erschien mir keine gute Idee. Mir war schlecht, und mein Kopf dröhnte. Also entschied ich mich für ein paar Zwerchfell-Entspannungsübungen im Liegen auf der Rolle.

Nachdem ich in alle Seiten geatmet hatte, kam mir die Idee, dies nochmals mit einer neuen Zielsetzung zu tun. Beim Ausatmen verfolgte ich die natürliche, tiefe Bauchkontraktion mit der Vorstellung, dass dies gegen die Übelkeit helfen würde. Ich konzentrierte mich ganz auf das subtile, dreidimensionale Geschehen im tiefen Inneren meines Unterbauchs, das sich wie eine sanfte, innerliche Umarmung anfühlte. Ich fokussierte nicht die Muskelkontraktion, sondern versuchte, mit jeder Ausatmung mit den innersten Schichten meiner Körpermitte in Kontakt zu kommen. Aus der manuellen Therapie wusste ich, dass diese Kontraktion unbewusst abläuft und mit verschiedenen Handgriffen verstärkt werden kann. Eine Welle der Ruhe durchfloss meinen ganzen Körper. Mein Kopf wurde klar, meine Atmung stabilisierte sich, meine Übelkeit verflog, und mein Kiefer entspannte sich. Es war ein kleines Wunder.

Ich glitt von der Rolle und machte die Wiederholungs-Beurteilung. Meine Körpermassen lagen sehr viel schwerer am Boden. Das Gefühl, zu einer Seite zu hängen, war komplett verschwunden. Meine Körperausrichtung hatte sich nur durch das Liegen auf der Rolle und die bewusste Verbindungsaufnahme mit dem NeuroCore komplett verändert.

Ich konnte das kaum glauben. Ich fühlte mich den ganzen Tag erstaunlich besser. Ich brauchte kein Aspirin, aß ordentlich, trank viel Wasser und fühlte mich sogar fit genug, um zu trainieren.

Ich fragte mich, ob die Einseitigkeit nur eine Folge meines Katers war oder ob meine Schüler das Gefühl ebenfalls in der Ruhe-Beurteilung merkten. Wenn ja, würde sich die sofortige Verbesserung dieses Zustands wiederholen lassen?

Nach der üblichen Ruhe-Beurteilung am nächsten Morgen fragte ich meine Gruppe, ob sie auch fühlten, dass eine Seite ihres Körpers mit mehr Gewicht am Boden zu liegen schien, oder ob sich ein Bein tendenziell länger anfühlte. Zu meiner Überraschung hob mehr als die Hälfte die Hand und bejahte.

Ich ließ sie die 3-D-Stufenatmung auf der Rolle und die anschließende 3-D-Atmung durchführen. Um die sanfte, unbewusste Kontraktion besser zu fühlen, machten alle ein Schhh-Geräusch beim Ausatmen. Während der Wiederholungs-Beurteilung fragte ich, wer aus der Gruppe, der vorher eine ungleichmäßige Links-Rechts-Balance spürte, sich nun zentrierter fühlte. Alle meldeten sich. Ich war genauso schockiert wie aufgeregt!

Leider konnte ich der Gruppe noch nicht ausreichend erklären, wie wir dieses Ziel erreicht hatten, da mir die Sache erst langsam klar wurde. Meine Hypothese war: »Es scheint, als ob euer Nervensystem euren Körperschwerpunkt jetzt besser orten kann.« Ich konnte den Unterschied sehen, und sie konnten ihn fühlen. Hatte ich durch Zufall eine therapeutische Technik entdeckt, die Patienten dabei half, Veränderungen in der Steuerung ihres eigenen Nervensystems zu bewirken? Ich erkannte, dass das bewusste Verbinden mit der unbewussten, Wirbelsäule und Organe stützenden Kontraktion die gesamte Körperausrichtung verbessert. Jetzt musste ich herausfinden, wie diese Verbesserung zustande kam. Wie kam das Nervensystem wieder ins Gleichgewicht? Wodurch konnte sich der Körper so schnell derart gründlich verändern?

Diese Fragen leiteten eine Zeit intensiver Forschung und Experimente ein, deren Ergebnis mein Modell des NeuroCore ist. Es ist eine neue Erkenntnis darüber, wie der Körper ohne unseren bewussten Einfluss Stabilität schafft. Sie verändert grundlegend die Fähigkeit jedes Einzelnen, die reflexhaften, stabilisierenden Mechanismen des Körpers anzusprechen und ins Gleichgewicht zu bringen. Ein stabiler, gut kommunizierender und optimal ausgerichteter Körper kann alle Arten von Belastungen effektiv verarbeiten, sodass sich Stress nicht mehr ablagern muss. Durch Ausgleichen des NeuroCore mit der Rebalance-Technik wird auch der natürliche Selbstheilungsmechanismus des Körpers stimuliert. Heute weiß ich, dass die scheinbar einfache, sanfte Technik, die meinen Kater beseitigte, für meinen Körper durchaus nicht einfach war. Hier eine Kurzfassung der Dinge, die dabei passieren:

Die Fähigkeit des Autopiloten ansprechen, den Körperschwerpunkt zu fühlen: Im Reconnect-Kapitel lernten Sie bereits, dass Sie in der Ruhelage die Effizienz Ihres Autopiloten erspüren können. Wenn sich die eine Körperhälfte schwerer anfühlt oder ein Bein länger erscheint, ist der Autopilot nicht »auf Sendung« und hat Probleme damit, den Körperschwerpunkt zu orten. Die Feststellung von Ungleichgewichten ist Schritt eins.

Mit der Wirbelsäule auf der Rolle liegen: In dieser Position wird das Gehirn mit neurologischen Informationen zur Körperposition regelrecht überflutet, da die Wirbelsäulenrezeptoren durch den sanften Druck der Weichschaumrolle direkt stimuliert werden. Normalerweise erfährt die Wirbelsäule selbst in Rückenlage nie diese Art positiver, sanfter Kompression, außer durch die manuelle Behandlung einer zweiten Person. Diese Position öffnet einen starken Kommunikationskanal zwischen Händen, Füßen, Wirbelsäule und Gehirn.

Gleichzeitig liegen Sie dabei auf einer instabilen Unterlage, sodass der NeuroCore während der Wirbelsäulenstimulation stabilisiert. Dies verstärkt die GPS-Signale des Autopiloten zum Körperschwerpunkt.

3-D-Stufenatmung auf der Rolle: Die Zwerchfellbewegung bewusst und mit den Händen wahrzunehmen, während die Wirbelsäule gleichzeitig von der Weichschaumrolle gestützt wird, vergrößert das Aktionsvolumen des Zwerchfells, auch wenn man nicht aktiv daran denkt. Dies verbessert die Kommunikation zwischen Reflexive und Rooted Core, was es wiederum dem Autopiloten erleichtert, den Körperschwerpunkt zu finden.

3-D-Atmung auf der Rolle: Bei der Einatmung in alle sechs Richtungen ist die Erweiterung des Zwerchfellvolumens spürbar. Der übergeordnete Aspekt der 3-D-Atmung ist es jedoch, die unbewusst ablaufende Kontraktion des NeuroCore bei der Ausatmung zu verstärken – eine reflexhafte Kontraktion der stabilisierenden Muskeln und des Bindegewebes.

Durch das Erzeugen bestimmter Töne, wie das »Schhh« bei der Ausatmung, erhöhen sich Druck und Schwingung im Unterbauch. Das verstärkt die Fähigkeit, die reflexhaften, stabilisierenden Kontraktionen der Körpermitte und die sanfte »Umarmung« der Organe wahrzunehmen. Die Wahrscheinlichkeit, dass dies auch passiert, wenn man nicht aktiv daran denkt und unbewusst atmet, erhöht sich dadurch.

Re-Assess – Wiederholungsbeurteilung: Die Veränderung festzustellen – der Körper ruht viel gleichmäßiger auf dem Boden – erlaubt es dem Bewusstsein und dem Autopiloten, den korrekten Körperschwerpunkt zu erkennen.

Diese fünf Schritte setzen den Autopiloten zurück. Sobald er den Körperschwerpunkt gefunden hat, kommen die Stressregulatoren wieder ins Gleichgewicht. Das ist der Grund, warum viele danach ein sofortiges Aha-Erlebnis haben. Ihre Muskel-, Organ-, Nerven- und Fasziensysteme durchleben das gleiche Gefühl der Erleichterung.

Mit mentalem Training kann weder der Körperschwerpunkt verbessert werden noch kommen dadurch die Stressregulatoren ins Gleichgewicht. Der Weg führt über den Körper. Mit dem Körpersinn und durch die Verbesserung der Schwingungskommunikation lässt sich das Gleichgewicht der NeuroCore-Mechanismen neu einstellen. Das wiederum verbessert die körperinterne Kommunikation und beseitigt das Gefühl, das körperliche Gleichgewicht verloren zu haben: weitere wichtige Schritte auf dem Weg zu einem Leben ohne Schmerzen!

7 Rehydrate – die Faszien rehydrieren

Anfangs war ich nahezu besessen von der Idee der Rehydration: Ich wollte meinen Patienten, die sich nach den Therapiestunden immer sehr wohl fühlten, beibringen, sich selbst zu rehydrieren. Ich begann mit Selbstversuchen. Mit welcher Technik ich das Gewebe an mir selbst manipulieren musste, konnte ich herausfinden, und diese Technik wollte ich meinen Patienten als Lösung für Schmerzfreiheit und einen besseren allgemeinen Gesundheitszustand näherbringen. Schnell merkte ich jedoch, dass die sanften Berührungen, die ich bei meinen Patienten anwendete, an mir selbst nicht das gleiche Ergebnis erzielten. Es war nicht möglich, zugleich Sender und Empfänger der sanften Berührungsvibrationen zu sein, mit denen ich auf therapeutische Weise den Fluidhaushalt des Bindegewebes verbesserte. Dazu waren manche Körperstellen wie Rückgrat und Schultern zu schwer zu erreichen. Ich benötigte also ein Hilfsmittel. Dass dies schlussendlich eine Schaumstoffrolle sein würde, hätte ich nie gedacht, denn ein wirklicher Fan davon war ich nie gewesen.

Hartschaumrollen werden bereits seit über 50 Jahren eingesetzt, um Knoten und Verhärtungen in Muskeln »auszureiben«. In letzter Zeit ist diese Technik auch als »Myofasziale Entspannung durch Selbstmassage« bekannt geworden. Eine Hartschaumrolle wird dafür unter einer Muskelgruppe oder einem Körperbereich hin und her gerollt, wie beim Bügeln oder Staubsaugen. Das Ziel ist es, Muskelverspannungen durch Anregung der Blutzirkulation zu lösen. Auf Schmerzpunkten wird so lange vor und zurück gerollt oder konstanter Druck ausgeübt, bis man es nicht mehr aushält. Dann rollt man weiter, bis zum nächsten Schmerzpunkt.

Meine ersten Erfahrungen mit der Rolle machte ich mit Anfang zwanzig. Ich war nach einer Knieverletzung in physiotherapeutischer Behandlung. Vor dem Termin legte ich mich in der Praxis auf den Boden und dehnte mich, neben einem muskulösen Mann, der seine Oberschenkelaußenseite mit der Rolle bearbeitete. Ich fragte ihn, was er da tat.

Er sagte: »Ich arbeite die Knoten aus meinem Iliotibialband heraus, um meinem Knie zu helfen.«

Ich griff mir sofort eine der weißen Rollen und machte es ihm nach. Das Rollen schmerzte, und ich fragte nach, ob das so richtig sei.

Er antwortete: »Daran merkt man, dass es funktioniert. Je mehr es schmerzt, desto mehr hilft es!«

Also machte ich weiter. Am nächsten Tag taten meine Oberschenkel so weh, dass ich kaum in die Knie gehen konnte. Die Schmerzen lenkten mich zwar von meinem Knieproblem ab, doch war es damit nicht besser geworden. Hatte ich etwas falsch gemacht?

Ich machte noch kurze Zeit mit der Rolle weiter, obwohl es mir vorkam, als ob ich mir damit blaue Flecken reiben würde. Eine positive Verbesserung meiner Muskelbeschwerden oder Knieschmerzen bemerkte ich nie, meist hatte ich danach mehr Schmerzen als vorher. Fazit: Ich versuchte, meine Schmerzen loszuwerden, und es tat weh. Im Gespräch mit anderen Sportlern erfuhr ich, dass diese Art der Behandlung schmerzen *sollte* und dass sie diesen Schmerz mochten. Warum sollten mir Schmerzen zeigen, dass eine Sache funktioniert, dachte ich. Das konnte mir niemand logisch erklären. Also hörte ich mit dem Rollen auf.

Jahre später, als ich von den Forschern und durch meine eigene Arbeit schon mehr über das Bindegewebe wusste, verstand ich, was ich bei meinen ersten Versuchen mit der Hartschaumrolle intuitiv gefühlt hatte: Sich selbst Schmerzen zuzufügen ist keine Schmerzlösung. Schmerz ist bekanntlich ein Symptom für dehydriertes Bindegewebe, egal, was die Ursache dafür ist. Meiner Erfahrung nach reagieren weder Faszien- noch Nervensystem positiv auf intensiven, selbst verursachten Druck auf Gewebe, das nicht richtig vorbereitet ist oder keine Zeit gehabt hat, sich anzupassen. Im Gegenteil, die Bindegewebsreaktion ist es, darunterliegende Nerven, Blutgefäße und sogar Muskeln zu schützen, damit sie nicht durch die starke Kompression beschädigt werden. Wie eine akute Verletzung löst der intensive Druck ein Sinnesnervensignal ans Gehirn aus, um vor potenziellen Traumata oder Schäden zu warnen – eine unnötige Belastung des Nervensystems.

Der schnelle, intensive Druck der Hartschaumrolle kann Faszien- und Muskelgewebe wie auch Nerven und Gefäße sogar reizen. Das Schmerzsignal ist ein Versuch der Nerven, sich vor Schaden zu schützen. Vom beruflichen Standpunkt her meine ich, dass starke Kompression und tief gehender Druck in manchen Fällen zwar Gutes bewirken können. Doch sollten diese Techniken idealerweise von erfahrenen Therapeuten oder unter deren Anweisung verwendet werden. Dazu ist sicherzustellen, dass der Fluidhaushalt des Bindegewebes stimmt. Und man sollte nicht übersehen, dass es nicht das Ziel ist, sich Schmerzen zuzufügen, und dass Schmerzen kein Zeichen für Verbesserung oder die richtige Anwendung sind.

Verhärtete Muskeln direkt anzusprechen ist ebenfalls nicht ideal zur Schmerzbeseitigung oder Leistungssteigerung, denn oft entstehen dadurch noch mehr Probleme. Die oberflächliche Bindegewebsschicht, die alle Muskelschichten (oder myofaszialen Schichten) umspannt, muss ausreichend hydriert sein, um Nervenimpulse klar aufnehmen zu können. Fasziendehydration führt zu unkoordinierten Bewegungen, Muskelmüdigkeit und Schmerzen. Sobald das Gewebe rehydriert ist, können Dehnübungen, Massagen und andere Therapietechniken mit leichtem bis mittlerem Druck positive Veränderungen unterstützen. Aber niemand sollte sich selbst Schmerzen zufügen.

Eine beliebte Technik gegen Muskelverspannungen ist Massage. Ich halte viel davon, um Geist und Körper zu entspannen. Doch natürlich ist das eine kostspielige Sache, wie auch die Intention einer Massage eine andere ist als die von MELT. Bei ihr stehen Muskelentspannung und Durchblutung im Vordergrund. Wer jedoch ein genauso großer Fan davon ist wie ich, kann mit MELT die positiven Auswirkungen von Massagen verlängern.

▶ Das richtige »Werkzeug« finden

Als ich mit meiner Arbeit am Bindegewebe begann, wurde mir klar, dass ich ein Hilfsmittel benötigte, wenn ich die Behandlung mittels meiner Hände simulieren wollte. Auf meiner Suche probierte ich sämtliche Hilfsmittel aus dem Fitness- und Physiotherapiebereich aus, wie auch Spielzeuge und Küchenwerkzeuge aller Art. Seltsamerweise kam ich zum Schluss doch wieder auf die Schaumrolle zurück, doch in einer sehr viel weicheren Version. Ich hatte festgestellt, dass eine Weichschaumrolle ideal war, um selbst auf sehr empfindliche Körperbereiche Druck auszuüben. Dazu war sie auch ideal, um die Wirbelsäule zu stützen und sanft zu stimulieren. Als feststand, dass die Weichschaumrolle das richtige Werkzeug war, entwickelte ich alle Techniken und Positionen von MELT weiter, um sie den Ausmaßen und der Form der Rolle und ihrer Elastizität anzupassen.

In den Anfangsjahren von MELT waren viele der Meinung, dass ich die Weichschaumrolle zur myofaszialen Selbstmassage einsetzte, was mich frustrierte. Es kam mir vor, als müsste ich ständig erklären, dass MELT eine eigenständige, unabhängige Methode war und dass auch die Rolle speziell war. Dabei wurde mir klar, dass ich eine völlig neue Art der Anwendung für die Rolle entwickelt hatte:

▶ Positive Druckbelastung

Zunächst war mein Ziel, den Fluidhaushalt des Bindegewebes in den Gelenken und darum herum wie in meiner Körperarbeit so zu beeinflussen, dass dadurch Gelenkabstände, Beweglichkeit und Körperausrichtung positiv beeinflusst würden. Die Manualtherapie hätte diese Technik »direkte Kompression« genannt, da ich direkt das Gewebe um ein Gelenk behandelte. Ich bearbeitete dabei langsam kleine Bereiche, mit der Intention, das Gewebe mit erträglichem Druck zu komprimieren. Damit simulierte ich die Tiefenarbeit des Rolfing und andere neuromuskuläre Techniken, ohne dass der Druck schmerzhaft wurde.

Dieser Punkt kann am genauesten durch Eigenbehandlung ausgemacht werden, da jeder selbst am besten fühlt, wo dieser Punkt liegt – wenn auch manche erst lernen müssen, rechtzeitig auf ihr Schmerzempfinden oder ihren Körpersinn zu hören. Schmerzen aktivieren den Stressregulator und die Schutzreaktion des Autopiloten, was zu Entzündungen und weiteren Schmerzen führen kann. In meiner Therapiearbeit löse ich nie absichtlich Schmerzen aus, und ich wusste bei jeder Technik, die ich entwickelte, intuitiv, dass ein Überschreiten dieses Punkts nicht vorkommen wird.

Bei der weiteren Ausarbeitung meiner Kompressionstechnik machte ich einige Entdeckungen. Eine tolerierbare Druckbelastung stimulierte nicht nur die Fluidbewegung in den Gelenken, sondern regte auch den Austausch frischer Flüssigkeit in einem größeren Bereich an. Ich erinnere mich noch deutlich an das bemerkenswerte Gefühl, das ich wahrnahm, als ich diesen Effekt zum ersten Mal in einem Rest Assess spürte. Mein Rücken fühlte sich aufnahmebereiter, dynamischer, leichter und geerdeter an – eine Empfindung, die weit über eine verbesserte Durchblutung hinausging. Ich spürte die Fluidbewegung in der gesamten Bindegewebsmatrix.

Da ich die Drucktechnik lediglich isoliert anwandte, hielt dieser positive Effekt nie sehr lange vor. Meine Gelenke fühlten sich zwar besser an, und Bewegungen fielen mir kurz danach leichter. Nach einer oder zwei Stunden hatte der komprimierte Bereich jedoch eine leichte Schwellung, und meine Gelenke erschienen steifer. Das war genau das Gegenteil dessen, was ich erreichen wollte.

Ich wusste, was fehlte: Wenn ich einen Patienten selbst behandelte, stellte ich nach der Stimulierung des Fluidaustauschs in einem Gelenk immer sicher, dass die erzielte Flüssigkeitsbewegung in die Bewegung des umliegenden Bindegewebssystems integriert wurde. Das sicherte ein länger anhaltendes Ergebnis. Das Fluid lediglich in das Gelenk hineinzubringen war nicht ausreichend. Es musste hindurchfließen und das umliegende Bindegewebe in dessen Fließrichtung durchdringen, um eine langfristige Veränderung zu bewirken. Ich hatte jedoch keine Ahnung, wie ich diesen Prozess ohne meine Hände simulieren sollte.

Also versuchte ich es mit »Reverse Engineering«. Die sehr spezielle, sanfte Vibrationstechnik, die ich mit meinen Händen an Patienten anwandte, war offensichtlich zur Eigenbehandlung ungeeignet. An ausgewählten Patienten probierte ich aus, meine Hände und Arme wie Rollen einzusetzen. Ich übte Druck auf den Gelenkbereich aus und experimentierte mit verschiedenen Techniken und Kompressionsmethoden, um die Fluidbewegung in Gang zu bringen. Dazu verwendete ich das Wissen über die oberflächliche Bindegewebsschicht aus den Sektionskursen von Gil Hedley und den anderen wissenschaftlichen Forschungsprojekten, die sich mit der Einzigartigkeit dieser Bindegewebsschicht auseinandersetzen.

Intuitiv wusste ich bereits, dass ich die direkt unter der Haut (subkutan) liegende Faszienschicht erreichen musste, um den Austausch frischen Fluids, der in den tiefer gelegenen, faserreichen Bindegewebsschichten und in den Gelenken angeregt war, auf den ganzen Körper zu erweitern. Gil vertiefte meine Kenntnisse über dieses Gewebe und ermutigte mich dazu, weiter damit zu arbeiten, um Ganzkörpereffekte zu erzielen. Eines Tages, bei der Arbeit mit meinem Patienten Bill, hatte ich die Idee, der Kompression eine anhaltende Streichbewegung mit leichtem Druck folgen zu lassen. Ich führte Handfläche und Unterarm mit leichtem Druck über den Bereich rund um Bills Kniegelenk. Dabei schob ich das Fluid nur in eine Richtung, mit dem Ziel, es vom Gelenk weg, bis in die oberflächliche Bindegewebsschicht zu bewegen.

Es funktionierte! In der anschließenden Beurteilung konnte ich eine Verbesserung der Fluidbewegung im gesamten Fasziensystem spüren. Bill fühlte, dass sich der Bewegungsradius seiner Gelenke vergrößert hatte, Bewegungen leichter fielen und er geschmeidiger war – dauerhaft. Die Abfolge von Kompression und anschließender richtungsgebundener Streichbewegung mit der Rolle bewirkte eine anhaltende Veränderung im und um das Gelenk sowie im gesamten Bindegewebe.

Ich probierte dieselbe Technik mit der Rolle an mir selbst aus, mit vergleichbarem Resultat. Dann ging ich, wie immer, dazu über, weitere freiwillige Patienten damit zu behandeln. Dabei prägte sich auch der bildhafte Begriff für diese MELT-Technik: *Rinsing* oder *Spülen*. Er veranschaulicht den Prozess, mit der Rolle leicht in einer Richtung über Gewebe zu streichen, um Flüssigkeit zu bewegen.

▶ Mein kleines Geheimnis

Damals versuchte ich nicht nur, meine erlernten Manualtherapie-Techniken zu imitieren, sondern auch weitere, die ich selbst entwickelt hatte.

In meiner Praxisarbeit spreche ich als Erstes die oberflächliche Körperfaszie an, das Bindegewebe direkt unter der Haut. Ich spüre Schwingungen wie von einer Flüssigkeit, die sich darunter bewegt. Das sind keine Dinge, die ich lernte oder von Kollegen beziehungsweise in Fortbildungen erfuhr. Ich konnte sie spüren, solange ich denken kann. Nach meiner Ausbildung zur Körpertherapeutin gewann ich mehr Erfahrung und wurde mir dessen, was ich fühlte, noch deutlicher bewusst. Eine Sache, die ich dabei entdeckte, war, dass genau die Körperbereiche am meisten Aufmerksamkeit benötigten, in denen das bewegte Fluid in der oberflächlichen Körperfaszie sich nicht zusammenhängend in einer Richtung bewegte. Im dehydrierten Zustand könnte man sich diese äußere Hülle wie eine zu kleine Jeans vorstellen: ungemütlich im Sitzen, Gehen und Nach-vorne-Beugen. Alles darunter wird zusammengequetscht und kann schmerzen.

Egal, welche Hauptbeschwerden oder scheinbar schwerwiegenderen Symptome meine Patienten hatten: Ich stellte fest, dass ich Dehydrationen und Verklebungen in Gelenken, Muskeln, Organen und tieferen Bindegewebsschichten effektiver und nachhaltiger behandeln konnte, wenn ich die oberflächliche Körperfaszie mit spezifischen, genau definierten und sanften Bewegungen stimulierte.

▶ Ein mehrschichtiger Ansatz

Die immer besseren Ergebnisse, die ich mit der Eigenbehandlung des Bindegewebes erzielte, motivierten mich, herauszufinden, welche weiteren manuellen Therapietechniken in die von mir entwickelten Methoden einfließen könnten. Gleichzeitig gab es immer mehr Forschungsberichte zum Bindegewebe und über die Wirksamkeit manueller Therapietechniken. Obwohl ich bereits intuitiv verstanden hatte, was ich fühlte und zu erreichen suchte, konnte ich dies erst vermitteln, als die Faszienforschung weiter voranschritt.

Die Wissenschaft hatte die verschiedenen Rezeptoren im Bindegewebe und deren Reaktionsfähigkeit auf unterschiedlich starken Druck entdeckt. Jetzt wusste ich, warum es funktionierte, bei verschiedenen Hydrationszuständen des Bindegewebes mit unterschiedlichen Kompressionstechniken zu arbeiten. Klar wurde mir auch, dass ich bei der manuellen Kompression von Bindegewebe dehydrierte Stellen zunächst aktivieren und ihnen Zeit geben musste, sich anzupassen. Wenn ich zu schnell zu tief ging, verschloss sich das Gewebe gegenüber meinen Berührungen, und der Fluidaustausch war nicht möglich. Den gleichen Effekt hat auch eine Hartschaumrolle. Also versuchte ich, mit einer weichen Rolle den Druck zu entschärfen. Wenn ich mich erst sanft auf der Rolle bewegte, um Gewebe zu »erforschen« und auf den Druck vorzubereiten, konnte es sich langsam anpassen und die Kompression besser aufnehmen. Diese Rolltechnik nenne ich heute *Gliding* oder *Rollen*.

In der manuellen Therapie wendete ich in einer Region verschiedene Kompressionstechniken an, um den bestmöglichen Fluidaustausch zu erzielen. Mit dieser Intention probierte ich an den verschiedenen Körperbereichen eine Anzahl unterschiedlich tiefer und langer Druckvarianten. Für die Massen im Körper entwickelten sich daraus zwei spezielle, unterschiedliche Kompressionstechniken, *Direktes* und *Indirektes Shearing (die Schertechnik)*, die je nach Körperbereich verwendet werden.

Im Eigenversuch probierte ich, für welche Regionen die Schertechnik sicher und effektiv war. Dabei stellte sich heraus, dass Freiräume des Körpers, wie Unterbauch, Nacken, Kehle und unterer Rücken, davon ausgenommen sein sollten. Sie sollten nur von einem erfahrenen, speziell ausgebildeten Körpertherapeuten behandelt werden, um die hier exponiert liegenden Nerven und Organe nicht zu beschädigen oder zu verletzen. Meine persönlichen Abenteuergeschichten dazu gehen von Nierenquetschungen, einer Überreizung der Nerven in meiner Gesäßfalte (autsch!) bis hin zu hartnäckigem Seitenstechen. Für die effektive Behandlung von Freiräumen gibt es in MELT andere Techniken, die mit den darunter- und darüberliegenden Körpermassen arbeiten.

▶ So reagiert Bindegewebe

Immer mehr fesselnde Berichte erschienen, in denen Wissenschaftler im Labor untersuchten, wie Bindegewebe auf mechanischen Zug reagierte. Im Unterschied zu früher konzentrierte sich die Forschung nicht mehr auf das Muskelsystem, sondern auf die Faszien und darauf, wie Zugspannung deren Hydrationsverhalten, Anpassungsfähigkeit und Reaktionsfähigkeit beeinflusste.

Es zeigte sich, dass starker Zug auf das Gewebe dessen Flüssigkeitsgehalt vermindert. Belastungsdauer und -intensität bestimmen, wie viel Fluid mit welcher Geschwindigkeit in das Gewebe zurückfließt, wenn die Spannung anschließend gelöst wird. Eine Schlussfolgerung der Studien ist, dass es den Zellen umso schwerer fällt, das Fluid selbst in das Gewebe zurückzutransportieren, je länger das Gewebe gedehnt oder komprimiert wird. Genauso ziehen sich Kollagenfasern umso schlechter wieder in ihre Ursprungslänge zusammen. Ohne ausreichende Flüssigkeit bleibt nur noch die Dehydration – Stressverklebungen – und, nach einiger Zeit, die damit verbundenen Probleme. Glücklicherweise kann die gleiche Sache, die eine Dehydration des Bindegewebes verursacht, auch dessen Rehydrierung aktivieren, wenn sie nur kurzfristig ausgeübt wird. Diese Hypothese gab es in der Manualtherapie bereits seit Jahren. Nun hatte sie endlich eine wissenschaftliche Begründung.

▶ Kompression ist nicht genug

Diese neuen Forschungsergebnisse inspirierten mich dazu, eine Technik zu entwickeln, mit der ich an mir selbst die Zugspannung erzeugen konnte, die ich sonst mit meinen Händen an Patienten erzielte. Ich wollte für den größtmöglichen Hydrationseffekt so viele Sinnesrezeptoren und Gewebeschichten wie möglich erreichen. Wenn ich an Patienten arbeite, liegen sie ruhig da, sodass ihre Muskeln nicht beteiligt sind. Wenn ich auf mein eigenes Bindegewebe Zug ausübte, musste ich jedoch gezwungenermaßen meine Muskeln einsetzen. Wie aber würde ich ausreichend Zug erzeugen können, ohne dass meine Muskeln die Hauptarbeit dabei machten? Nicht so einfach. Ich probierte mehrere Positionen, Hilfsmittel und Bewegungen und fand schließlich die Lösung. Der Trick lag darin, Zug zu produzieren, der in entgegengesetzte Richtungen geht, indem ich zwei Körperpartien, mit der Rolle als Hebel, in entgegengesetzte Richtungen bewegte.

Sobald ich in der Ausgangsposition war, bewegte ich mich langsam, damit sich das Bindegewebe beim Übergang in die Maximalstreckung an den neuen Zustand gewöhnte. Ohne dies wären die Muskeln, die ich für die Zugkraft einsetzte, zu Hauptbewegern und die Bindegewebsdehnung zur Muskeldehnung geworden. Wie bei der Kompression war es wichtig, ein paar bewusste Atemzüge lang zu warten, während derer das Fluid aus dem Bindegewebe floss. Das Lösen der Zugspannung ergab dann den Rehydrierungseffekt. Die Dehnung des Gewebes in zwei Richtungen initiierte einen aktiven Fluidaustausch und verbesserte umgehend die Dehnfähigkeit des Gewebes.

Die *Two-Directional Lengthening-Techniques* oder *Zweiseitige Dehnungstechniken*, wie ich sie heute nenne, sind für jeden Körperbereich spezifisch. Die einzelnen MELT-Maps in Kapitel 13 zeigen die unterschiedlichen Vorgehensweisen.

▶ Eine neue Behandlungstechnik

Noch heute staune ich darüber, dass es mir gelang, eine Eigenbehandlungsmethode für das Fasziensystem zu entwickeln, die das gleiche Ergebnis wie meine Manualtherapie bringt. Damals war die größte Herausforderung, den Fokus meiner Patienten von schmerzhaften Maßnahmen und Muskelstretching weg- und hinzulenken zur Eigenbehandlung eines Körpersystems, von dem sie vorher noch nie gehört hatten.

Bei der Entwicklung der einzelnen MELT-Techniken lernte ich viel über das Fasziensystem. Das Bindegewebe wie auch Nerven und Muskeln profitieren von diesen Techniken, und ich staune immer wieder über die Fähigkeit des Körpers, sich durch Hydration zu heilen. Dazu kommt, dass die Faszienforschung meine Erkenntnisse und die der MELT-Methode zugrundeliegende Wissenschaft weiter untermauert.

▶ Das Bindegewebe rehydrieren

Durch die Bindegewebsrehydrierung verbessern sich die Selbstheilungskräfte des Körpers, die Aussicht auf ein Leben ohne Schmerzen und der Gesundheitszustand beträchtlich. Den ersten Schritt dahin kennen Sie bereits: ausreichend Wasser trinken. Wenn die Faszien jedoch kein Wasser aufnehmen, bleiben schmerzende Gelenke und entzündete Gewebe dehydriert. Das Bindegewebe muss effektiv stimuliert werden, damit alle Körperzellen Flüssigkeit absorbieren. Und genau das macht MELT.

Die MELT-Spezialtechniken und MELT-Werkzeuge verbessern den Fluidhaushalt des Bindegewebes. Das verbessert die Muskelarbeit, stützt die Gelenke und optimiert deren Bewegungsspielraum. Der ganze Körper richtet sich optimal auf und kann so die täglichen Belastungen besser verkraften. Ein weiterer positiver Effekt ist, dass alle Zellen aufnahmefähiger für Wasser und Nährstoffe werden.

Dehydration oder Stressverklebungen führen zu Schmerzen, Gelenkbeschwerden, Vergiftungen, schlechter Haltung, Falten, Cellulitis, muskulären Dysbalancen, Dehydration der Zellen und einer ziemlichen Belastung für Geist und Körper. Die gezielte

Stimulierung von Bindegewebe, das durch Verklebungen blockiert ist, löst einen Rehydrierungsschub aus – als ob der Körper plötzlich auf diesen Bereich konzentriert ist und auf das, was er benötigt, um gesund zu werden. Die Flüssigkeitsregeneration in einem Körperbereich wirkt sich positiv auf das gesamte Fasziensystem aus, was ich als umfassenden Rehydrierungseffekt bezeichne.

Zu häufiger Druck und Dehnung, die aus repetitiven Aktivitäten resultieren, dehydrieren das Bindegewebe. Erstaunlicherweise können beide Belastungsarten aber auch zur Rehydrierung eingesetzt werden. MELT wirkt mit zwei spezifischen Konzepten gegen Stressverklebungen und Bindegewebsdehydration: Druck- oder Kompressionsstimulation und Zweiseitige Dehnung.

Das Bindegewebe ist ein dreidimensionales Netzwerk aus genau definierten Schichten und Strukturen. Jede Schicht enthält Rezeptoren, die sowohl auf genaue Zugbelastungen wie auch auf leichte und mittelstarke, langsame und schnelle Druckbelastung reagieren. Sind diese Rezeptoren positiv stimuliert, lösen die fluidproduzierenden Bindegewebszellen den Rehydrierungseffekt oder Flüssigkeitsaustausch aus. Als Folge davon bauen sich Stressbelastungen und Entzündungen im Gewebe ab; die Zell- und Nervenumgebung verbessert sich. Körpertherapeuten bewirken den Rehydrierungseffekt manuell, mittels mechanischem Druck oder Zug auf das Gewebe. In der Eigenbehandlung arbeiten Sie mit den MELT-Rehydrate-Techniken, der weichen MELT-Rolle und Ihrem Körpersinn, um Ihr Bindegewebe zu rehydrieren.

Die Rehydrate-Techniken setzen sich aus den Zweiseitigen Bindeggewebsdehnungen und vier verschiedenen Kompressionstechniken zusammen: *Rollen* oder *Gliding (Rolltechnik)*, *Indirektes* und *Direktes Shearing (Schertechnik)* und *Rinsing (Spültechnik)*. Sie stimulieren die verschiedenen Rezeptoren und Schichten des Bindegewebes und erzielen den gleichen Rehydrierungseffekt wie konventionelle Manualtherapeuten mit ihren Händen.

Die Dehnungstechniken von MELT arbeiten mit der weichen MELT-Rolle, um Wirbelsäule, Rippen oder Becken für die korrekte Übungsposition zu stabilisieren, höher zu lagern und sanft zu stützen. In den Kompressionsübungen liefert die Rolle sanften, positiven Druck auf den Körperteil, der daraufliegt, ohne dabei Faszien- und Nervensysteme zu sehr zu stimulieren oder zu überlasten.

Ebenso wichtig für die Rehydrierung ist der Körpersinn. Damit machen Sie die Körperbereiche ausfindig, die gerade Aufmerksamkeit benötigen. Der Körpersinn hilft auch, das richtige Eigengewicht und genau den Druck zu ermitteln, der für die spezifische Technik benötigt wird.

Zu starker Druck bei den Übungen reduziert den Rehydrierungseffekt. Doch wie merkt man, dass der Druck zu groß ist? Der Hinweis darauf kommt vom Körpersinn: intensives Unbehagen oder Schmerzen. Schmerz ist ein Indikator dafür, dass der Druck zu stark ist, um die verschiedenen Bindegewebsschichten und -rezeptoren positiv zu stimulieren. Schmerz überreizt auch den Stressregulator. Das wirkt dem MELT-Ziel, den Wiederherstellungsregulator zu verstärken, direkt entgegen. Keine MELT-Übung oder -Technik sollte schmerzen, ebenso wenig wie ich nie einem meiner Patienten mit meinen Händen absichtlich Schmerz zufügen würde. Der Druck sollte immer erträglich sein. Das macht es umso wichtiger, auf den Körper zu hören und das Gewicht auf der Rolle anzupassen, sobald sich Schmerzen bemerkbar machen.

▶ Die MELT-Kompressionstechniken

Am schnellsten und einfachsten lernen Sie die bei MELT eingesetzten Kompressions- oder Drucktechniken durch Üben. Den Anfang machen Sie mit *Gliding*, der Rolltechnik:

Gliding Waden

▶ Auf den Rücken legen und die Rolle unter der Mitte der rechten Wade platzieren. Das linke Sprunggelenk über das rechte kreuzen und die Füße entspannen. Das rechte Bein entspannen, die Wade in die Rolle sinken lassen, damit das Gewebe dem sanften Druck der Rolle bis zum Knochen nachgeben kann.

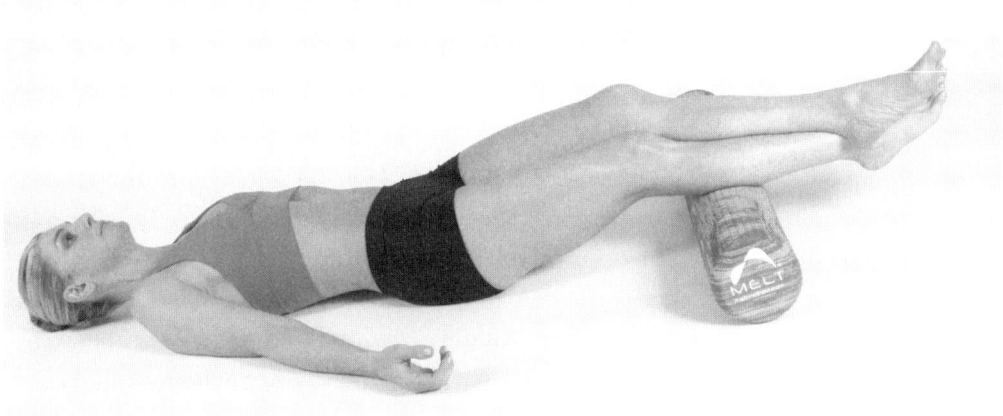

▶ Langsam die Knie anziehen und wieder strecken, sodass die Rolle gleichmäßig 5 bis 8 Zentimeter vor- und zurückrollt. Mit gleichbleibendem Druck arbeiten und die Bewegung 3- bis 4-mal wiederholen. Versuchen Sie, gezielt und tief in das aktivierte Gewebe zu atmen.

▶ Die rechte Wade nach außen drehen und in dieser Position das Vor- und Zurückrollen wiederholen.

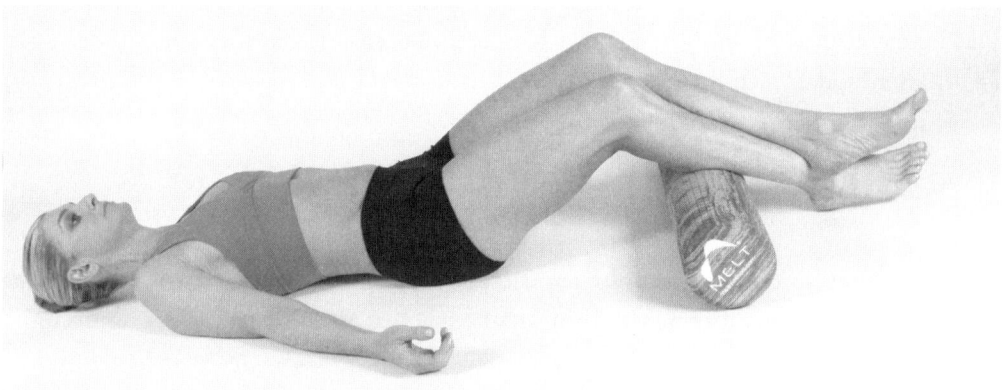

▶ Die Wade nach innen drehen und weiterrollen. Mit dem Körpersinn erspüren, welcher der drei Bereiche am druckempfindlichsten ist. Dort 2 bis 3 Atemzüge lang mit immer kleiner werdenden Bewegungen weiterrollen. Einen Moment innehalten, bis sich das Gewebe angepasst hat und dem Druck der Rolle weiter nachgeben kann.

▶ Nun die Übung mit dem anderen Bein durchführen.

Gliding

Beim Gliding oder Rollen bewegen Sie die Rolle in kleinen, sanften Vor- und Zurückbewegungen unter kleinen Körperpartien. Dabei wird vorsichtig sanfter Druck ausgeübt. Gleiten dient dazu, Körperregionen vorsichtig zu erforschen. Die Bewegung sollte immer klein sein und langsam sowie mit gleichmäßigem Druck erfolgen, damit das Gewebe genug Zeit hat, sich anzupassen. Gliding bzw. Rollen ist ideal, um blockierte oder druckempfindliche Stellen zu identifizieren, die dann mit der Schertechnik behandelt werden.

Gliding und die anderen Druck- oder Kompressionstechniken werden nur an Körpermassen wie Schulterblättern, Hüfte und Oberschenkeln angewendet – niemals an den Freiräumen wie dem Nacken, dem unteren Rücken oder in den Kniekehlen. Freiräume profitieren mehr davon, wenn die Flächen ober- und unterhalb aktiviert werden, als wenn sie direkt bearbeitet werden. Bei jedem Körperteil platzieren Sie die Rolle unterschiedlich und nehmen eine bestimmte Grundhaltung ein. Die MELT-Maps in Kapitel 13 zeigen leicht verständliche Schritt-für-Schritt-Anleitungen für alle Rehydrierungstechniken.

Gliding und das Bindegewebe

Gliding regt die Rehydrierung an, mit leichtem bis mittlerem Druck auf die Körperpartie auf der Rolle. Durch die relativ sanfte Vor-und-Zurück-Bewegung gewöhnt sich das Gewebe von der Haut bis zum Knochen an den Druck und wird so auf den punktuelleren, tiefer gehenden Druck durch die Schertechnik vorbereitet. Beim Gliding werden Sie Stellen wahrnehmen, die druckempfindlich oder sogar schmerzhaft reagieren. Diese Blockaden sind Stellen mit dehydriertem Bindegewebe, den Stressverklebungen. Der Körper signalisiert durch Schmerzen, dass diesen Körperstellen besondere Aufmerksamkeit zuteilwerden sollte.

Je öfter Sie mit MELT arbeiten, desto weniger Barrieren werden Sie finden. Einige Körperpartien, wie zum Beispiel die Innen- und Außenseiten der Oberschenkel, besonders am Hüftgelenk, weisen dichtere Bindegewebsschichten auf. Diese Regionen werden häufig repetitiv belastet, sodass hier vermehrt Barrieren entstehen, die wiederum die Muskelarbeit behindern. Diese Stellen reagieren meist extrem druckempfindlich, was für Sie das Signal ist, weniger Druck auszuüben. Damit erzielen Sie das beste Behandlungsergebnis.

Vergessen Sie nicht, dass der in den Kompressionstechniken angewandte Druck immer erträglich sein sollte. Schmerz ist ein Zeichen für zu großen Druck.

Als Nächstes üben Sie Shearing, die Schertechnik.

Shearing Waden

▶ Wie beim Gliding auf den Rücken legen und die Rolle unter der Mitte der rechten Wade platzieren. Den Bereich, der vorher am empfindlichsten war, nochmals mit Gliding aktivieren und die unangenehmste Stelle lokalisieren.

▶ Diese druckempfindliche Stelle, die Blockade, direkt über der Rolle platzieren und gezielt in die Wade atmen. Mit gleichmäßigem, aber erträglichem Druck das rechte Bein in kleinen, kontrollierten Bewegungen 2 bis 3 Zentimeter nach außen und wieder nach innen drehen. 4- bis 5-mal wiederholen, ohne die Rolle zu bewegen. Das Bein entspannen und dabei den Druck auf der druckempfindlichen Stelle aufrechterhalten.

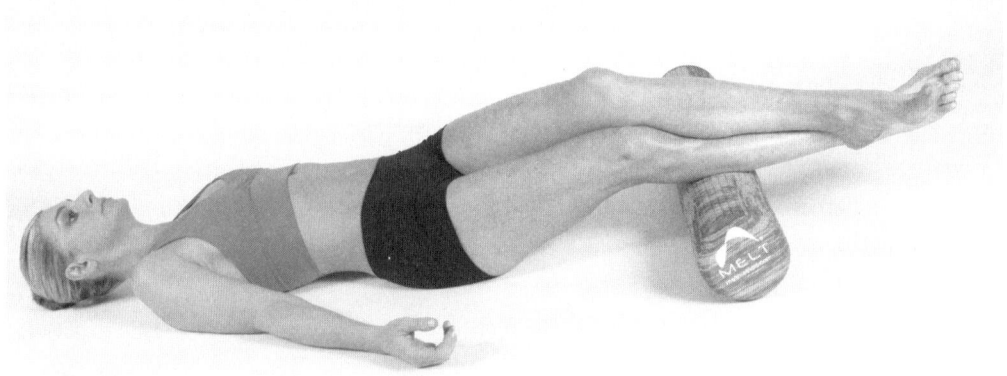

▶ Das rechte Sprunggelenk in beiden Richtungen 3- bis 4-mal kreisen und die Blockade indirekt stimulieren. Falls dies schmerzt, das überkreuzte linke Bein herunternehmen und so den Druck verringern. Einen Moment innehalten, bis sich das Gewebe angepasst hat und dem Rollendruck nachgeben kann.

▶ Die Rolle zur unteren Wade schieben. Den Bereich zuerst durch Gliding aktivieren. Dafür die Knie 3- bis 4-mal anziehen und wieder strecken. Das Bein nach außen drehen und die Wadenaußenseite rollen, dann das Bein nach innen drehen und die Wadeninnenseite rollen. Den empfindlichsten der drei Bereiche mit immer kleiner werdenden Rollbewegungen bearbeiten. Dann innehalten und dem Gewebe Zeit zur Anpassung geben.

▶ Nun die Übung mit dem anderen Bein durchführen.

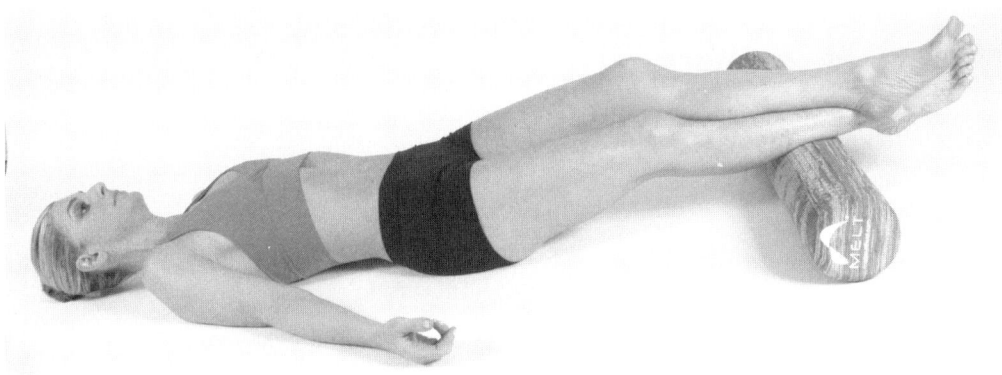

▶ Jetzt den empfindlichen Bereich durch Innen- und Außendrehungen des rechten Beins 4- bis 5-mal scheren. Das Bein entspannen und das rechte Sprunggelenk 3- bis 4-mal in jede Richtung kreisen. Innehalten und dem Gewebe Zeit zur Anpassung geben.

▶ Nun die Übung mit dem linken Bein durchführen.

Shearing

Shearing übt größeren Druck auf das Gewebe aus und stimuliert es stärker. Es gibt zwei unterschiedliche Techniken dafür. Beiden geht immer eine Gliding-Session voran:

Direktes Shearing: Der behandelte Körperbereich wird auf der ruhig liegenden Rolle bewegt. Beim Auswärts- und Einwärtsdrehen des Beins wird der Wadenbereich direkt behandelt. Diese Technik stimuliert das Bindegewebe von außen nach innen. Nur der Körper bewegt sich, nicht aber die Rolle. So entstehen isolierte, genaue Bewegungen, die den Druck auf den Körperteil über der Rolle intensivieren. Dadurch werden die Gewebeschichten mobilisiert und rehydriert. Je kleiner der Shearing-Bereich ist, desto intensiver ist der Rehydrierungseffekt.

Indirektes Shearing: Der zu behandelnde Körperteil liegt unbewegt auf der ruhig liegenden Rolle, während ein benachbartes Gelenk bewegt wird. Beim Kreisen des Sprunggelenks wird die Wade indirekt behandelt, ohne dass sie in Bewegung kommt. Indirektes Shearing stimuliert das Bindegewebe von innen nach außen. Indem Sie das Gelenk bewegen und gleichzeitig den Körperbereich auf der Rolle stabilisieren, kontrahieren und entspannen Sie die darunterliegenden Muskeln. Das stimuliert die tief liegenden Bindegewebsschichten um Muskeln und Knochen und versorgt sie mit Flüssigkeit.

Wie, wann und wo Direktes und Indirektes Shearing angewendet werden, zeigen die MELT-Maps in Kapitel 13.

Shearing und das Bindegewebe

Shearing stimuliert die Rezeptoren im Bindegewebe dazu, Flüssigkeit zu produzieren und die Aufnahmefähigkeit des Gewebes zu verbessern, und aktiviert damit effektiv alle Gewebeschichten von der Haut bis zu den Knochen. Es regt dehydrierte Blockaden dazu an, frisches Fluid aufzunehmen, und stabilisiert dessen Flüssigkeitshaushalt. Dies verbessert die elastischen und stützenden Eigenschaften des Bindegewebes.

Beim Shearing steuern Sie die Kompression, indem Sie den Druck auf die Rolle konzentriert immer gleich halten. Der Druck soll das Fluid aus dem Gewebe drücken. Das stimuliert die Bindegewebszellen, neues Fluid zu produzieren und aufzunehmen. Wenn Sie die Bewegung aussetzen, den Druck jedoch halten, schieben Sie die ganze Flüssigkeit heraus. Wenn Sie den Druck aufheben und zur nächsten Stelle wechseln, zieht das unflexible und dehydrierte Gewebe noch mehr Flüssigkeit in die Zellen und regeneriert im Nu. Diese Rehydrierung kann nur erzielt werden, wenn jeweils kleine, isolierte Körperstellen komprimiert werden. Zu starker Druck, der sich unangenehm anfühlt oder schmerzt, ist zu vermeiden. Mit der richtigen Technik sollte Shearing niemals schmerzen. (Nicht vergessen, Schmerz ist ein Zeichen dafür, den Druck zu verringern.)

Kommen wir nun zum Rinsing oder Spülen.

Rinsing Waden

▶ Auf den Boden setzen und mit den Armen hinter dem Körper abstützen. Das angewinkelte rechte Bein nach innen drehen und die Innenseite des rechten Sprunggelenks auf der Rolle platzieren. Der Fuß ist entspannt, die große Zehe zeigt zum Boden. Auch das linke Bein bleibt entspannt.

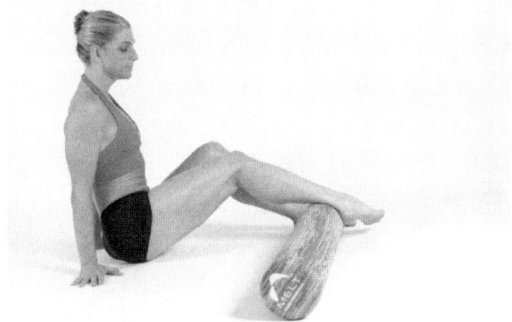

▶ Das rechte Bein langsam nach vorne strecken. Dabei die Wadeninnenseite mit leichtem, konstantem Druck bis kurz unter das Knie nach vorne über die Rolle führen.

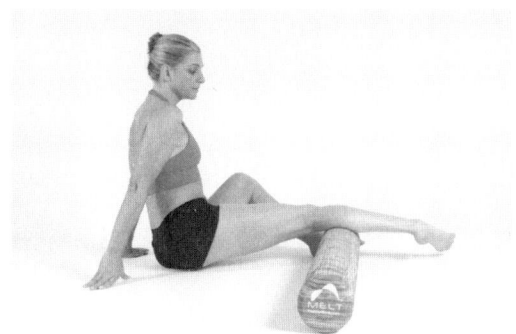

▶ Das rechte Bein drehen, sodass die Wadenmitte auf der Rolle liegt.

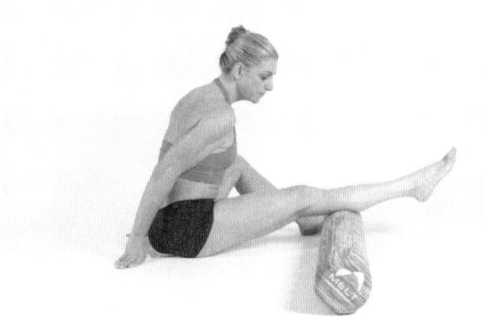

▶ Das Bein langsam wieder anwinkeln und die Wadenrückseite in Richtung Ferse mit leichtem, konstantem Druck über die Rolle ziehen. Über dem Sprunggelenk stoppen und das Rinsing von vorne beginnen. 3- bis 4-mal wiederholen.

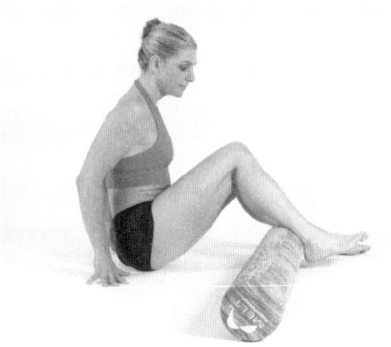

▶ Das Rinsing mit der Wade des linken Beins durchführen.

Rinsing (Spülen)

Bei der Rinsing-Technik wird die Bindegewebsflüssigkeit in ihrer natürlichen Fließrichtung im Körper bewegt. Dies durchspült das Gewebe in Einklang mit dem natürlichen Energiefluss, der Spannungsenergie des Gewebes, und erzeugt so spürbare und anhaltende Ergebnisse.

Um Bindegewebe mit der MELT-Technik zu aktivieren, muss die Bewegung auf der Rolle langsam und aufmerksam ausgeführt werden. Beim Rinsing ist es wichtig, in der korrekten Richtung und mit relativ leichtem Druck zu arbeiten. Sie streichen dabei sanft und gleichmäßig über das Gewebe direkt unter der Haut – viel leichter als beim Gliding oder Shearing. Wichtiger als die Tiefe des Drucks ist es, den leichten Druck gleichmäßig aufrechtzuerhalten. Wann und an welcher Stelle Sie das Rinsing anwenden, hängt von der MELT-Map ab, die Sie anwenden.

Rinsing und das Bindegewebe

Rinsing spült das durch Shearing in einer kleinen Fläche neu produzierte Fluid durch das gesamte Gewebe und aktiviert die Flüssigkeitsbewegung im gesamten Körper. Dies löst den flächendeckenden Rehydrierungseffekt aus und bringt die Flüssigkeitsversorgung des gesamten Körpers ins Lot. Rinsing stellt das zusammenhängende Flüssigkeitssystem des Bindegewebes und damit das Körpergleichgewicht wieder her. Der Autopilot ist für die schnelle Informationsübertragung vom Kopf bis zu den Füßen, die es braucht, um den Körper in Balance zu halten, auf den intakten Fluidhaushalt des Bindegewebes angewiesen. Rinsing trägt dazu bei, diese Informations-Autobahn zu »entstauen«, sodass der Autopilot klare Signalströme zum Körperschwerpunkt und zu allen Gelenken aufrechterhalten kann.

Da das Bindegewebe ein nahtloses System ist, müssen Sie nach dem Gliding und Shearing nicht jeden Körperbereich spülen. Wichtig ist, dass Sie in der Körperflussrichtung des Bindegewebes arbeiten. Diesen richtungsgebundenen Fluidfluss nenne ich Spannungsenergie oder Spannkraft.

Spannungsenergie

Im Rahmen meiner manuellen Arbeit stellte ich fest, dass im Körper eine richtungsgebundene, ununterbrochene, energetische Lebenskraft fließt. Die Schwingungen dieser Fluidbewegung kann ich mit meinen Händen spüren. Diese Kraft fließt beständig, ohne

Anfang und ohne Ende, mit einer multidirektionalen Strömung durch den Körper. Wie eine ununterbrochene Welle wandert sie die Körperrückseite hinunter und an der Vorderseite wieder hinauf. Dann fließt sie weiter die Körperaußenseiten hinunter und an den Beininnenseiten durch die Körpermitte wieder nach oben. Sie windet sich spiralförmig um den Körper herum erneut nach unten, um durch die Körpermitte wieder nach oben zu fließen. Dieser Energiefluss arbeitet mit entgegengesetzten Kräften, sodass sich ein Spannungsverhältnis ergibt, welches es dem Körper erlaubt, sich mit der Schwerkraft und dagegen zu bewegen und so aufrecht und geerdet zu bleiben. Diese konstante, gleichmäßige Kraft ist nicht nur energetisch, sondern betrifft auch die Körperfunktionen. Der Autopilot verlässt sich für die Schwingungskommunikation seines GPS-Systems auf diese Strömungsbewegungen, doch Stressverklebungen unterbrechen und verändern die Spannungsenergie und stören deren Fluss.

Dieses Modell der Spannkraft oder Spannungsenergie ist die Grundlage zahlreicher uralter sowie fortschrittlicher Heilmethoden und gibt Anhaltspunkte für die Entdeckung neuer Techniken. Wenn Sie dieses hochreaktive System besser verstehen lernen, unterstützen Sie Ihre Selbstheilung. Beim Gliding, Shearing und Rinsing sowie bei der Anwendung der MELT-Maps arbeiten Sie immer in Fließrichtung der Spannungsenergie.

Tipps und Hinweise für die MELT-Kompressionstechniken

Stabilität

Bei der Rehydrierung müssen Sie die Muskulatur der Körpermitte aktiviert halten, um stabil zu bleiben. Damit ist gewährleistet, dass Arme, Nacken, Schultern und Beine bei der Bewegung des Körpers auf der Rolle nicht überlastet werden. Gleichzeitig können Sie so das Eigengewicht, das auf der Rolle lastet, richtig und gleichmäßig dosieren, wodurch Sie am meisten von den Techniken profitieren. Um den Körper während der Kompressionsarbeit noch besser zu stützen und das Eigengewicht auf die Rolle zu bringen, können Sie ein festes Kissen oder Yogablocks verwenden.

Schmerztoleranz

Vergessen Sie nicht, dass Sie das Gewebe und das sensorische Nervensystem lediglich ein wenig »aufwecken« wollen. Eine Überstimulation kann zur Entzündung führen und die

Wirkung der Eigenbehandlung mindern – und MELT ist darauf ausgerichtet, Schmerzen und Entzündungen zu lindern, nicht zu fördern. Um von MELT optimal zu profitieren, ist es wichtig, auf den Körper zu hören und rechtzeitig Anpassungen vorzunehmen. Mindern Sie den Druck am besten, noch bevor Sie richtigen Schmerz fühlen, und verlängern Sie nötigenfalls die Shearing-Phase.

Weniger ist immer mehr

Das Bindegewebe reagiert auf einen genau definierten Druck, der auf genau definierte Weise angewendet wird. Zu hoher Druck, zu schnelle Bewegungen oder zu langes Verweilen auf einer Stelle verringern den Effekt, den MELT haben kann.

Freiräume nicht aktiv behandeln

Körperbereiche, die als Freiräume definiert sind (Bauch, Nacken etc.), dürfen weder mit der Roll- oder Schertechnik noch mit Rinsing direkt behandelt werden. Dort liegen Nerven und Organe an exponierter Stelle, die nur von Fachärzten oder -therapeuten behandelt werden sollten. Wenden Sie die MELT-Techniken ausschließlich auf den Körpermassen an – die Freiräume profitieren von der Flüssigkeit, die bei der Rehydrierung dieser Körperbereiche entstehen.

Die Atmung einsetzen

Atmen Sie bei der Rehydrierung gezielt in das Körperteil, auf das Sie Druck ausüben. Sie stimulieren damit die lebenswichtige Verbindung zwischen Zwerchfell und Nervensystem und entspannen. Die gezielte Atmung sorgt auch dafür, dass frisch mit Sauerstoff angereichertes Blut und Körperflüssigkeiten den Körper durchströmen. Dies baut überschüssige Spannung auch in anderen Körperteilen ab, und Sie können den größten Nutzen aus den Kompressionstechniken ziehen. Halten Sie daher nicht die Luft an, wenn Sie Druck ausüben!

◗ Zweiseitige MELT-Dehnung

Beim MELT-Dehnen bewegen Sie zwei Körpermassen, wie zum Beispiel Hüfte und Ferse, gleich schnell voneinander weg. Dann halten Sie diese bei tiefer Atmung in der Verlängerung, während das Gewebe sich anpasst. Das Ziel ist es, in dem dazwischenliegenden Bindegewebe Spannungsdehnung zu erzeugen, wie bei einem Gummiband, das sich durch Ziehen an den zwei Enden strafft und verlängert.

Die Rehydrierung gelingt am besten, wenn Sie sich wirklich Zeit lassen, die Dehnungsspannung zwischen den beiden Körperteilen zu erspüren. Der Schlüssel dafür ist die richtige Grundposition. Um das Bindegewebe in die Länge ziehen zu können, müssen Sie bestimmte Muskeln aktivieren, damit sich die Gelenke korrekt ausrichten und den optimalen Zugang zum Gewebe bekommen. Gleichzeitig spannen Sie die Rumpfmuskulatur an, damit die Körpermitte stabil bleibt.

Für die zweiseitige Dehnung der verschiedenen Bereiche handhaben Sie die Rolle jeweils unterschiedlich, wie sich auch die jeweils gegeneinander bewegten Körperteile unterscheiden. Details hierzu erfahren Sie in Kapitel 13 über die MELT-Maps.

Tipps und Hinweise für die MELT-Dehnung

Verweildauer auf der Rolle

Sie sollten maximal zehn Minuten der Länge nach (entlang der Wirbelsäule) auf der Rolle liegen und auch mit keiner anderen Masse, wie Schädelbasis oder Becken, länger darauf verweilen. Falls Sie schwanger oder verletzt sind oder sich auf der Rolle unwohl fühlen, verkürzen Sie die Dauer der Kompression auf vier Minuten und erhöhen jede zweite MELT-Session um je eine Minute, bis Sie die zehn Minuten Maximaldauer erreicht haben.

Drei-Atemzüge-Regel

Denken Sie daran, weniger ist mehr – hinein und hinaus. Halten Sie jede MELT-Dehnung nicht länger als drei tiefe, gezielte Atemzüge lang. Wenn Sie die Position länger halten, könnten Ihre Muskeln ermüden und unklare Botschaften an das Gehirn senden. Es ist jederzeit möglich, die Spannung zu lösen und die Technik ein zweites Mal durchzuführen.

◗ MELT-Dehnung

Versuchen Sie, die Rückseite des Beins von der Hüfte bis zur Ferse zu dehnen.

Hüft-/Fersenpresse

◗ Auf den Rücken legen und die Füße hüftbreit flach auf den Boden stellen. Die Rolle unterhalb der Knie auf den Boden legen. Mit den Füßen vom Boden abdrücken und so das Becken anheben. Schieben Sie die Rolle unter das Kreuzbein am Ende des unteren Rückens.

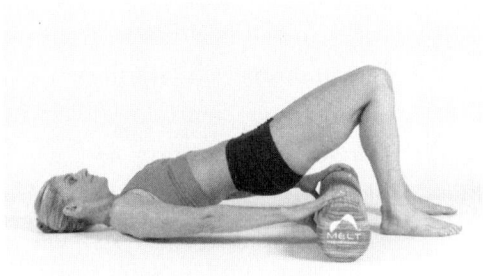

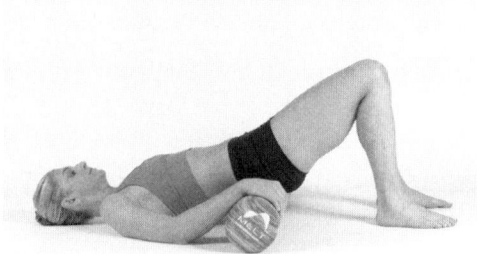

◗ Beide Knie zur Brust ziehen, um die korrekte Lage der Rolle zu überprüfen. Sie sollte sicher liegen bleiben und nicht das Gefühl vermitteln, wegzurutschen. Falls dies der Fall sein sollte, die Rolle weiter den Rücken hochschieben, aber nicht weiter als bis unter den unteren Rücken.

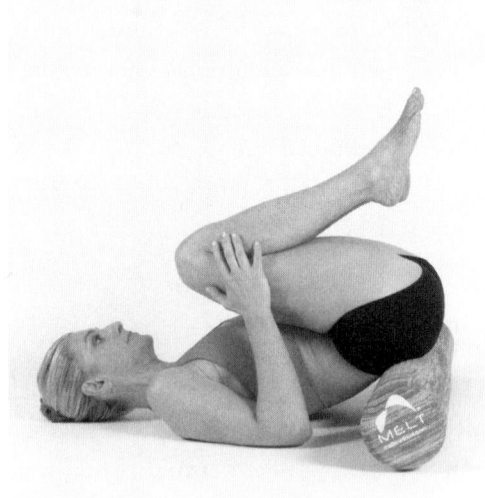

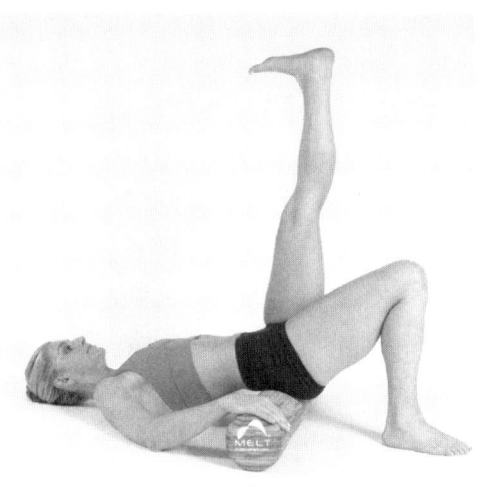 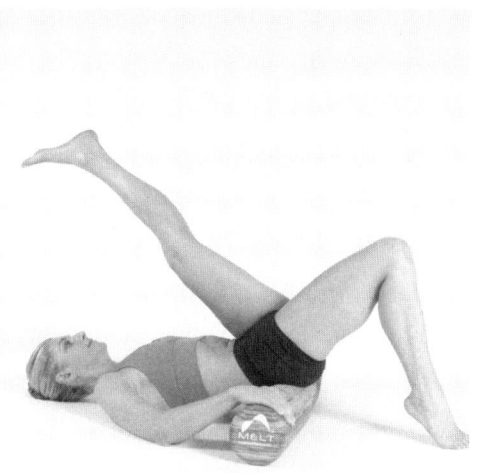

▶ Den rechten Fuß aufstellen, sodass das Knie eine gerade Linie mit der rechten Hüfte bildet. Das linke Bein senkrecht Richtung Decke strecken.

▶ Das Bein nicht über einen Winkel von 90 Grad hinaus strecken, selbst wenn es leichtfällt. Bei zu großer Streckung zum Körper hin ist es nicht mehr möglich, das Gewebe auf der Körperrückseite zu dehnen.

▶ Wenn Ihnen das Strecken schwerfällt, versuchen Sie, mit gestrecktem Bein den 90 Grad so nahe wie möglich zu kommen.

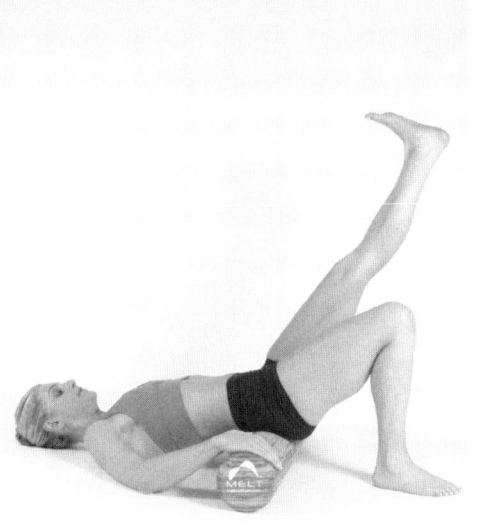

▶ Das Sprunggelenk 2- bis 3-mal anziehen und strecken (Flex & Point). Darauf achten, ob es an der Wadenrückseite sticht oder zieht. Wahrnehmen, dass dies die Muskelstreckung ist, im Unterschied zur Bindegewebsdehnung, die sich anders anfühlt.

▶ Das Sprunggelenk angezogen halten. Die Zehen ziehen in Richtung Schienbein, die Ferse ist in Richtung Decke gestreckt. Das Becken langsam tief in die Rolle sinken lassen. Tief einatmen und dabei den Zug von der Ferse bis zur Hüfte erspüren.

▶ Die Rippen liegen weiterhin fest am Boden und sollten sich auch beim Hüftdruck auf die Rolle nicht abheben. Auf kleine Bewegungen achten, um die positive Zugspannung oder Verlängerung im Bindegewebe zu erzielen.

▶ Bei angezogenem Sprunggelenk und leicht nach vorn gekipptem Becken noch 2-mal tief in die Beinrückseite atmen.

▶ Die Dehnung am anderen Bein durchführen. Erspüren Sie den Unterschied zwischen der Muskeldehnung beim Anziehen und Strecken in einem kleinen Bereich und der Zugspannung entlang der gesamten Beinrückseite.

Dehnung und das Bindegewebe

Anders als Muskelgewebe sollen die Kollagenfasern des Bindegewebes einer Dehnung entgegenwirken. Sie schützen und stützen damit Muskeln und Bindegewebe in der Bewegung vor dem Reißen – vorausgesetzt, sie sind ausreichend hydriert. Dehydriertes Bindegewebe ist nur eingeschränkt elastisch und reaktionsfreudig und kann seine Aufgabe als flexible Stützstruktur des Körpers nur eingeschränkt erfüllen.

Wird Bindegewebe in zwei entgegengesetzte Richtungen maximal gedehnt, aktiviert dies seine Rehydrierung. Die Verlängerung zieht zunächst das Fluid aus dem Bindegewebe. Das Lösen der Spannung gibt das Signal für die Bindegewebsrezeptoren, in diesem Bereich vermehrt Flüssigkeit zu erzeugen.

Die MELT-Dehnung verbessert die Spannkraft des Bindegewebes und stellt seine Elastizität und Stützfunktion wieder her. Die Gelenkpartner erhalten durch die Rehydrierung und Dehnung des Bindegewebes wieder mehr Spiel, was die Gelenkintegrität, -stabilität sowie Gelenkstellung verbessert.

Den Körpersinn einsetzen

Obwohl Sie zur Ausführung zweiseitiger Bindegewebsdehnung die Muskeln aktivieren, ist der Körpersinn das wichtigste Instrument dafür, dass dies effektiv funktioniert. Es bedarf der Übung und eines guten Körpersinns, um den Unterschied zwischen der Dehnungsspannung des Bindegewebes und der Muskelstreckung erspüren zu können. Der Schlüssel zum Erfolg ist es, diesen Unterschied zu erkennen.

Die Zweiseitige Spannungsdehnung wird als längere Linie im Körper empfunden, zum Beispiel entlang der Beinrückseite. Die Zugspannung verläuft immer über ein Gelenk und darüber hinaus, während bei isolierten Muskelstreckungen, wie in der Wade, der Zug nur in einem kleinen Bereich wahrgenommen wird, meist nahe einem Gelenk und nicht darüber hinaus. Sie wissen bereits, dass Muskeln immer nur so weit gestreckt werden können, wie es das Bindegewebe zulässt. Die beste Zeit für Muskeldehnübungen ist daher direkt nach einer MELT-Map, da sich durch die Bindegewebsdehnung und -rehydrierung die Muskelelastizität erheblich verbessert – und das sofort.

Wenn Sie eine Muskelstreckung spüren, haben Sie die Körpermassen für die richtige MELT-Dehnungsposition überstreckt. Sie können so das Bindegewebe nicht richtig anregen und hydrieren. Die Bindegewebsverlängerung der Beinrückseite sollte sich nicht wie eine Muskelstreckung in der Wade anfühlen. Wenn das so ist, korrigieren Sie Ihre Ausgangsposition und bewegen sich langsamer, um die zweiseitige Dehnung zu erzielen und den leichten Zug entlang der ganzen Beinrückseite zu spüren. Dieses Ziehen erscheint weniger stark als eine Muskelstreckung, ist jedoch für Muskeln und Bindegewebe positiver und länger anhaltend. Wenn die richtige Grundposition nicht gleich gefunden wird, ist es hilfreich, vorher die Drucktechniken in dem Bereich anzuwenden. Im folgenden zweiten Versuch gelingt die zweiseitige Dehnung bereits besser.

Die Dehntechnik müssen Sie üben. Bald wird es jedoch leichtfallen, die korrekte Grundposition einzunehmen und sofortige Veränderungen zu erzielen.

Dehnungsvergleiche als Beurteilungstechnik

In den Abläufen der MELT-Maps ist es nicht ungewöhnlich, dass eine MELT-Dehnungstechnik zur Berurteilung bestimmter Körperbereiche herangezogen wird. Dazu wenden Sie die entsprechende Dehnungstechnik auf denselben Körperbereich vor und nach der Drucktechnik an, um den Unterschied feststellen zu können. Eine mögliche Abfolge ist zum Beispiel erst Rippendehnung, dann Gliding, Shearing und Rinsing des oberen

Rückenbereichs und nochmals die Rippendehnung. Beim zweiten Mal sollte sich das Rückengewebe bereits sehr viel besser dehnen lassen.

Beim Arbeiten mit der Dehnungstechnik sollten Sie auch darauf achten, ob eine Körperseite mehr Dehnung benötigt oder sich eingeschränkter anfühlt. Gegen dieses Ungleichgewicht hilft es, die Dehnung auf dieser Seite zweimal durchzuführen und gegebenenfalls auch die Drucktechniken in diesem Bereich ein zweites Mal anzuwenden.

Stabilisierung der Körpermassen und Differenzierung

Während aller Dehnungstechniken für den Oberkörper halten Sie die Hauptmassen des Körpers, den Brustkorb und das Becken, fest und stabil. Im unteren Körperbereich ist es wichtig, zwischen der Körpermasse zu differenzieren, die Sie nicht bewegen, und der gegenüberliegenden, die bewegt wird. So etwa erzielen Sie bei der Hüft-/Fersenpresse das beste Ergebnis, wenn Sie den Brustkorb ruhig und schwer am Boden halten und das Becken in die Rolle sinken lassen.

Zentrierte Atmung

Lenken Sie Ihre Atmung bewusst in den Körperbereich, den Sie gerade dehnen. Dadurch verstärken Sie die Spannungsdehnung und profitieren optimal von der MELT-Dehnung.

Veränderungen im Körper: Nach den MELT-Rehydrate-Techniken sind beim Re-Assess häufig diese Veränderungen spürbar:

- Die Körpermassen fühlen sich voller an und liegen schwerer am Boden.
- Im ganzen Körper ist die Flüssigkeitsbewegung wiederhergestellt.
- Die Körperausrichtung ist nahe an der Idealposition.

---

8 Release – Entlastung

Als ich eines Tages versuchte, eine Technik zur Entlastung der Gelenke meiner Schädelbasis zu finden, begann ich mit selbst gebastelten Werkzeugen zu experimentieren, um manuelle Griffe an Patienten zu simulieren. Am effektivsten zeigte sich dabei ein Stück PVC-Rohr, das ich mit Luftpolsterfolie, einer Yogamatte und zuletzt mit Klebeband umwickelt hatte. Mit dem Nacken auf diesem neuen Trainingsgerät verlagerte ich zum Test langsam mein Körpergewicht, änderte Druck und Lage meines Kopfes sowie die Position der Rolle. Genauso hätte ich es mit meinen Händen am Patienten gemacht. Bei der Wiederholungsbeurteilung fühlte sich mein Nacken komplett gelöst und entspannt an. Ich konnte den Kopf besser von links nach rechts drehen und leichter atmen. Es war gelungen: Ich hatte die Gelenke in meinem eigenen Nacken gelöst und fühlte mich den ganzen Tag hervorragend. Sowohl die Bewegungen als auch der ausgeübte Druck waren dabei so sanft wie meine manuelle Technik.

Fast umgehend zeigte ich diese Technik Lynn, meiner Patientin mit starken Nacken- und Kieferbeschwerden. Ihr Kieferproblem, eine kraniomandibuläre Dysfunktion, rührt von einer Fehlstellung des Kiefergelenks her. Es versteift dadurch oft derart, dass ein normales Öffnen des Mundes erschwert wird. Dadurch können extreme Kiefer- und Kopfschmerzen entstehen, unter denen auch Lynn litt. Sie war sofort begeistert von meiner Entspannungsentdeckung. Die manuelle Entspannung ihres Nackens mit den Händen hatte ihr jeweils große Erleichterung im Kiefer gebracht und löste zunehmend die Spannung in Kopf und Nacken. Ich versprach ihr, am Ende ihrer Sitzung etwas Zeit auf die neue Technik zu verwenden.

Am Ende der Behandlungszeit hatte ich die manuelle Nackenentspannung absichtlich weggelassen. Lynn führte den Rest Assess am Boden durch, mit besonderer Aufmerksamkeit auf Nacken und Kiefer. Dann gab ich ihr die PVC-Konstruktion und leitete sie durch die von mir erprobte Technik. Nach der Wiederholungsbeurteilung atmete sie tief ein, gähnte, riss erstaunt die Augen auf und rief: »Wahnsinn! Hast du gesehen, wie weit ich beim Gähnen meinen Mund öffnen konnte? Mein Kiefer hat nicht einmal geknackst. Sue, ich glaube wirklich, es hat funktioniert!«

Ich schickte sie mit meinem selbst gebastelten Gerät nach Hause und bat sie, die Technik bis zu unserem nächsten Treffen täglich zu wiederholen. Üblicherweise waren die Kieferbeschwerden nach einer manuellen Behandlung in meiner Praxis für drei bis fünf Tage verschwunden. Dieses Mal kam Lynn in der darauffolgenden Woche erneut in meine Praxis und sagte: »Mein Kiefer fühlt sich viel besser an. Ich möchte es nicht laut sagen, um es nicht zu verschreien, aber es fühlt sich noch genauso an wie letzte Woche, als ich deine Praxis verließ.«

Sie redete weiter: »Tatsächlich habe ich das Gefühl, dass es jeden Tag ein bisschen besser wird. Nach jeder Session fühlte sich mein Kiefer besser an, und ich hatte seither keine Kopfschmerzen mehr. Vorletzte Nacht schlief ich zum ersten Mal nach langer Zeit acht Stunden durch und wachte vollkommen erholt auf. Heute Morgen habe ich bemerkt, dass mein Kiefer beim Frühstück nicht mehr knackste. Oder war es sogar noch früher?«

Ihr Gesicht wirkte absolut entspannt. Sie sah jünger und lebendiger aus, und ihre Haut und Augen wirkten klar. Ich hatte sie noch nie auf so hohem Energielevel erlebt.

Lynn war begeistert: »Du bist da wirklich einer große Sache auf der Spur, Sue. Wenn dir jetzt noch einfällt, wie du das gegen das Schnarchen und die Rückenschmerzen meines Mannes einsetzen kannst, rettest du sogar meine Ehe!«

Ich war überrascht und aufgeregt. Wenn Lynn ihren Nacken entspannen konnte, so könnten das auch meine anderen Patienten. Jetzt musste ich herausfinden, wie ich meinen unteren Rücken selbst entspannen konnte. Ich hatte so viele Patienten, die genau davon profitieren würden. Nach Untersuchungen der medizinischen Fakultät der Universität von Arizona leiden 80 Prozent der Erwachsenen unter Schmerzen im unteren Rückenbereich; es ist somit die häufigste chronische Erkrankung. An zweiter Stelle kommen Nackenschmerzen. Ursache dafür ist, dass Nacken und unterer Rücken als größte Freiräume des Körpers im Alltag am meisten belastet werden, was die Wirbelsäule in diesen Bereichen am anfälligsten für hohen Druck und Torsion macht. Chronische Schmerzen, Entzündung und Gelenkschäden folgen, mit einem Domino-Effekt von

Unwohlsein und Steifheit, über bekannte Beschwerden wie Kopfschmerzen, Schlaf- und Verdauungsstörungen sowie Verletzungen bis hin zu frühzeitigem Altern und chronischen Gesundheitsproblemen. Die beschränkten und unzulänglichen Behandlungsmöglichkeiten dafür sind Medikamente, Operation und ein vermehrt im Sitzen verbrachtes Leben.

Im Laufe eines Jahres entwickelte ich weitere drucklösende Techniken und teilte sie mit meinen Patienten – mit erstaunlichem Feedback. Patienten mit anderen Beschwerden, wie Knieschmerzen oder Verdauungsstörungen, berichteten, dass diese Symptome weniger häufig wurden, wenn sie ihre Wirbelsäule druckentlasteten. Anscheinend war es mir gelungen, eine Eigenbehandlung zu entwickeln, um schmerzfrei zu werden und zu bleiben. Die Entlastung führte zu den stärksten und sichtbarsten Veränderungen, hervorgerufen durch MELT.

Anfangs zeigte ich mit meiner Gruppe von MELT-Trainern diese Techniken nur Patienten in Einzelbehandlung. Ich scheute mich noch, eine Gruppe von Personen im Fitnessraum in diese sanfte Behandlungstechnik einzuweisen, die mehrere Minuten der Erklärung und weitere fünf Minuten in der Durchführung benötigte. Damals war das MELT-Konzept noch primär auf das Ziel ausgelegt, die körperliche Leistungsfähigkeit zu erhöhen. Schmerzfreiheit war ein willkommener Nebeneffekt von MELT für meine Patienten, den ich nicht vorausgesagt hatte. Für die Fitnesswelt erschien mir dieser Ansatz noch viel zu therapeutisch.

Während ich die anderen MELT-Techniken in der Gruppe verfeinerte und die Teilnehmer zunehmend davon profitierten, behielt ich die Entlastungstechniken weiterhin als wichtig im Kopf. Im Laufe der Zeit, durch Übung und Geduld und je mehr ich die wöchentlichen Gruppenteilnehmer kennenlerne, gelang es mir, die Begrifflichkeiten und die Vermittlung der Entlastung zu vereinfachen. Gleichzeitig entwickelte ich das richtige Gliding- und Shearing-Konzept, das vorausgehen musste.

Schließlich lernte ich, immer größer werdenden Gruppen das Konzept der Entlastung verständlich zu machen und zu erspüren, wie sich die Entlastung anfühlte. Und immer öfter hörte ich mich sagen: »Dafür, dass ich mit meinen Händen eure Nacken und unteren Rücken entspanne, bekomme ich viel Geld. Doch dass ich Menschen zeigen kann, wie sie das bei sich selbst machen können und dadurch schmerzfrei werden und bleiben, ist für mich eine viel größere Entlohnung. Ihr gehört jetzt auch dazu – herzlich willkommen!« Damals erkannte ich, dass meine Praxis weit über mein Behandlungszimmer hinaus gewachsen war.

▶ Grundlagen der Entlastung

Die Entlastung von Nacken und unterem Rücken sowie der Wirbelsäulen-, Hand- und Fußgelenke ist essenziell für die Schmerzfreiheit. MELT bietet dafür die Werkzeuge.

(Gelenk-)Raum schaffen

Niemand hat sich je darüber beschwert, mit zunehmendem Alter größer zu werden. Das liegt daran, dass im Alter die Abstände zwischen den Gelenken kleiner werden. Repetitive Bewegungen und Körperhaltungen sowie die Schwerkraft sind der Grund dafür, dass sie sich verändern. Dieses Phänomen betrifft nicht nur Ältere, sondern zeigt sich jedes Mal bei Schmerzen im Nacken oder unteren Rücken, wenn sich der Hals nicht mehr drehen lässt oder wenn der untere Rücken steif ist. Neben Händen und Füßen sind für gewöhnlich die »Haupt-Freiräume« des Körpers betroffen, Nacken sowie Unterleib bzw. unterer Rücken. Sie ermöglichen wie Gelenke, dass sich der Körper drehen, beugen und bewegen kann, ohne Organe und Nerven zu schädigen. Stellen Sie sich vor, die Rippen gingen bis zum Becken. Sie könnten sich nicht mehr nach vorne beugen. Das macht die Haupt-Freiräume so wichtig.

Das Ergebnis jeder Raumverengung in Gelenken ist immer, dass die Knochen der Wirbelsäule näher zueinanderrutschen. Komprimierte Wirbel drücken auch die dazwischenliegenden Bandscheiben und aus der Wirbelsäule austretende Nerven zusammen. Früher dachte man, dass der hierdurch verursachte Schmerz das erste Anzeichen chronischer Kompression war.

Kompressionsschmerzen sind jedoch auch ein Hinweis auf Bindegewebsentzündungen, die zu Gelenkschäden führen. Zusätzlich dazu verursachen die komprimierten Nerven der Wirbelsäule Übertragungsschmerzen und Taubheitsgefühle in anderen Körperbereichen. Die Sinnes- und Körperkommunikation wird eingeschränkt und verzögert, die Wirbelsäulenhaltung verschlechtert sich. Der Autopilot muss vermehrt arbeiten, um den Rücken in der Fehlstellung zu halten.

Durch eine komprimierte Wirbelsäule geht die natürliche Krümmung im Halswirbel- und Lendenwirbelbereich teilweise oder ganz verloren. Sie verliert ihre Stoßdämpferfunktion und die Elastizität, die der Körper benötigt, um sich locker und uneingeschränkt zu bewegen. Dadurch blockieren Gelenke; Bandscheibenschäden und Verletzungen können die Folge sein. Die Körperfehlhaltung breitet sich auf die »sekundären Freiräume« wie Schultern und Knie aus, und der Kreislauf aus Kompression,

Schmerz, Entzündung und Gelenkschäden beginnt erneut. Wenn Integrität und Stabilität der natürlichen Wirbelsäulenkrümmung nicht wiederhergestellt werden, kehren auch die Probleme in den sekundären Freiräumen immer wieder.

Egal, wie lange die Kompression schon besteht: Mit den MELT-Techniken können Gelenkabstände durch regelmäßige Entlastung von Nacken und unterem Rücken wiederhergestellt werden. Bereits beim ersten Durchführen sind Sie auf dem Weg zur Schmerzfreiheit und spüren sofort Veränderungen in der Gelenkstellung.

▶ MELT-Entlastungstechniken

Im folgenden Abschnitt lernen Sie, den Nackenbereich zu entlasten. Sie beginnen immer mit einem Assess, der Beurteilung. Im zweiten Schritt wenden Sie die Shearing-Techniken an, um frisches Körperfluid in den Bereich zu bringen, was den größten Beitrag zur Entlastung leistet. Wichtig ist es, den Brustkorb zu stabilisieren und ruhig zu halten, während Sie den Hals durch die Entlastung führen.

Nacken-Release-Sequenz

Assess Halsdrehung
Shearing Schädelbasis
Entlastung Hals/Nacken
Re-Assess Halsdrehung

Assess Halsdrehung

▶ Mit ausgestreckten Beinen auf den Rücken legen. Alternativ die Beine anwinkeln, falls das Liegen mit gestreckten Beinen Zugspannung auf den Nacken erzeugt. Eine entspannte Haltung ist wichtig.

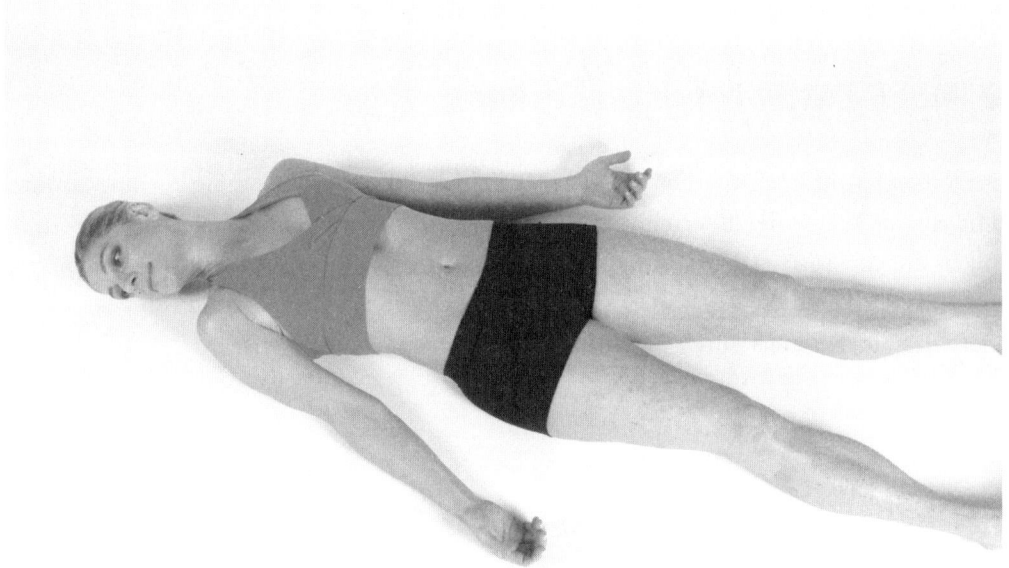

▶ Mit dem Körpersinn und ohne die Hände versuchen zu erspüren, wie sich die Biegung der Halswirbelsäule anfühlt. Idealerweise ist sie sanft geschwungen und schwebt über dem Boden. Wo ist ihr höchster Punkt? Optimal ist es, wenn er näher beim Kopf als bei den Schultern liegt.

▶ Den Kopf langsam so weit wie möglich nach rechts und dann nach links drehen. Geht es auf eine Seite besser? Ist die Drehung unangenehm oder schmerzhaft? Fühlt es sich an, als ob sich eine Schulter während der Drehung bewegt?

▶ Die Beurteilung gedanklich notieren.

Shearing Schädelbasis

▶ Die Rolle unter den Haaransatz schieben. Die Nase zur Decke strecken, sodass der höchste Punkt der Rolle direkt an der Schädelbasis zu liegen kommt. Gezielt in den Nacken atmen, sodass die Schädelbasis schwer auf der Rolle liegt. Die Schultern dabei nicht anheben.

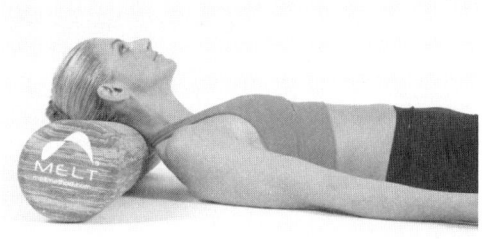

Falls die Position die Schultern zu sehr belastet, eine gefaltete Yogamatte oder ein gefaltetes Handtuch unter den oberen Rücken legen, um ihn etwas zu erhöhen.

▶ Mit gleichmäßigem, sanftem Druck der Schädelbasis auf die Rolle den Kopf nach rechts drehen, bis die Ohrmuschel die Rolle berührt.

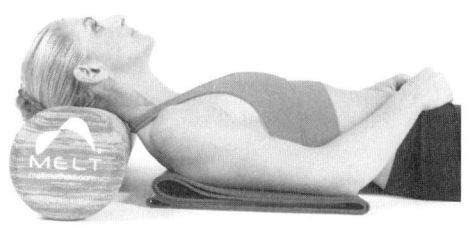

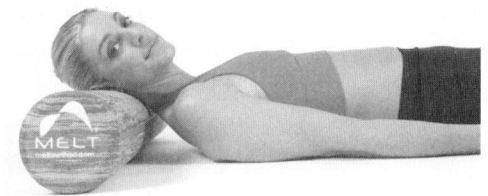

▶ Den Druck aufrechterhalten und den Kopf langsam nach links drehen.

▶ 2- bis 3-mal wiederholen.
Falls die Rolle während der Kopfdrehung vom Nacken wegrutscht, ist der Druck auf die Rolle nicht gleichmäßig genug. Die Schädelbasis neu ausrichten: Dazu die Nase wieder zur Decke strecken und gleichzeitig mit dem Kopf Druck auf den höchsten Punkt der Rolle über der Schädelbasis ausüben.

▶ Den Kopf nach rechts drehen, ohne den Druck auf die Rolle zu lösen, und die Schädelseite mit der Schertechnik bearbeiten. Dazu den Kopf je 5- bis 6-mal in beide Richtungen in kleinen Bewegungen kreisen. Dann den Kopf langsam je 2- bis 3-mal von oben nach unten und von links nach rechts bewegen. Die Bewegungen sollten sich am Kopfansatz angenehm, wie eine leichte Massage anfühlen. Bei starken Nackenschmerzen,

Bandscheibenvorfällen oder Bandscheibenproblemen die Knie anwinkeln und das Shearing in Seitenlage ausführen, um den Körper besser zu stützen.

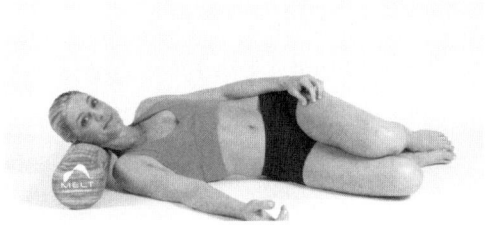

▸ In dieser Stellung für einen Moment innehalten und 2-mal bewusst tief ein- und ausatmen.

▸ Das Shearing an der linken Kopfseite ausführen. Falls eine Seite druckempfindlicher erscheint, diese Seite nochmals durch das Shearing führen.

▸ Zurück in die Rückenlage legen. 3- bis 4-mal den Kopf auf der Rolle in einer Acht kreisen, um die Mitte der Schädelbasis mit Shearing zu aktivieren. Den Druck auf den Bereich aufrechterhalten und 2-mal gezielt ein- und ausatmen.

Entlastung Hals/Nacken

▸ Die Rolle von der Mitte von der Schädelbasis knapp 3 Zentimeter nach oben, zur Mitte des Hinterkopfs, schieben. Die Nase in Richtung Decke strecken und sanften Druck auf den höchsten Punkt der Rolle ausüben.

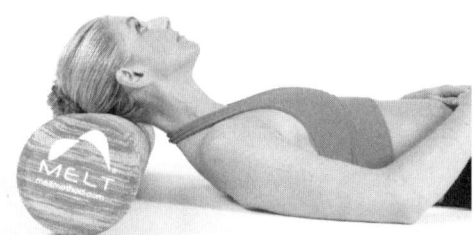

Die Rolle sollte während der Druckbelastung den Nacken nicht berühren und sicher und stabil hinter dem Kopf liegen.

▸ Mit gleichbleibendem Druck auf die Rolle beim Ausatmen das Kinn 3 bis 6 Zentimeter weit zur Brust senken.

▸ Einatmen und mit dem erneuten Ausatmen die Nase wieder in Richtung Decke strecken.

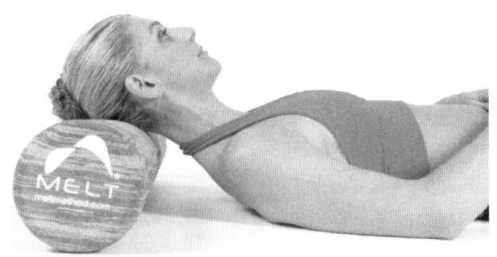

Nicht versuchen, mit dem Kinn die Brust zu berühren.

Die Bewegung im Nacken sollte langsam und klein sein. Schultern und oberer Rücken bleiben dabei ruhig und entspannt liegen. Entscheidend ist es, beim Kopfnicken gleichbleibenden Druck auf die Rolle auszuüben.

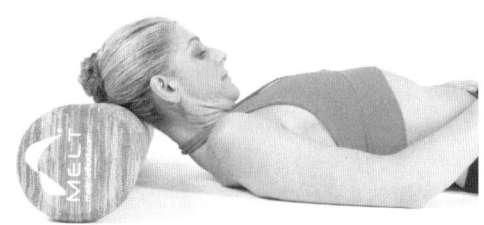

▶ 8- bis 10-mal wiederholen. Die Rolle vom Hinterkopf entfernen und den Kopf sanft auf dem Boden ablegen.

Re-Assess Halsdrehung

▶ Wie beim Assess den Hals erspüren: Die natürliche Krümmung der Halswirbelsäule fühlen. Erscheint sie jetzt sanfter gekrümmt, mit einem stärkeren Bogen direkt am Schädelansatz? Falls ja, hat der Körper wieder in die ideale Ausrichtung gefunden.

▶ Den Kopf langsam von links nach rechts drehen. Ist der Bewegungsumfang größer? Ist die Bewegung elastischer und weniger schmerzhaft?

▶ Falls derartige positive Veränderungen spürbar sind, ist die Halswirbelsäule druckentlastet.

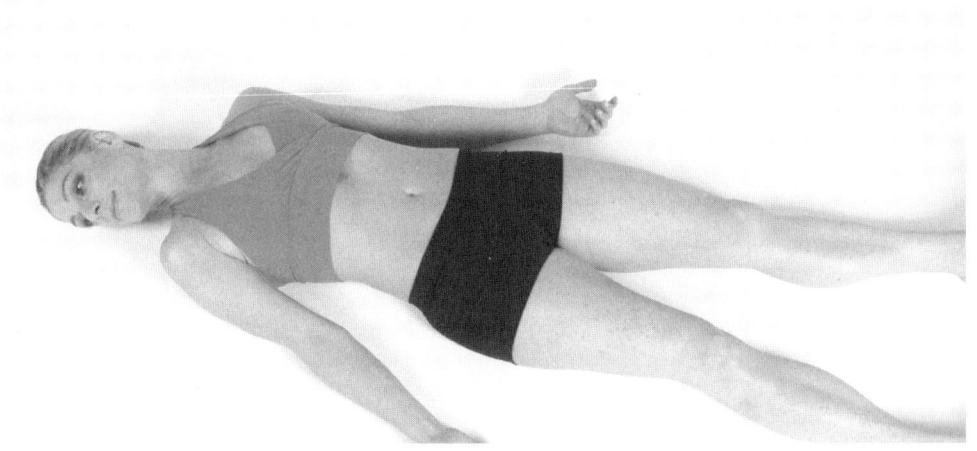

Veränderungen im Körper: Nach der Nacken-Release-Sequenz können beim Re-Assess insbesondere diese Veränderungen spürbar werden:

- Die natürliche Halskrümmung erscheint an der Schädelbasis stärker ausgeprägt.
- Die Halsdrehung gelingt weiter nach links und rechts, mit weniger Kraftaufwand und Schmerzen.
- Sie spüren die Halsdrehung eventuell weiter oben im Nacken.

9 Die MELT-Hand- und -Fußbehandlung

Als es sich herumsprach, dass ich Menschen half, schmerzfrei zu werden, hatte ich auf einmal nicht mehr zehn, sondern über 40 Patienten pro Woche. Es war eine erstaunliche Zeit, und jede Sitzung wurde eine Kombination aus manueller Therapie und Unterweisung in die MELT-Eigenbehandlung mit der Rolle.

Eines Tages passierte etwas Schreckliches: Ich wollte ein Glas greifen, und es rutschte durch meine Finger. Beim zweiten Versuch passierte das Gleiche. Ich versuchte, eine Faust zu machen, und merkte, dass mir dazu die Kraft fehlte. Daraufhin schüttelte ich meine Hände aus, weil ich dachte, ich wäre beim Schlafen auf ihnen gelegen. Auch das brachte keine Besserung. Ich war auch nicht in der Lage, die Hände zu massieren, da sie ja nicht reagierten. Nach einer Stunde war es immer noch nicht besser. Ich sagte allen Patienten ab und ging in die Praxis, um nach etwas zu sehen, mit dem ich meine Hände therapieren konnte, ohne dass ich sie dazu einsetzen musste. Dies war der Tag, an dem ich mit der Entwicklung der MELT-Hand- und -Fußbehandlung begann.

Ich hatte keine Hilfsmittel in der richtigen Größe, also kaufte ich verschiedene kleine Bälle: Strandtennisbälle, Flummies und kleine Boulekugeln. Sogar einige ovale Steine aus den Pflanzenkübeln auf meinem Balkon grub ich aus. Mit diesen Hilfsmitteln begann ich, verschiedene Techniken zu simulieren. Wie wichtig die Bestandsaufnahme oder Anfangsbeurteilung war, wusste ich ja bereits. Also machte ich zunächst einen Assess meiner Greifkraft, indem ich einen Ball in der Faust zusammendrückte. Ich hatte selbst in meiner dominanten Hand nur wenig Kraft. Die manuelle Arbeit an den Patienten hatte offensichtlich ihre Spuren hinterlassen.

Ich war damit vertraut, Hände von Patienten zu behandeln, die unter Arthrose, am Karpaltunnelsyndrom, an Tennis-Ellbogen oder anderen Krankheitsbildern litten, die direkt die Nervensteuerung der Hände beeinträchtigten. So begann ich, mit den Bällen zu experimentieren, um mit ihrer Hilfe meine manuellen Griffe an Patienten nachzuvollziehen. Nicht alles davon kann ich mit einem unbelebten Objekt ausführen, also begann ich damit, wo dies möglich war. Ich probierte die Roll- und Schertechniken aus und experimentierte bei der Mobilisation der Hand- und Fingergelenke, wobei ich dem Konzept der manuellen Positional Release Therapy des amerikanischen Therapeuten Kerry J. D'Ambrogio folgte. Beim Rinsing bewegte ich den Ball instinktiv mit Druck den Unterarm hinauf. Beim abschließenden Re-Assess hatte sich mein Griff bereits spürbar verbessert und war beidseitig gleichmäßiger.

Am nächsten Morgen stellte ich erleichtert fest, dass ich immer noch relativ fest greifen konnte und dass meine Handgelenke nur noch minimal versteift waren. Sofort machte ich die gleichen Übungen wie am Vortag und traute mich auch, Patienten zu behandeln. Beim ersten Patienten an diesem Tag spürte ich eine erstaunliche Veränderung: Meine Fähigkeit, mit den Händen zu diagnostizieren und zu behandeln, war besser denn je. Der Körpersinn meiner Hände war stärker und blieb über den ganzen Tag auf hohem Niveau.

Die Eigenbehandlung der Hände wurde Teil meiner Morgenroutine. Damit verbesserte sich auch der Zustand meines Nackens am Ende des Tages, sogar vor der Druckentlastung auf der Rolle. Das ergab einen Sinn, da mir bereits seit Langem bewusst war, dass Nacken- und Handprobleme oft zusammenhingen. Sogar mein Gesicht wirkte entspannter. Während der kommenden Monate verfolgte ich meinen Fortschritt, während ich verschiedene Balltechniken ausprobierte. Ich wusste, dass es wichtig war, die beste Methode für eine positive Druckerzeugung zu finden und eine maximale Veränderung herbeizuführen, da in den Händen so viele Gelenke dicht beieinanderliegen.

Ich war so weit, die neue Technik meinen Patienten zu zeigen, und hatte viele begeisterte Freiwillige. Es stellte sich schnell heraus, dass es besser war, ihnen anfangs nur einen weichen Ball »in die Hand zu drücken«, als sie mit allen Bällen nach Hause zu schicken. Besonders meine Patienten mit Arthrose und anderen Handbeschwerden hatten kaum noch Flüssigkeit um die Gelenke herum. Sie mussten langsam und kurz beginnen, um zunächst Fluid zu generieren und es dann in Bewegung zu bringen. Festere Bälle konnten bei Flüssigkeitsmangel Reizzustände und Entzündungen verstärken.

Die Resultate waren ziemlich eindeutig. Patienten mit chronischen Hand- oder Handgelenkschmerzen konnten die Hände sofort leichter bewegen und hatten mehr Kraft beim Greifen. Schmerzen, Schwellungen und Entzündungen gingen zurück. Bei vielen verbesserte sich auch wie bei mir der Nackenbereich. Schließlich kam auch immer öfter die Frage seitens der Patienten, ob sich die Linderung von Schlafproblemen, Kopfschmerzen, Migräne und Nebenhöhlenbeschwerden auf die Handbehandlung zurückführen ließ. Patienten mit Lungen- und Atemproblemen bis hin zu Asthma stellten ebenfalls erhebliche Verbesserungen ihrer chronischen Symptome fest.

Ich war überwältigt, wie diese einfache Behandlungstechnik für die Hand die Hoffnung und das Wohlergehen meiner Patienten wiederherstellte. Ich war gewohnt, dass sie ihre »Hausaufgaben«, kleine Änderungen der Alltagsgewohnheiten, nie machten und lieber zur Behandlung kamen. Jetzt waren dieselben Patienten auf einmal hochmotiviert, sich selbst zu helfen. Sie verjüngten geradezu und merkten das selbst. Das ließ in mir den Wunsch wachsen, die Handbehandlung noch vielen weiteren Menschen nahezubringen.

▶ Meine ultimative Entdeckung

Zeitgleich mit der Unterweisung in die Handbehandlung begann ich, mit Bällen als Hilfsmittel bei der Fußbehandlung zu experimentieren. Ich hatte viele Patienten mit entzündeten Fußballen, chronischen Fußschmerzen und -schwellungen, Plantarfasziitis, Neuromen und mehr. Mir war klar, dass Eigenbehandlungen zwischen unseren Therapiestunden diese Krankheitsbilder erheblich verbessern würden.

Gleichzeitig spekulierte ich damit auf eine Lösung für eine meiner beruflichen Hemmschwellen: anderer Menschen Füße zu berühren. Ich habe zwar überhaupt nichts gegen Füße, und bei manchen Patienten sind sie auch perfekt pediküt. Bei vielen aber auch nicht. Füße sind in New York ein Transportmittel. Das heißt, dass sie jedes Mal, wenn wir New Yorker auf die Straße gehen, einen Workout machen, schwitzen und übel riechen. Sommerliches Flipflop-Wetter lässt sie auch noch dreckig werden. Dazu noch entzündete Ballen, Warzen, Fußpilz, Zehenpilz oder Hornhaut, und es wird klar, warum Füße nicht mein Lieblings-Betätigungsfeld sind.

Hände und Füße haben vieles gemeinsam. In beiden liegen Tausende von Propriozeptoren und Nervenenden sowie unzählige Gelenke. Die höchste Propriozeptoren-Konzentration ist übrigens direkt an Gelenken. Auch der Aufbau ähnelt sich; es ist also sinnvoll, das, was bei den Händen funktioniert, auch an den Füßen zu probieren. Die Ergebnisse waren noch eindrucksvoller und unmittelbarer als alles zuvor Erreichte. Zu der Zeit praktizierte ich MELT täglich mit der Rolle, und es überraschte mich sehr, dass sich bei der Behandlung der Füße die stärksten Auswirkungen im Körper manifestierten.

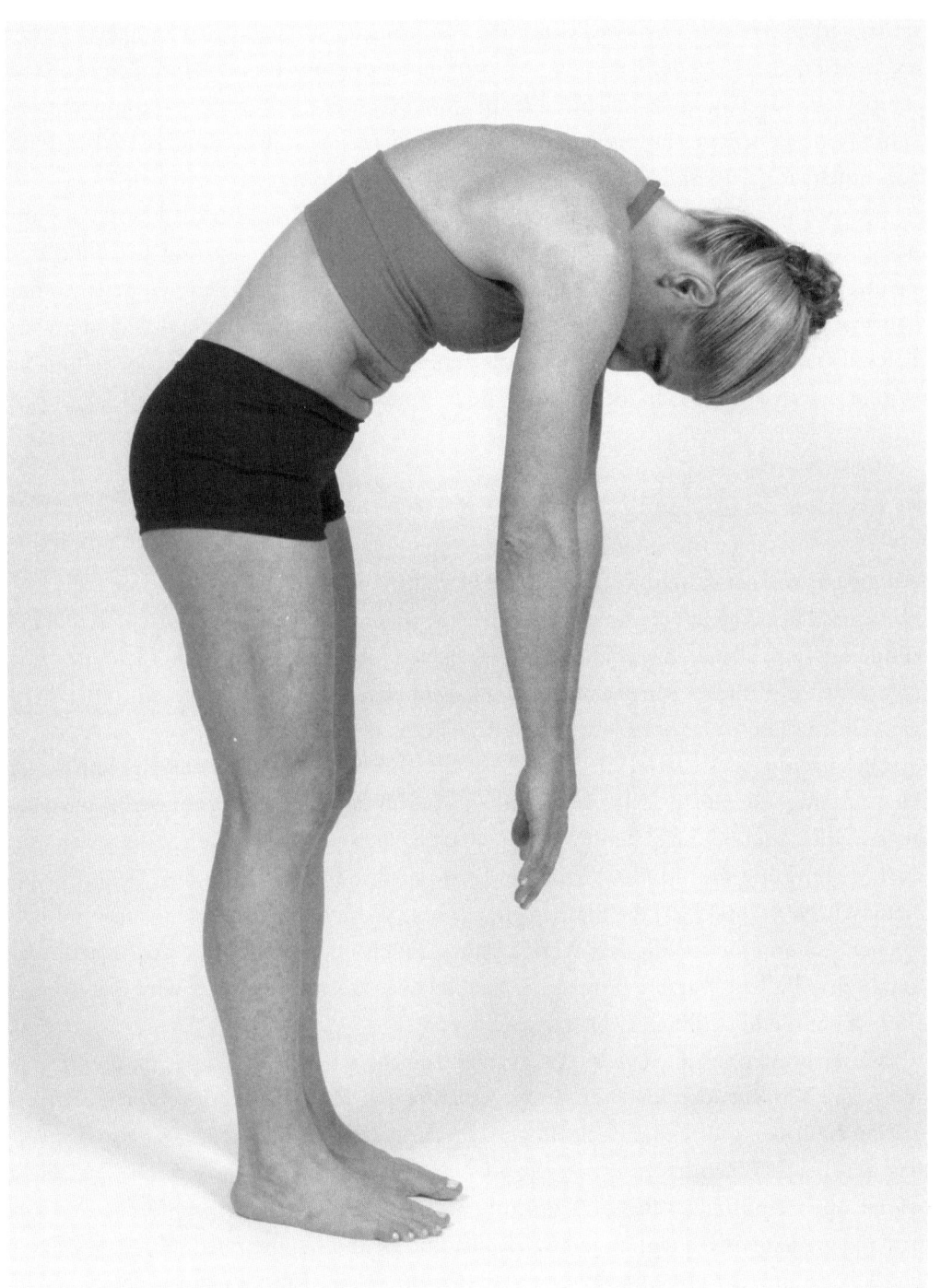

Durch die Fußbehandlung fühlten sich mein unterer Rücken schlagartig durchlässiger und meine Wirbelsäule biegsamer an. Das erste Mal seit Jahren kam ich bei Kniebeugen bis zum Boden, ohne dass meine Knie knackten oder knirschten. Ich hatte das Gefühl, weiter atmen zu können, fühlte mich ruhiger und geerdeter. Während meiner Workouts hatte ich deutlich mehr Energie, und hinterher brauchte ich weniger lang, um zu regenerieren.

Ich war sehr überrascht. Um die spezifischen Veränderungen durch die Fußbehandlung besser identifizieren zu können, arbeitete ich weniger mit der Rolle. Dabei stellte ich fest, dass die Rollenbehandlung länger vorhielt, wenn ich die Füße mit MELT aktivierte. Jetzt erschien es mir unvernünftig, die Eigenbehandlung nicht bei den Füßen begonnen zu haben. Bei meiner manuellen Therapie legte ich immer das Hauptaugenmerk darauf, den Körper über die Füße zu erden. Im Nachhinein erscheint es offensichtlich: Vor allem anderen steht das Behandeln der Füße, um den Körper zu erden und dem Autopiloten zu helfen, den Körperschwerpunkt zu finden.

Ich arbeitete erst alle Techniken an einem Fuß durch, um die Unterschiede zwischen den beiden Körperseiten erkennbar zu machen. Dafür ging ich in die Wiederholungsbeurteilung, mit geschlossenen Augen und dem Körpersinn. Der behandelte Fuß fühlte sich gut gelagert und fest verankert an. Das gab mir zum ersten Mal ein Gefühl davon, was es heißt, geerdet zu sein. Es war, als stünde ich auf Memory-Schaum oder Sand und nicht auf einem harten Boden. Das betreffende Bein dazu erschien mir als geerdete Einheit und war dennoch leichter.

Der unbehandelte Fuß fühlte sich schwerer an, nicht geerdet und so, als würde er schweben. Die Gelenke waren spürbar. Das nächste Mal begann ich die Behandlung mit diesem Bein, um festzustellen, ob die Veränderungen ähnlich und genauso offensichtlich waren. Und das waren sie. Ich dokumentierte meine Beobachtungen.

Dazu führte ich nach der Fußbehandlung zusätzliche Beurteilungen für den Seitenvergleich durch. Ich machte eine Beurteilung mit gebeugter Wirbelsäule.

Dabei maß ich meine Armreichweite und stellte fest, dass sie auf der behandelten Körperseite oft um mehrere Zentimeter länger war. Das deutete darauf hin, dass die Fußstimulation Körperfluid durch die ganze Wirbelsäule bis in meine Fingerspitzen brachte. Beim Vornüberbeugen fühlten sich meine Wirbelsäule und das Bein der behandelten Seite biegsamer an, Steifheit und Spannungsgefühl hatten nachgelassen. Es kam mir vor, als hätte ich intensiv gestreckt, dabei hatte ich lediglich MELT-Techniken mit den Bällen unter dem Fuß angewendet. Nach der Behandlung beider Seiten spürte ich, dass ich nun beim Gehen leichter und weiter ausschritt. Meine Bewegungen erschienen mir geschmeidiger. Noch ausgeprägter waren diese Veränderungen, wenn ich vor der Fußbehandlung Wasser trank.

Als ich die Fußbehandlung erstmals bei meinen Patienten einsetzte, erlebten sie die gleichen und sogar noch weiterführende Veränderungen. Durch Beobachtung an ihnen wurde mir klar, dass die Fußbehandlung den Körpermechanismus für mühelose, stabile Aufrichtung verbesserte. Erdung, Stabilisierung, das Gleichgewicht sowie die Beweglichkeit meiner Patienten hatten sich verbessert.

Auf meine Anweisung hin machten meine Patienten vor und nach der Behandlung einen Assess im Stehen. Sehr offensichtlich war, dass ihr Autopilot danach den Körperschwerpunkt leichter finden konnte. Ich erkannte, dass es ein Körpersystem für die Wirbelsäulenstabilisierung und die Aufrechthaltung des gesamten Körpers gab. Das half mir letztendlich, die Rooted-Core-Komponente des NeuroCore-Modells zu vereinfachen und verständlich zu machen. Mir wurde klar, dass das von oben nach unten arbeitende Stabilisierungssystem des Rooted Core direkt über die Füße angesprochen werden konnte, genau wie man den Reflexive Core über das Zwerchfell erreicht, beim Stimulieren der Wirbelsäule mit der Rolle.

▶ Techniken und Bälle perfekt kombinieren

Im Folgenden verfeinerte ich die Beurteilungsmethoden, Techniken und Sequenzen, um optimale Ergebnisse zu erzielen. Mit am längsten verweilte ich dabei bei der Ausarbeitung der Positionspunkt-Drucktechnik. Sie zielte zunächst auf die Gelenkmobilisierung und Korrektur der Wirbelsäulenkrümmung ab. Als ich meine Patienten in die Fußbehandlung einwies, stellte ich fest, dass die Stimulation dieser Punkte sich auch positiv auf die Verdauung, den Schlaf, auf Unruhezustände und eine Vielzahl weiterer Symptome auswirkte, die sich bei den Patienten vorher nur durch meine manuelle Therapie bessern ließen.

Ich vermutete zwar bereits, warum dies so war, wollte jedoch den wissenschaftlichen Beleg dafür erbringen. Arbeiten Methoden wie Fußreflexzonentherapie, Akupunktur und Akupressur mit denselben Punkten? Verschafften sie Zugriff auf die Körpermeridiane? Manche taten das, andere wieder nicht. Ich erkannte, dass die wohltuendsten Druckpunkte die »Endpunkte« der myofaszialen Meridiane waren, die Thomas W. Myers in seinem Modell der myofaszialen Leitbahnen beschreibt. (Zwischenzeitlich haben Studien gezeigt, dass die Akupunkturmeridiane mit diesen Bindegewebsmeridianen übereinstimmen.) Durch die Stimulation dieser Punkte mobilisierte ich zugleich auch die

Gelenke, regte die Fluiderneuerung an, erhöhte den Körpersinn, stimulierte die Endpunkte der Sinnesnerven und sprach den Energiefluss in den Bindegewebsmeridianen an. Gliding, Shearing und Rinsing hydrierten zusätzlich noch.

Da Füße (und Hände) am Körper am weitesten außen platziert sind, sammeln sich Gewebeflüssigkeit und Blut häufig in diesen Bereichen an. Ich entwickelte daher zusätzlich die Friktions- bzw. Reibungstechnik. Mit leichter Stimulation regt sie den Rückfluss eventueller Blutstaus im Bindegewebe durch den Körper ins Lymphsystem an.

Zusammengenommen wirken die Techniken der Hand- und Fußbehandlung als Reconnect-, Rebalance-, Rehydrate- und Release-Techniken und bewirken im ganzen Körper Veränderungen, obwohl nur Hände und Füße behandelt werden. Deshalb bezeichne ich diese Behandlung als ganzheitlich.

Angesichts der Tatsache, dass die Hand- und Fußbehandlung alle Techniken und Griffe simulierte, die ich als manuelle Therapeutin aufwandte, verwendete ich viel Zeit in die Auswahl der richtigen Hilfsmittel. Ich entschied mich, drei verschiedene Bälle herstellen zu lassen: einen großen weichen, einen großen festen und einen kleinen festen. Diese Größen und Festigkeiten sind speziell auf die Hand- und Fußbehandlung mit MELT abgestimmt. Sie erzielen die besten Ergebnisse und geben garantiert keine giftigen Chemikalien oder Farben, Latex oder Phthalate ab.

Das Paket für die Hand- und Fußbehandlung, bestehend aus sechs Bällen, einem elastischen Fußballenband, einer illustrierten Anleitung und einer Übungs-DVD (60 Min.), ist auf www.meltmethod.com erhältlich.

Der Softball wirkt am sanftesten und kann bei allen Behandlungstechniken für Hände und Füße eingesetzt werden. Mit diesem Ball fangen Sie an. Eine Einweisung in die Verwendung der härteren Bälle geben DVD und Anleitung im Paket.

▶ Die MELT-Hand- und -Fußbehandlung

In wenigen Minuten können Sie Hände oder Füße behandeln und die vier R-Schritte der MELT-Eigenbehandlung durchführen: Reconnect, Rebalance, Rehydrate und Release. Die Hand- und Fußbehandlung ist ganzheitlich und regeneriert den ganzen Körper.

Negative Folgen täglicher Beanspruchungen an Händen und Füßen werden damit rückgängig gemacht. Die gesamte Körperausrichtung und -flexibilität verbessern sich; die Verbindung zum Körpersinn wird aktiviert. Die Eigenbehandlung ist einfach und schnell von jedem jederzeit anwendbar.

Der Alltag meint es nicht gut mit unseren Händen. Durch die MELT-Handbehandlung lösen sich Versteifungen, die durch repetitive tägliche Aktivitäten entstehen und sich als Schmerzen in Händen und Handgelenken niederschlagen, die mit der Zeit zu chronischen Nacken-, Schultern- und Rückenschmerzen führen. Und auch unsere Füße tragen mit jedem Schritt das gesamte Körpergewicht. Je aktiver Sie sind, desto größer ist die Belastung. Die MELT-Fußbehandlung hilft bei vielen Schmerzzuständen und Fußproblemen und lindert Spannungen im unteren Rücken und in der Wirbelsäule.

Die MELT-Hand- und -Fußbehandlung erhöht die Flexibilität in Händen und Füßen und hilft, Beweglichkeit, Gleichgewicht und Körperstabilität wiederherzustellen. Viele stellen nach der Behandlung fest, dass sie sich insgesamt wohler fühlen und ein besseres Körpergefühl haben, oft mit langfristiger Wirkung.

▶ Die MELT-Hand- und -Fußtechniken

Die folgenden fünf Techniken sind es, die in der MELT-Hand- und -Fußbehandlung Ganzkörpereffekte erzielen:

Positionspunkt-Drucktechnik: Sie übt direkten, aber aushaltbaren Druck auf spezifische Punkte der Hände und Füße aus, um die Gelenke zu mobilisieren und mit dem wichtigen Fluid zu regenerieren. Die Technik verbessert nicht nur die Beweglichkeit von Händen und Füßen, sondern auch die neurologische Verbindung zwischen den Extremitäten und jedem anderen Körpersystem.

Gliding, Shearing und Rinsing: Diese drei Techniken werden eingesetzt, um, genauso wie im Körper, die Bindegewebshydrierung in Händen und Füßen zu aktivieren und wiederherzustellen. Ein zusätzlicher positiver Effekt beim Rinsing ist, dass sich dadurch auch Verspannungen in Nacken und unterem Rücken lösen.

Friktion (Reibungstechnik): Sie bewegt den Ball mit leichtem Druck in alle Richtungen, um die oberste Bindegewebsschicht zu stimulieren und die Flüssigkeitsbewegung im Lymphsystem anzuregen. Friktion kann auch tagsüber jederzeit isoliert eingesetzt werden, um die Lymphe zu stimulieren. Da sie dazu beiträgt, Entzündungen in Händen und Füßen zu reduzieren, führt man die Friktion am besten am Ende der Behandlung durch. Der Druck sollte leicht und oberflächlich sein. Die Technik hat die gleiche

Wirkung auf Gelenke wie Whirlpool-Wasserdüsen. Zu starker Druck bringt allerdings nicht das gewünschte Ergebnis.

Auch bei der MELT-Hand- und -Fußbehandlung sind die Beurteilungen vor und nach jeder Sequenz wichtig, um langfristige Veränderungen zu erzielen. Die Beurteilung vor und nach der Eigenbehandlung lässt Sie ein Gefühl dafür entwickeln, welche Aspekte verändert werden konnten, und hilft Ihnen dabei, die Ergebnisse lange aufrecht-zuerhalten.

Tipps und Hinweise für die Hand- und Fußbehandlung

Atmung

Bei der Hand- und Fußbehandlung atmen Sie gezielt in den Punkt, den Sie gerade mit dem Ball druckbelasten. Das Nervensystem erhält damit ein Signal und löst den Rehydrie-rungseffekt aus. Gleichzeitig erhöht sich der Körpersinn.

Schmerztoleranz

Zu Beginn der Hand- und Fußbehandlung sind Hände und Füße oft druckempfindlich. Trifft man auf eine empfindliche Stelle, sollte man den Druck mindern und tief atmen. Schmerz ist immer das Signal, dass Sie zu viel des Guten tun und letztendlich den ge-wünschten Effekt mindern. Denken Sie daran: Bälle sind unbelebte Objekte und können nicht aktiv Schmerzen zufügen. Nur Sie selbst können sich mit den Bällen wehtun. Meist ist der Druck, den Sie für angemessen halten, immer noch stärker als der ideale Druck.

Im folgenden Abschnitt beginnen Sie die Hand- und Fußbehandlung mit dem klei-nen Softball. Mit zunehmender Übung wird Ihnen die Eigenbehandlung immer leichter fallen, sodass Sie langfristige Ergebnisse im ganzen Körper wahrnehmen werden.

Variationen

Bei Verletzungen oder Krankheitsbildern wie Stressbrüchen, Plantarfasziitis oder Neu-romen bearbeiten Sie die Bereiche um die Verletzung herum, um das umliegende Gewebe zu rehydrieren und den Heilungsprozess ohne zusätzliche Reizung hervorzurufen. Sobald diese Stellen nicht mehr druckempfindlich sind, können Sie sie auch direkt behandeln. Verstehen Sie Schmerzen als Hinweis Ihres Körpers, mit leichterem Druck zu arbeiten oder um die betroffene Stelle herum zu arbeiten, bis der Körper Ihnen signalisiert, dass er für mehr bereit ist.

Bei Krankheitsbildern wie Morbus Dupuytren, Sklerodemie oder Rheuma sollten Sie anfangs die Behandlungsdauer jeder Technik verkürzen. Hier ist es auch besonders wichtig, vor und nach der Behandlung reichlich Wasser zu trinken.

▶ Mini-Softball-Handbehandlung

Vor dem Start

- Die folgenden Techniken können im Stehen oder Sitzen, am Tisch, Schreibtisch oder Boden ausgeführt werden. Wenn es bequemer ist, geht auch die Seitenlage.
- Ringe, Armbänder und Uhren vor der Behandlung ablegen.
- Oberkörper und Schultern entspannt halten.
- Mit gleichmäßigem und aushaltbarem Druck arbeiten, ohne das ganze Körpergewicht auf den Ball zu legen.

Nach der Griff-Beurteilung (Grip Assess) sollten Sie den Ist-Zustand und Ihr Körpergefühl gedanklich notieren. Nach der MELT-Session wiederholen Sie die Beurteilung, um die erzielten Veränderungen zu erspüren und auszuwerten.

Grip Assess – Griff-Beurteilung

▶ Einen kleinen Softball in eine Hand nehmen und 3- bis 4-mal so fest wie möglich zusammendrücken.

▶ Mit der anderen Hand wiederholen und geistig notieren, ob der Griff gleich stark ist oder stärker bzw. schwächer. Den Unterschied ebenfalls gedanklich notieren.

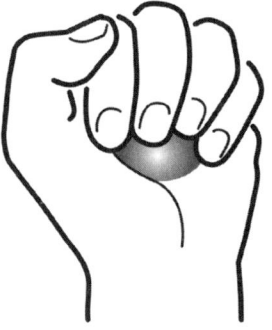

Gliding – Rolltechnik

▶ Den Softball auf einen Tisch oder eine andere plane Oberfläche legen.

▶ Mit der Innenfläche der rechten Hand den Ball mit gleichmäßigem Druck von Punkt 3 über den Handansatz zu Punkt 5 und wieder zurückrollen. Die Spitze des rechten Mittelfingers beim Rollen auf dem Tisch oder Boden aufstützen. 3 bis 4 zentrierte Atemzüge lang vor- und zurückrollen.

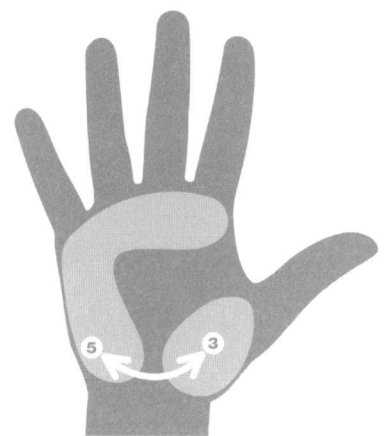

Shearing – Schertechnik

▶ Den Softball unter Punkt 3, das Daumenkissen der rechten Hand, legen und für 3 bis 4 zentrierte Atemzüge kleine Kreise damit ausführen. Den Ball langsam bewegen und das Daumenkissen in Ruhe behandeln, da sich hier oft Stressverklebungen ablagern.

▶ Das Shearing an der linken Hand wiederholen.

Rinsing Finger – Spülen der Finger

▶ Die linke Hand flach auf den Boden oder den Tisch legen. Mit der rechten Hand den Softball von den Grundgelenken zu den Nägeln über die linke Hand und die Zwischenräume der Finger führen (stimuliert auch Punkt 4 auf der Handaußenseite und rehydriert das Handgelenk, was Entzündungen und Schmerzen lindert).

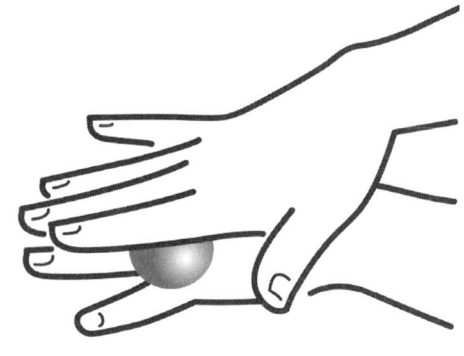

▶ Das Rinsing der Finger an der anderen Hand wiederholen.

Friktion – Reibungstechnik

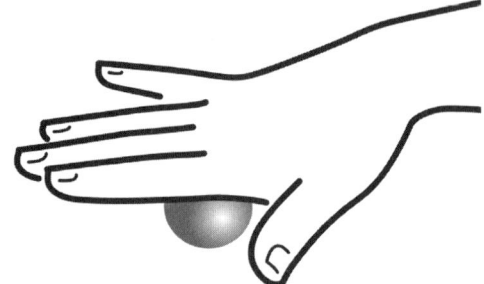

▶ Mit leichten, schnellen Bewegungen in alle Richtungen mit der Hand, allen Fingern und dem Handgelenk über den Ball reiben.

▶ Mit der anderen Hand wiederholen.

Grip Re-Assess – Griff-Wiederholungsbeurteilung

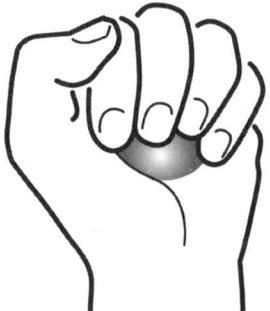

▶ Die Grifffestigkeit vor der Behandlung in Erinnerung rufen und den Grip Assess wiederholen. Den Softball in eine Hand nehmen und 3- bis 4-mal so fest wie möglich zusammendrücken. Mit der anderen Hand wiederholen. Ist der Griff jetzt fester und fällt leichter? Sind linke und rechte Seite ausgeglichener?

Veränderungen im Körper: Nach der Handbehandlung können beim Re-Assess insbesondere diese Veränderungen bemerkbar sein:

• Nacken, Kopf und Schultern sind entspannter.
• Fingergelenke und Handgelenke sind weniger steif und angespannt.
• Die Hände sind elastischer und fühlen sich leichter an.

◗ Mini-Softball-Fußbehandlung

Vor dem Start

- Bei der Behandlung die Füße direkt unter das Becken stellen und den Körper aufrecht halten. Den Kopf möglichst gerade halten und nicht zu den Füßen hinunterschauen. Nur mit dem Körpersinn erspüren, ob der Ball an der richtigen Position liegt.
- Wenn nötig, für besseres Gleichgewicht an einer Wand oder einem Stuhl abstützen. Falls die Fußbehandlung im Stehen zu schwer fällt, im Sitzen arbeiten.
- Nur mit aushaltbarem Druck arbeiten und nicht das ganze Körpergewicht auf den Ball legen. Bei Schmerzen den Druck verringern.

Nach dem Body Scan Assess sollten Sie den vorgefundenen Ist-Zustand und Ihr Körpergefühl gedanklich notieren. Nach der MELT-Session wiederholen Sie die Beurteilung, um die erzielten Veränderungen zu erspüren und auszuwerten.

Body Scan Assess – Ganzkörper-Beurteilung

◗ Aufrecht hinstellen. Die Füße stehen parallel und hüftbreit nebeneinander. Die Augen schließen und mit dem Körpersinn die Füße erspüren. Liegt auf einer Seite mehr Gewicht als auf der anderen? Spüren Sie auf einer Fußregion mehr Gewicht als auf der anderen?

◗ Mit dem Körpersinn die Beine nach oben abtasten. Sprung-, Knie- und Hüftgelenke wahrnehmen. Die Muskeln erspüren. Sind die Beine angespannt? Benötigt das Stehen viel Muskelkraft? Sind Oberschenkel- und Gesäßmuskeln angespannt? Versuchen Sie, diese zu entspannen, ohne den bequemen Stand aufzugeben. Angespannte Muskeln sind ein Zeichen dafür, dass das einfache Stehen zu viel Kraft kostet.

Positionspunkt-Drucktechnik

◗ Mit hüftbreiten Füßen aufrecht hinstellen. Den Softball vor dem Körper auf den Boden legen und den rechten Fuß mit Positionspunkt 1 daraufstellen.

◗ Den linken Fuß neben den rechten stellen und vorsichtig etwas Körpergewicht auf den Ball legen, sodass aushaltbarer Druck entsteht. Den Ball wieder etwas entlasten.

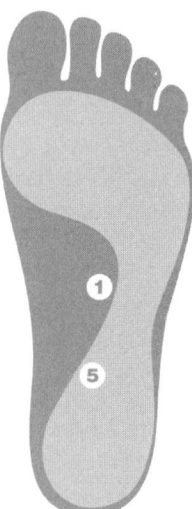

- Die Be- und Entlastung 2- bis 3-mal wiederholen, sodass der Druck leichter aushaltbar wird. Dabei gezielt in den Fuß atmen.

- Den linken Fuß zurücksetzen und das Körpergewicht darauf verlagern.

- Nun den Ball unter den Positionspunkt 5, vor dem Fersenbein, des rechten Fußes legen. Mit einem gezielten Atemzug diesen Punkt aushaltbar belasten.

Gliding – Rolltechnik

- Den Ball unter Positionspunkt 5, kurz vor der Ferse, legen. Fußballen und Zehen liegen auf dem Boden, die Ferse ist angehoben.

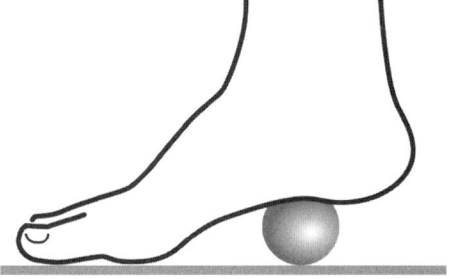

- Den Ball langsam vor der Ferse von links nach rechts und zurückrollen. Den Vorderfuß nicht abheben.

- Den Ball in Querbewegungen über die ganze Ferse nach hinten rollen und wieder vor bis zu Positionspunkt 5.

Shearing – Schertechnik

▶ Den Ball unter Positionspunkt 5 etwas stärker belasten und mit dem Fuß darauf hin- und herwackeln. Der Ball sollte sich kaum bewegen.

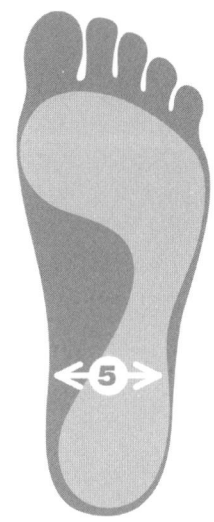

Rinsing – Spültechnik

▶ Den Ball unter Positionspunkt 2, direkt unter dem Großzehengrundgelenk, legen. In einer fließenden Bewegung mit gleichmäßigem, aushaltbarem Druck den Fuß bis zur Ferse darüberziehen. Den Fuß etwas hinter den Körper stellen, sodass die Gleitbewegung leichter gelingt und effektiver ist.

▶ Den Ball unter das nächste Zehengrundgelenk legen und erneut spülen.

▶ Immer in die gleiche Richtung spülen.

▶ Bei allen 5 Grundgelenken ausführen.

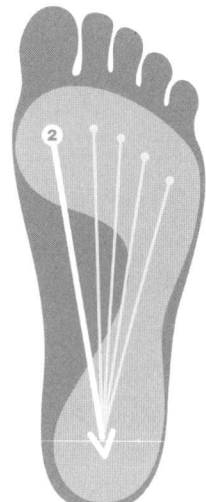

Friktion – Reibungstechnik

▶ Mit leichten, schnellen Bewegungen in alle Richtungen den Fuß und alle Zehen über den Ball reiben.

Body Scan Re-Assess – Ganzkörper-Wiederholungsbeurteilung

▶ Die Augen schließen und mit dem Körpersinn die behandelte Seite erfühlen. Den Fuß wahrnehmen. Fühlt er sich unterschiedlich zum anderen an? (Nicht überraschend – er wurde mit einem Ball massiert.)

▶ Die Beingelenke wahrnehmen. Es kann sein, dass das Bein mehr als Einheit und nicht zusammengesetzt aus einzelnen Teilen erscheint. Erspüren, ob Sie sich nun geerdeter fühlen.

▶ Danach alle Techniken mit dem anderen Fuß ausführen.

Finaler Body Scan Re-Assess – Finale Ganzkörper-Wiederholungs-beurteilung

▶ Die Augen schließen und mit dem Körpersinn die Füße am Boden spüren. Die Gelenke wahrnehmen. Fühlen sich jetzt beide Beine als integrierte Einheiten an? Ist die Erdung besser?

Veränderungen im Körper: Beim Re-Assess nach der Fußbehandlung können insbesondere diese Veränderungen feststellbar sein:

- Anspannungen und Schmerzen in Fuß, Knie, Hüfte und unterem Rücken haben abgenommen.
- Die Füße und Beine fühlen sich geschmeidiger und leichter an.
- Körpergleichgewicht und -stabilität sind besser, da der Autopilot sein GPS-Signal zum Körperschwerpunkt wiedergefunden hat.
- Die Fußgewölbe sind wieder ausbalanciert und haben mehr Spannkraft.

Teil 3

10 Vorbereitung der MELT-Praxis

D er MELT-Eigenbehandlungsplan führt Schritt für Schritt zu besserer Gesundheit. Die erste Woche beginnt mit dem Rebalance und der Hand- und Fußbehandlung. Diese Sequenzen verbessern den Körpersinn, stellen die Verbindung zum Autopiloten her und bringen den NeuroCore ins Gleichgewicht. Der Körper wird geerdet, Zwerchfellmotorik und Körperspannkraft werden verbessert. In der ersten Woche sollten Sie jede Sequenz zwei- bis dreimal durcharbeiten. Da MELT so sanft ist, können die Sequenzen jedoch auch täglich ausgeführt werden. Falls Sie in ärztlicher Behandlung sind oder bis vor Kurzem waren, lesen Sie bitte vor dem Start Kapitel 14.

In einem zweiten Schritt folgen die Rehydrate-Sequenzen für Oberkörper und Beine. Mit ihnen gelingt es, die durch Bindegewebsdehydration entstandenen Stressverklebungen direkt anzusprechen. Der Körper ist jetzt optimal auf die folgenden Release-Sequenzen vorbereitet, um im Nacken und unteren Rücken die Freiräume zu vergrößern. Die Hand- und Fußbehandlung steht jetzt mehrmals pro Woche im MELT-Programm.

Diese Vorbereitung ist ausreichend, um die Sequenzen zu MELT-Maps kombinieren zu können, welche die vier systemischen Auswirkungen der Stressablagerungen ansprechen. Die Sequenzen sollten jetzt so weit vertraut sein, dass die bereits erzielten Veränderungen mit den kürzeren 10-Minuten-Maps aufrechterhalten werden können. Für größere Zeitfenster gibt es die längeren Maps mit 15 bis 20 Minuten. Für eine vollständige Session können jederzeit die Maps für Oberkörper und Beine angeschlossen werden, was ich einmal pro Woche (oder öfter) empfehle.

Für das erste MELT-Programm sollten Sie dreimal wöchentlich zehn Minuten einplanen. Vergessen Sie dabei nicht, dass die Eigenbehandlung »Neuland« ist. Mit jeder weiteren Sequenz beginnt ein neuer Lernprozess. Seien Sie nicht zu ungeduldig, und lassen Sie sich Zeit, die Moves zu lernen. Hier gilt ausnahmsweise der Spruch »Je öfter, desto besser«, damit Sie irgendwann nicht mehr ins Buch blicken müssen, um die Bewegungen korrekt auszuführen.

▶ Der erste Eigenbehandlungsplan

Die erste MELT-Woche konzentriert sich auf die Hand- und Fußbehandlung mit dem Softball und die Rebalance-Sequenz in diesem Kapitel. Sie sind als MELT-Grundlagen der beste Start in die Eigenbehandlung und bleiben Teil jeder MELT-Map. Später kommen die Rehydrate-Sequenzen für Oberkörper und Beine (Kapitel 11) und die Release-Sequenzen für Nacken und unteren Rücken (Kapitel 12) dazu. In vier bis fünf Wochen sind alle grundlegenden MELT-Moves so vertraut, dass MELT-Maps mit zehn, 15 und 20 Minuten Dauer folgen können.

▶ Vor dem Start

Die folgenden Hinweise und Vorsichtsmaßnahmen sind vor der ersten Eigenbehandlung zu beachten:

Der richtige Zeitpunkt für MELT

Anfangs ist eine Stunde vor dem Zubettgehen der günstigste Zeitpunkt für MELT, insbesondere bei chronischen Schmerzen. Dies kurbelt die Selbstheilungskraft und den Wiederherstellungsregulator des Körpers an und bringt erholsamen Schlaf. Der Autopilot kann sich »wiederaufladen«, und der Effekt der MELT-Session ist optimal.

Falls Sie abends keine Zeit aufbringen können und auch keine chronischen Schmerzen oder andere Symptome haben, ist die Session auch morgens möglich oder vor bzw. nach körperlicher Aktivität oder dem Training. Wichtig ist, dass Sie beim Erlernen der Methode gut vorankommen und sich Zeit für sich selbst nehmen, damit Sie bald mit mehr Energie und weniger Schmerzen die Dinge genießen können, die Sie gerne tun.

Immer »in Verbindung gehen«

Vergessen Sie nicht, nach jeder Sequenz in Verbindung zu gehen. Starten Sie immer mit dem Assess, um den Ist-Zustand des Körpers wahrzunehmen und zu protokollieren. Nach der MELT-Session erspüren Sie die Veränderungen. Dadurch startet der Autopilot mit einem Reset effizienter und ausgeglichener durch und stellt sich neu auf den veränderten Körperschwerpunkt ein.

Ohne die Reconnect-Routinen nehmen Sie sich die Möglichkeit, die Verbindung zwischen dem Autonomen Nervensystem und dem Bindegewebssystem wiederherzustellen. Dies ist jedoch *die* Chance, die Ursache der vier Auswirkungen von Stressverklebungen anzugehen, und, zumindest anfangs, die Kontrollmöglichkeit dafür, ob Sie MELT richtig ausführen. Zudem ermöglicht Ihnen der Reconnect, Ihre persönlichen Fortschritte zu verfolgen.

Den Körpersinn einsetzen

Mit dem Körpersinn zu arbeiten erfordert Übung. Oft herrscht Unsicherheit darüber, was genau man im Körper spürt. Das liegt daran, dass dieser Sinn erst erschlossen werden muss, und das ist auch der beste Weg dahin, ihn gewinnbringend einsetzen zu können!

Anfangs ist die Versuchung groß, den Körper zu berühren, um festzustellen, was man fühlt. Dafür sollte man jedoch allein den Körpersinn benutzen, um den Autopiloten zu unterstützen. Wenn Sie sich nicht sicher sind, was Sie fühlen, notieren Sie dies als Beurteilung. Nach der Behandlung machen Sie dann die Wiederholungsbeurteilung.

Nehmen Sie sich in der Eigenbehandlung Zeit zu hinterfragen, was Sie fühlen. Wenn die Antwort »Nichts« ist, schadet es nicht, noch langsamer und mit weniger Druck zu arbeiten. Ist man mit dem Körpersinn noch nicht sehr vertraut, besteht die Tendenz, den Druck zu erhöhen, um mehr zu fühlen. An druckempfindlichen Stellen gehen Sie behutsam vor, mit kleinstmöglicher Verweildauer, und ohne die »Gastfreundschaft« des Gewebes überzustrapazieren.

Ohne Schmerz arbeiten

Der Körpersinn notiert positive Veränderungen durch MELT. Genauso wichtig ist es, auf Schmerzsignale zu achten. Weder während noch nach einer MELT-Session sollten Schmerzen auftreten. Passiert dies dennoch, ist das ein Hinweis darauf, dass Sie während der MELT-Session zu viel des Guten getan haben. Die Bewegungen sind eventuell zu schnell oder der Druck zu hoch, insbesondere anfangs. Arbeiten Sie langsamer und mit mehr Muße. Falls sich vorhandene Schmerzen nach der MELT-Behandlung verschlimmern, zeigt das ebenfalls, dass die Behandlungsdauer kürzer und der Druck weniger stark sein sollte (oder ist ein Hinweis darauf, dass der Schmerz mit MELT nichts zu tun hatte).

Weniger ist mehr

Egal, wie gut Sie MELT beherrschen und wie gut es sich anfühlt: Zehn Minuten sind die maximale Zeitlänge, die eine Körpermasse mit der Rolle druckbelastet werden darf. Falls der Move oder die Sequenz noch nicht fertig ist, unterbrechen Sie mit einem Re-Assess ohne Rolle und beenden danach die Session auf der Rolle. Bindegewebe und Nervensystem reagieren schnell, wenn Sie zügig Druck aufbauen und entlasten. Wenn dies zu lange dauert, bleibt die Sequenz wirkungslos.

Ergebnisse aufzeichnen

Beim Assess und Re-Assess fällt ziemlich schnell auf, dass gewisse Ungleichgewichte immer wieder auftreten und dass MELT diese Probleme verbessert. Achten Sie darauf, was Sie zu Beginn der MELT-Session fühlen – und was danach. Mit der Zeit stellen Sie wahrscheinlich fest, dass die Eigenbehandlung wichtige Veränderungen hervorruft, die über die reine Schmerzerleichterung hinausgehen. Dies zu protokollieren kann sehr motivierend sein.

Veränderungen im Körper: Wenn Sie MELT in den Tagesplan einbauen, sind diese Veränderungen häufig:

- Sie schlafen besser.
- Sie fühlen sich körperlich wohler.
- Ihr Energielevel und Ihre Laune verbessern sich.
- Körpergleichgewicht und Geschmeidigkeit werden besser.

Vielleicht wollen Sie mit MELT eine Menge Dinge verbessern: Nackenschmerzen oder Durchschlafschwierigkeiten, Verdauungs- oder Gewichtsprobleme. Denken Sie einen Augenblick darüber nach, welches Ihre Themen sind, und behalten Sie sie bei Ihrer MELT-Arbeit im Auge.

Wenn sich keine sofortigen Veränderungen einstellen, trinken Sie mehr Wasser und machen Sie mit MELT weiter. Mit Geduld und Ausdauer sollten innerhalb von zwei Wochen die ersten Veränderungen feststellbar sein.

▶ Wasser trinken!

Für optimale und nachhaltige Ergebnisse ist es essenziell, vor und sofort nach jeder MELT- Session Wasser zu trinken. 250 Milliliter sollten es jeweils mindestens sein. MELT zieht viel Flüssigkeit in das Gewebe. Den Körper ausreichend mit Flüssigkeit zu versorgen ist daher unerlässlich, um das Bindegewebe rehydrieren zu können.

Kleine Mengen Wasser, über den Tag verteilt getrunken, erhöhen zusätzlich die Körpereffizienz. Mit 30 bis 35 Millilitern pro Kilogramm Körpergewicht liegen Sie richtig; bei einem 60 Kilogramm schweren Menschen sind das also 1,8 bis zwei Liter pro Tag. Das ist die Mindestmenge, die der Körper benötigt, um sich in einen gesünderen, schmerzfreien Zustand zu bringen. Essen Sie zusätzlich wasserhaltige, nährstoffreiche Lebensmittel wie Obst und Gemüse, und streichen Sie zuckerhaltige und verarbeitete Lebensmittel weitgehend aus dem Speiseplan. Sie begünstigen Entzündungen und belasten den Körper. Hilfreich ist ein tägliches Ernährungs- und Bewegungsprotokoll, über das sich herausfinden lässt, welche Lebensmittel oder Aktivitäten dem Körper zuträglich sind und welche nicht.

Ich empfehle, während einer Mahlzeit nicht viel Wasser zu trinken, sondern besser eine Stunde vor dem Essen sowie danach. Wenn Sie sich angewöhnen, regelmäßig kleine Mengen Wasser zu trinken, werden Sie feststellen, dass viele Hungerattacken zwischen den Mahlzeiten einfach Anzeichen für Durst waren.

▶ Spezielle Umstände

Wenn Sie derzeit in ärztlicher Behandlung sind, können Sie MELT mit Erlaubnis des Arztes praktizieren. Als Begleitung zur Physiotherapie oder zu Rehabilitationsmaßnahmen ist MELT ideal.

Die erste MELT-Woche mit Hand- und Fußbehandlung und den Rebalance-Sequenzen ist für jede Konstitution geeignet. Für die folgenden Fälle gelten hinsichtlich der zweiten und aller folgenden MELT-Wochen jedoch individuelle Richtlinien und Abwandlungen:

- Schmerzen aufgrund von Traumata, Verletzungen oder Operationen
- Ärztlich diagnostizierte Funktionsstörungen und Krankheiten
- Schwangerschaft und Wochenbett

Eine genaue Übersicht über Beschwerden, die eine angepasste Herangehensweise erfordern, finden Sie in Kapitel 14, »MELT als begleitende Eigenbehandlung«.

◗ Auf die Plätze, fertig, MELT!

Fangen Sie MELT mit der Grundlage aller MELT-Eigenbehandlungspläne an: der Rebalance-Sequenz und der Hand- und/oder Fußbehandlung abends bis zu einer Stunde vor dem Schlafengehen. Führen Sie die Sequenzen zunächst einzeln durch und erst dann in Kombination, wenn Sie sich in den Techniken sicherer fühlen. Jede Sequenz sollte zwei- bis dreimal pro Woche drankommen, oder aber auch täglich, da MELT sehr sanft ist.

Sequenz – Rebalance

Führen Sie die Sequenz an einem ruhigen Ort durch, der es Ihnen erlaubt, sich ganz auf sich zu konzentrieren.

Rest Assess	3-D-Stufenatmung
Sanftes Schaukeln	3-D-Atmung
Beckenschaukel	Rest Re-Assess

Rest Assess

▶ Auf den Rücken legen. Arme und Beine sind ausgestreckt und entspannt, die Handflächen zeigen nach oben. Ruhig atmen und den Körper in den Boden sinken lassen. Die Augen schließen. Einen Moment innehalten und spüren, was Sie fühlen. Die Körperstellung dabei nicht ändern und den Körper nicht berühren – einfach wahrnehmen.

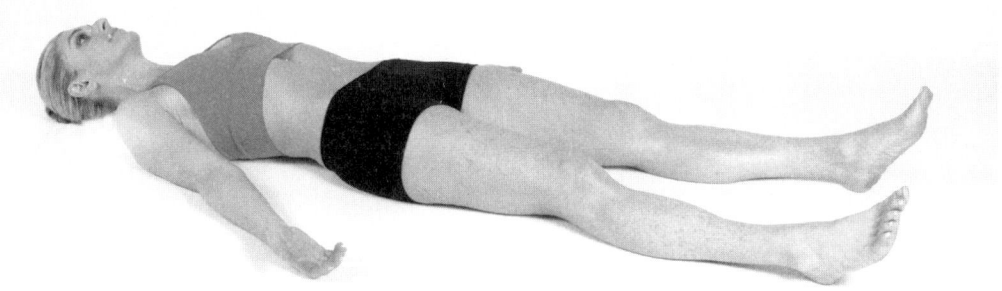

▶ Den Oberkörper erspüren. Die Rippen liegen idealerweise auf dem Boden, die Arme sind gleichmäßig schwer. Liegen die Rippen im oberen und mittleren Rückenbereich am Boden, oder ist der Rand eines oder beider Schulterblätter fühlbar?

▶ Den Nabel als Bezugspunkt erspüren: Hebt sich der Rücken vom Nabel bis zu den Schulterblättern etwas vom Boden ab? Idealerweise liegt dieser Bereich entspannt am Boden. Nur der untere Rücken ab dem Nabel hat keinen Bodenkontakt.

▶ Das Becken erspüren. Idealerweise fühlen sich beide Gesäßhälften am Boden gleich schwer an. Liegt das Steißbein anstelle des Gesäßes auf, oder ist eine Gesäßhälfte schwerer als die andere? Die Gewichtsverteilung wahrnehmen.

▶ Den Autopiloten evaluieren. Den Körper gedanklich längs in zwei Hälften teilen. Liegt eine Seite besser auf dem Boden? Erscheint eine Seite schwerer oder länger?

▶ Tief einatmen und fühlen, welche Bereiche des Oberkörpers sich weiten, wenn sich die Lunge mit Luft füllt. Bewegt sich der Bauch? Die Rippen? Beides? Wahrnehmen, was sich bewegt und was nicht.

Für viele mag es eine Weile her sein, dass sie sich das letzte Mal in Rückenlage auf den Boden legen mussten. Gut ist, dass man das für jede Session nur einmal tun muss. Da MELT die Körperbeweglichkeit verbessert, fallen Hinlegen und Aufstehen jedes Mal leichter.

Wer sich noch nicht zutraut, in Rückenlage zu arbeiten, kann die Rebalance-Sequenz im Stehen ausführen. Die Rolle dazu gegen eine Wand drücken. Durch diese Abwandlung und mit der Hand- und Fußbehandlung wird der Körper für die Rebalance-Sequenz auf dem Boden vorbereitet. Achten Sie auf die Signale Ihres Körpers, und arbeiten Sie in Ihrem individuellen Tempo. Sie werden feststellen, dass MELT es wert ist, sich dafür auf den Boden zu legen!

Sanftes Schaukeln

▶ Auf ein Ende der Rolle setzen. Die Füße stehen hüftbreit flach am Boden, die Knie sind angewinkelt.

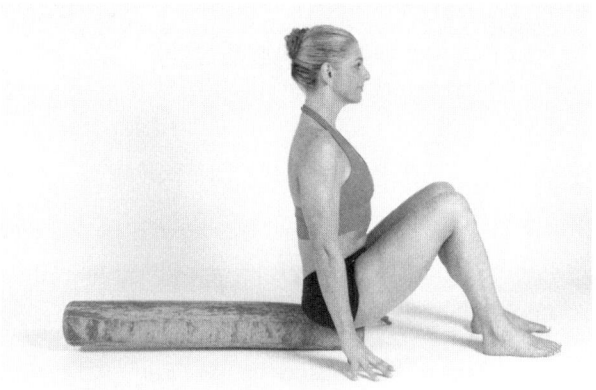

▶ Für zusätzliche Unterstützung Handtücher, Kissen oder Polster links und rechts neben die Rolle legen.

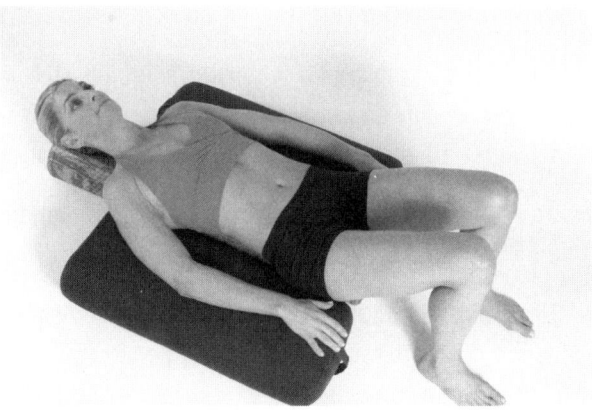

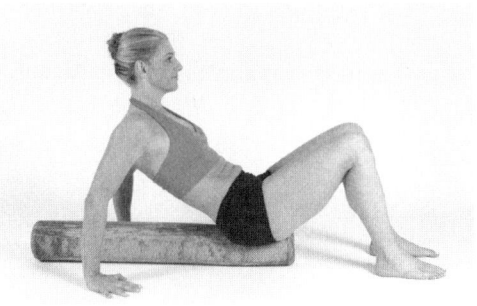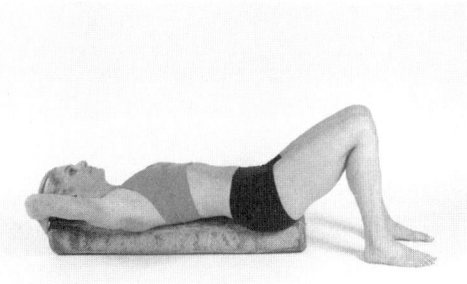

- Mit den Händen am Boden abstützen und langsam nach hinten über die Länge der Rolle abrollen.

- Mit der Hand überprüfen, ob der Oberkopf ganz auf der Rolle aufliegt. Wenn nicht, mit dem Becken näher zu den Knien rutschen und für den Kopf Platz schaffen. Die Füße stehen hüftbreit nebeneinander fest am Boden.

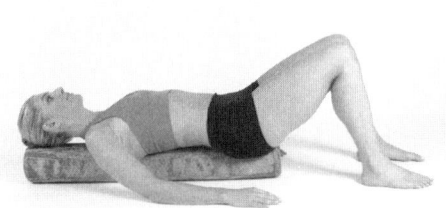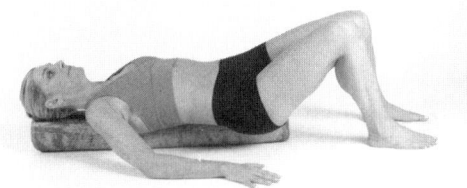

- Die Arme seitlich am Boden ablegen.

- Den Körper sanft von links nach rechts und zurück schaukeln, etwa 30 Sekunden. Dabei deutlich spüren, wie der Körper fällt und wieder aufgefangen wird. Diese Zeit benötigen Autopilot und NeuroCore, um zur Unterstützung, zum Schutz und zur Stabilisierung aktiv zu werden.

- In einer ausbalancierten Position auf der Rolle zur Ruhe kommen.

- Erspüren, was Sie fühlen: Wirkt der Körper sehr instabil? Lässt sich das Körpergewicht leichter auf die eine als auf die andere Seite verlagern?

Beckenschaukel

▶ Die Hände flach auf die Beckenoberseite legen. Die Fingerspitzen liegen am Schambein, die Handballen am vorderen Hüftknochen.

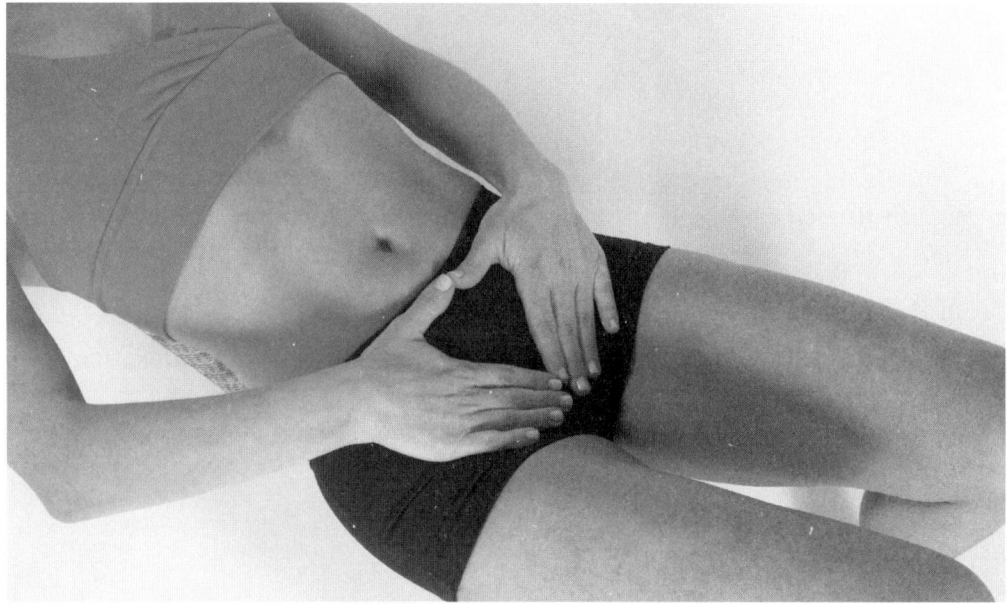

▶ Das Becken langsam nach oben ziehen. Rippen und Füße bleiben unverändert. Fühlen,
wie die Wirbelsäule sich flach auf der Rolle streckt, das Schambein sich nach oben
bewegt und die Handballen schwerer werden.

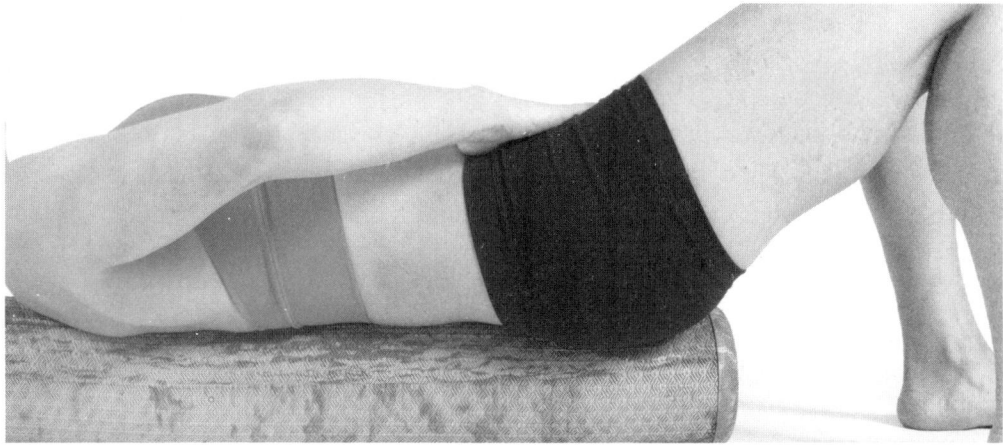

▶ Das Becken langsam nach unten kippen. Spüren, wie das Steißbein sich zur Rolle bewegt, der untere Rücken sich wölbt, das Schambein sich vom Bauchnabel wegbewegt und die Fingerspitzen schwerer werden.

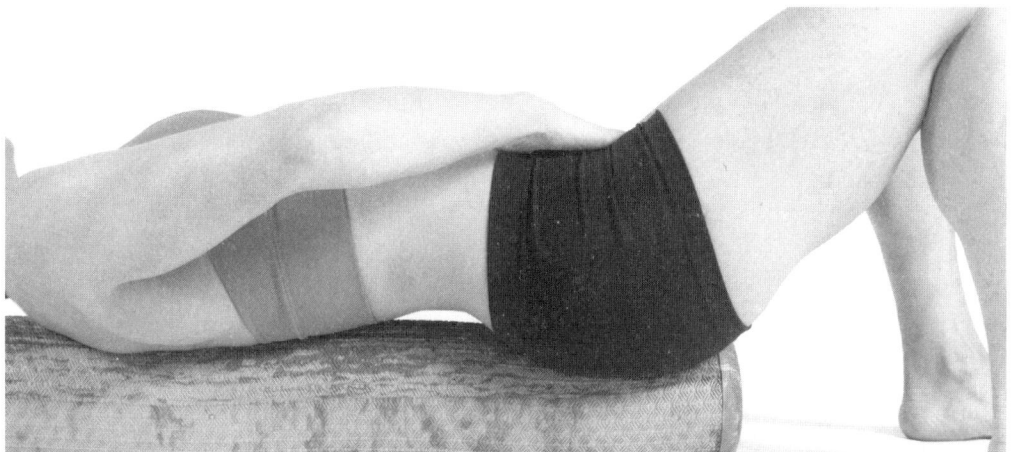

Die Rippen bleiben unbewegt und heben sich nicht. Der untere Rücken geht leicht nach oben.

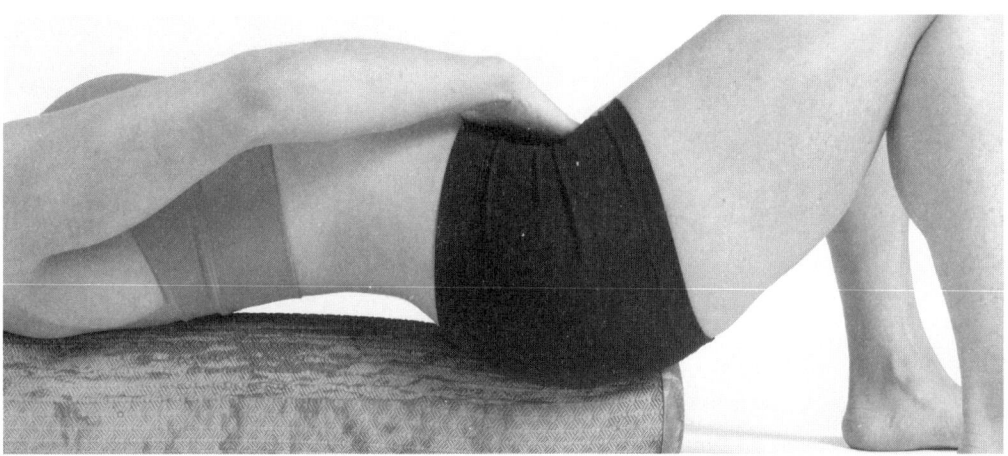

▶ Die Beckenschaukel langsam 4- bis 5-mal wiederholen.

Für die Beckenbewegung nicht die Gesäßhälften zusammenkneifen, die Hüften abheben oder mit den Füßen in den Boden drücken. Bei korrekter Ausführung ist die Bewegung sehr klein.

3-D-Stufenatmung

▶ Das Becken in eine entspannte, neutrale Stellung bringen. Der untere Rücken ist dabei leicht gewölbt und von der Rolle abgehoben. Rippen und Becken bleiben schwer liegen. Die Haltung während der ganzen Sequenz beibehalten.

▶ Den Oberkörper als einen Kasten mit sechs Seiten vorstellen: vorne und hinten, links und rechts, oben und unten. Eine Hand auf die Brust und die andere auf den Bauch über den Bauchnabel legen. Die Hände liegen auf der Körpervorderseite, die Rolle auf der Rückseite.

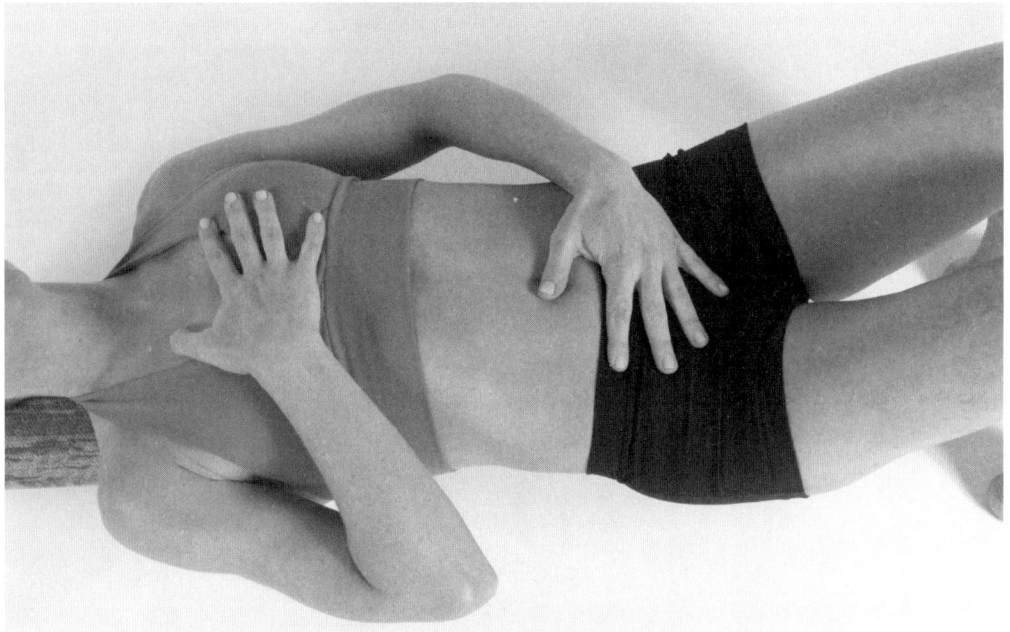

▶ 4- bis 5-mal zwischen Körpervorderseite und -rückseite ein- und ausatmen, dabei das Zwerchfell beim Einatmen nach vorne und hinten weiten. Die Atemzüge müssen nicht sehr tief sein. Darauf achten, das Zwerchfell nur in die zwei Richtungen zu dehnen.

▶ Die Hände seitlich auf die breiteste Stelle des Brustkorbs unterhalb der Achseln legen. 4- bis 5-mal ein- und ausatmen und dabei das Zwerchfell nach links und rechts zwischen den Händen weiten. Die Breite des Atemzugs und die leichte Bewegung von Händen und Rippen zur Seite erspüren. Die Bewegung ist sehr klein.
(Siehe Foto rechts oben.)

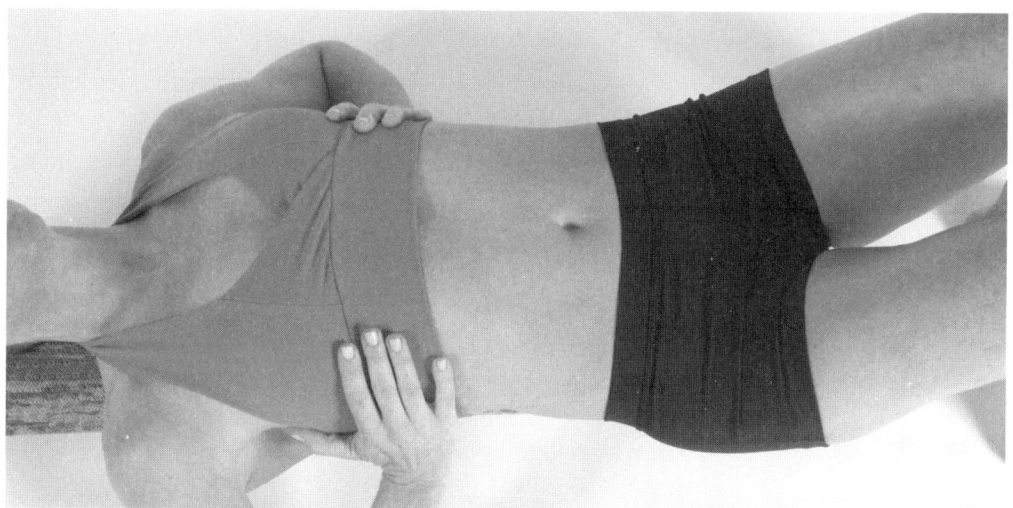

▶ Eine Hand an das Schlüsselbein unter die Kehle legen, die andere auf das Schambein am Unterbauch. Ein paarmal zwischen die Hände atmen und dabei das Zwerchfell bis zum Becken hinab weiten, während die Lunge sich bis zum oberen Rand des Schlüsselbeins mit Luft füllt. Den Atem bis zum Beckenboden hinunter und bis zum oberen Lungenrand hinauffließen lassen. Dabei die gesamte Länge des Atemzugs spüren.

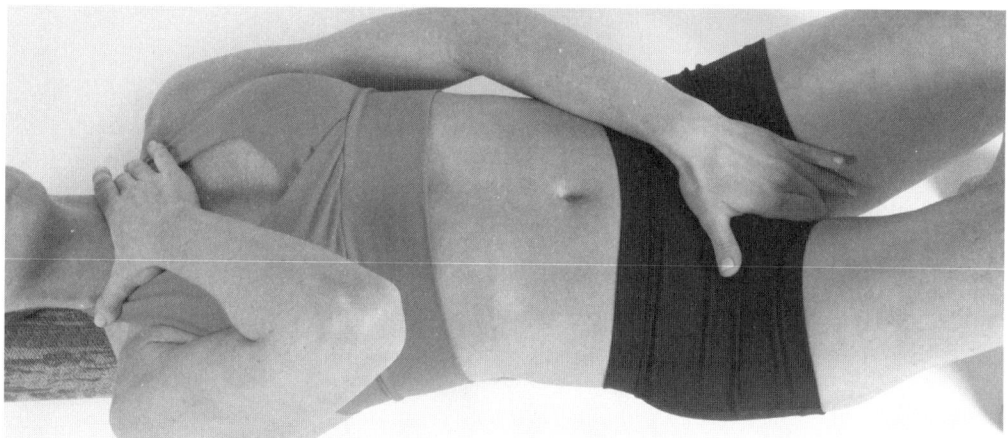

▶ Spüren, ob sich der Körper bei den Atemzügen in die verschiedenen Richtungen bewegt oder ob die Rolle etwas schaukelt. Dies ist ein guter Hinweis dafür, dass der Autopilot in den Reset-Modus geht und das GPS-Signal zum Körperschwerpunkt gefunden hat.

3-D-Atmung

▶ Beide Hände auf den Bauch legen und einen tiefen, dreidimensionalen Atemzug in alle sechs Rumpfseiten machen. Das Ausatmen mit einem hörbaren H-, Schhh- oder S-Laut begleiten, um die reflexartige Aktion im tiefen Bauchraum besser zu spüren. Die zylindrische Kontraktion erspüren, die bei der aktiven Ausatmung sanften Seitendruck auf Wirbelsäule, Beckenboden und Organe ausübt.

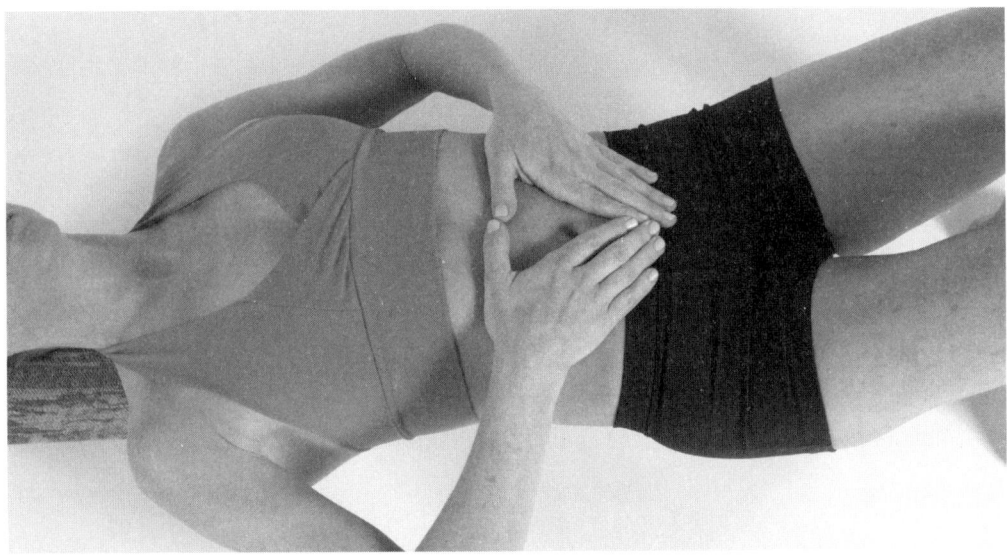

▶ 3- bis 4-mal wiederholen. Dann probieren, ob der Atemreflex auch ohne aktives, lautes Ausatmen, nur mit dem Körpersinn spürbar ist. Dabei mit der natürlichen Ausatmung beginnen und bewusst in den subtileren Atemprozess hineindenken.

▶ Langsam von der Rolle lösen. Dafür die Hände auf den Boden legen, ein Bein ausstrecken und auf derselben Seite von der Rolle rutschen, zuerst mit dem Becken, dann mit Brustkorb und Kopf.

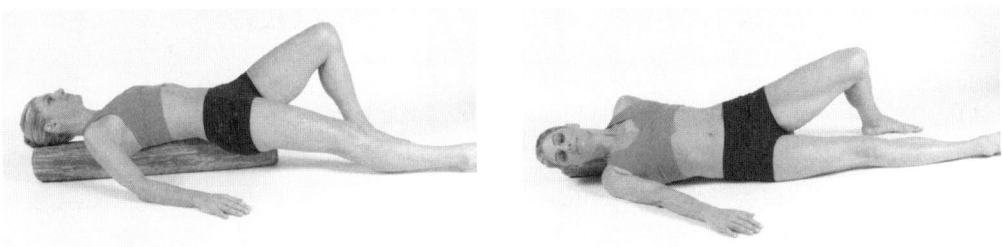

Rest Re-Assess – Ruhe-Wiederholungsbeurteilung

▶ Auf den Boden legen. Arme und Beine sind wie zuvor lang und entspannt, die Handflächen zeigen nach oben. Ruhig atmen und den Körper in den Boden sinken lassen. Die Augen schließen und den Re-Assess beginnen.

▶ Mit dem Körpersinn wahrnehmen, ob der Oberkörper nun entspannter ist. Liegen die Rippen schwerer am Boden? Das Becken wahrnehmen. Liegen die Gesäßhälften schwerer und gleichmäßiger auf?

▶ Den Autopiloten untersuchen. Dafür den Körper gedanklich längs in zwei Hälften teilen. Fühlen sich beide Seiten gleichmäßig an? Ist der Unterschied zwischen ihnen kleiner geworden?

▶ Zum Schluss tief einatmen und erspüren, welche Bereiche des Oberkörpers sich dehnen, wenn sich die Lunge mit Luft füllt. Ist die Bewegung jetzt größer? Fällt die tiefe Einatmung leichter?

▶ Wenn einige dieser Veränderungen spürbar sind, hat der Körper mit der Ausbalancierung begonnen.

Sequenz – Softball-Fußbehandlung

Body Scan Assess	Rinsing
Assess Autopilot	Friktion
Druckbehandlung Positionspunkt	Body Scan Re-Assess
Gliding	Finaler Body Scan Re-Assess
Shearing	Re-Assess Autopilot

Body Scan Assess

▶ Aufrecht hinstellen. Die Füße stehen parallel und hüftbreit nebeneinander. Die Augen schließen und mit dem Körpersinn die Füße erspüren. Liegt auf einer Seite mehr Gewicht als auf der anderen? Scheint auf einer bestimmten Fußregion verstärkt Gewicht zu lasten?

▶ Mit dem Körpersinn die Beine nach oben abtasten. Die Sprunggelenke wahrnehmen, die Knie und die Hüften. Die Muskeln erspüren. Sind die Beine angespannt? Benötigt das Stehen viel Muskelkraft? Sind Oberschenkel- und Gesäßmuskeln angespannt? Versuchen, diese zu entspannen, ohne den bequemen Stand aufzugeben. Angespannte Muskeln sind ein Zeichen dafür, dass das einfache Stehen zu viel Kraft kostet.

Assess Autopilot

▶ Die Augen sind geschlossen, die Beine entspannt. Alle Zehen vom Boden abheben und 3-mal ein- und ausatmen.

▶ Mit der letzten Ausatmung die Zehen ablegen. Wenn Sie dabei nach vorne kippen, ist das ein Zeichen dafür, dass der Autopilot den Körperschwerpunkt nur schwer finden kann.

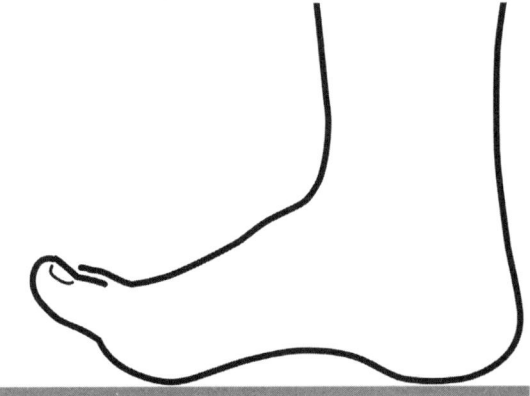

▶ Die gleiche Beurteilung mit offenen Augen durchführen und spüren, ob die Vorwärtsneigung nachlässt, wenn das Sehvermögen das Gleichgewicht unterstützt.

Nach dem Assess die Fußbehandlungstechniken erst bei dem einen Fuß, dann bei dem anderen anwenden.

Druckbehandlung Positionspunkt

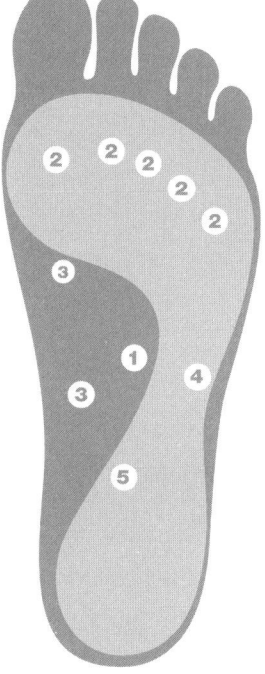

▶ Aufrecht hinstellen, die Füße hüftbreit nebeneinander. Den Softball vor dem Körper auf den Boden legen und den rechten Fuß mit Positionspunkt 1 darauf platzieren.

▶ Den linken Fuß neben den rechten stellen und vorsichtig etwas Körpergewicht auf den Ball legen, sodass ein aushaltbarer Druck entsteht. Den Ball wieder etwas entlasten.

▶ Die Be- und Entlastung 2- bis 3-mal wiederholen, bis der Druck leichter aushaltbar wird. Dabei gezielt in den Fuß atmen.

▶ Den linken Fuß einen Schritt nach hinten setzen und das Körpergewicht darauf verlagern.

▶ Den rechten Fuß mit Positionspunkt 2, unter dem Großzehengrundgelenk, auf den Ball stellen. Sanft nach vorne schaukeln, um aushaltbaren Druck auf den Punkt zu erzeugen.

▶ Auf die Ferse stellen, um den Ball zu entlasten und ihn unter das nächste Zehengelenk schieben zu können. Hier wieder nach vorne schaukeln und den Punkt belasten. Alle Zehengelenke (2) auf diese Weise durcharbeiten. Dann die Behandlung bei den Positionspunkten 3, 4 und 5 wiederholen.

Gliding

▶ Den Ball unter den Positionspunkt 5, kurz vor der Ferse, legen. Fußballen und Zehen liegen auf dem Boden, die Ferse ist angehoben.

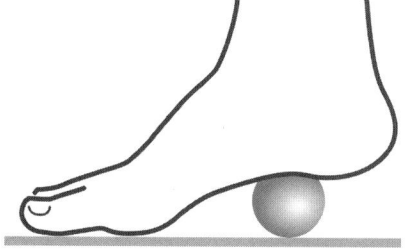

▶ Den Ball langsam vor der Ferse von links nach rechts und zurückrollen. Der Vorderfuß bleibt dabei auf dem Boden.

▶ Den Ball in Querbewegungen über die ganze Ferse nach hinten rollen und wieder vor bis zu Positionspunkt 5.

Shearing – Schertechnik

▶ Den Ball unter Positionspunkt 5 etwas stärker belasten und mit dem Fuß darauf hin- und herwackeln. Der Ball sollte sich kaum bewegen.

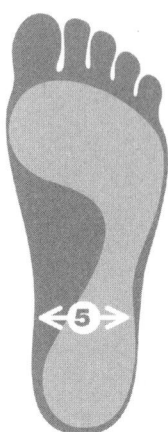

Rinsing

▶ Den Ball unter Positionspunkt 2, direkt unter dem Großzehengrundgelenk, legen.

▶ Mit der Ferse am Boden den Ball mit gleichmäßigem, sanftem Druck quer über die Zehengrundgelenke bis zur Fußaußenseite führen. Den Fuß anheben und vom Startpunkt aus die Bewegung noch 2-mal wiederholen.

Immer in die gleiche Richtung spülen.

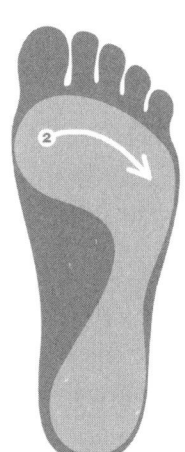

▶ Den Ball wieder unter Punkt 2, unter dem Großzehengrundgelenk, legen. In einer fließenden Bewegung mit gleichmäßigem, aushaltbarem Druck den Fuß bis zur Ferse darüberziehen. Den Fuß etwas hinter den Körper stellen, sodass die Gleitbewegung leichter gelingt und effektiver ist.

▶ Den Ball unter das nächste Zehengrundgelenk legen und auf die gleiche Weise spülen.

▶ Das Rinsing bei allen fünf Grundgelenken anwenden.

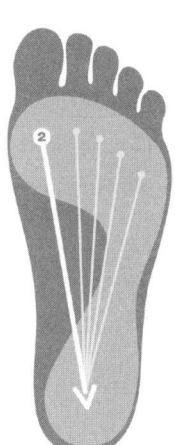

Friktion

▶ Mit leichten, schnellen Bewegungen in alle Richtungen den Fuß und alle Zehen über den Ball reiben.

Body Scan Re-Assess

▶ Die Augen schließen und mit dem Körpersinn die behandelte Seite erfühlen. Den Fuß wahrnehmen. Fühlt er sich unterschiedlich zum anderen an?

▶ Die Beingelenke wahrnehmen. Es kann sein, dass das Bein mehr als Einheit und nicht aus mehreren Teilen zusammengesetzt erscheint. Erspüren, ob die Erdung nun besser ist. Falls genug Platz ist, ein paar Schritte machen und den Unterschied zwischen linker und rechter Körperseite wahrnehmen.

▶ Jetzt alle Techniken am anderen Fuß ausführen.

Finaler Body Scan Re-Assess

▶ Die Augen schließen und mit dem Körpersinn die Füße am Boden spüren. Die Gelenke wahrnehmen. Fühlen sich jetzt beide Beine als integrierte Einheiten an? Ist die Erdung besser?

Re-Assess Autopilot

▶ Die Augen schließen und die Zehen nochmals vom Boden abheben. Beim Ablegen der Zehen spüren, ob der Körper sich dabei weniger neigt als zuvor. Die Fußbehandlung mit dem Softball verbessert die Verbindung zwischen Autopilot und dem Körperschwerpunkt.

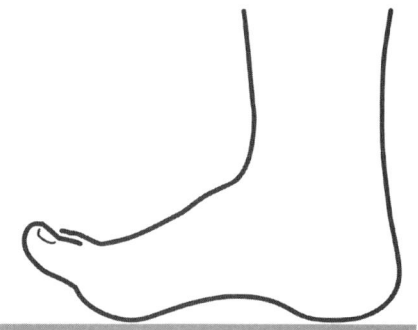

Sequenz – Softball-Handbehandlung

Assess Handgelenk	Shearing
Assess Griff	Rinsing
Druckbehandlung Finger	Rinsing Finger
Druckbehandlung Positions-	Friktion
punkt	Re-Assess Handgelenk
Gliding	Re-Assess Griff

Assess Handgelenk

▶ Ellbogen und Handgelenke aneinanderlegen.

▶ Die Hände öffnen, sodass die Handflächen zur Decke zeigen. Die Hände sollten idealerweise eine T-Form bilden. Eine Y-Form oder ein gekrümmter kleiner Finger sind ein Zeichen dafür, dass Dehydration vorliegt und unnötige Spannung von den Fingern bis in den Nacken und die Schultern zieht. Dies kann Schmerzen, Steifheit und schlechte Körperhaltung mitverursachen.

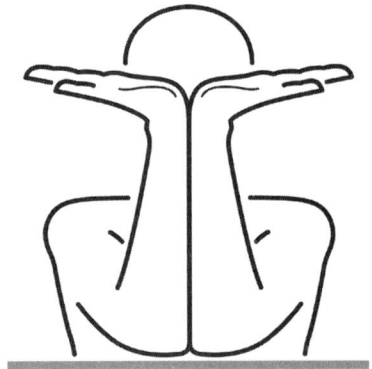

Assess Griff

▶ Einen kleinen Softball in eine Hand nehmen und 3- bis 4-mal so fest wie möglich zusammendrücken.

▶ Den Ball in die andere Hand nehmen und wahrnehmen, ob der Griff hier gleich stark ist oder in einer von beiden Händen stärker. Den Unterschied gedanklich notieren.

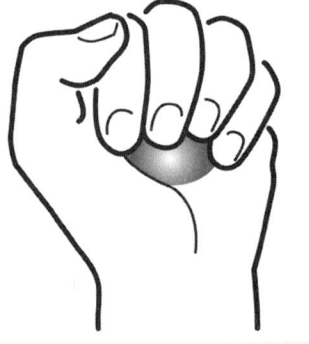

Druckbehandlung Finger

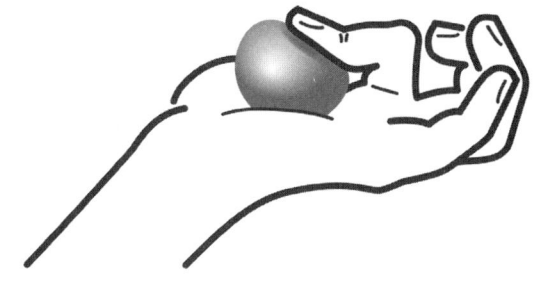

- Den Ball in eine Handfläche legen. Die Fingerbeere des Zeigefingers dieser Hand oben auf den Ball legen. Bei Schwierigkeiten, den Ball in dieser Position zu halten, die andere Hand zu Hilfe nehmen.

- Den Ball mit dem Zeigefinger zusammendrücken.

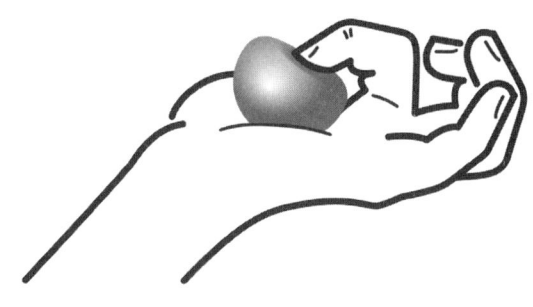

- Den Ball entlasten und nun die Fingerspitze auf den Ball setzen. Den Ball erneut mit sanftem Druck zusammenpressen.

- Den Ball je 4-mal mit der Fingerbeere und der Fingerspitze zusammendrücken.

- Den Ball in der Handfläche etwas versetzen und den Mittelfinger darauflegen.

- Das Beugen und Strecken auf dem Ball je 4-mal mit jedem Finger, einschließlich dem Daumen, durchführen.

- Die Behandlung an den Fingern der anderen Hand wiederholen.

  Falls es schwerfällt, die Finger einzeln zu bewegen, können auch zwei Finger auf den Ball gelegt werden. Beim Ausprobieren der Technik kann, falls nötig, auch die andere Hand mithelfen, die Fingergelenke zu beugen und zu strecken.

Druckbehandlung Positionspunkt

▶ Den Ball auf einen Tisch oder eine andere ebene, harte Oberfläche legen. Alle rechts abgebildeten Punkte der Hand auf den Ball drücken, dabei mit Positionspunkt 1 beginnen. Aushaltbaren Druck erzeugen und gezielt in den Punkt atmen. Mit der anderen Hand den Druck eventuell sanft verstärken.

▶ Nun ab dem Zeigefinger Punkte 2 bis 5 komprimieren. Bei jedem Punkt gezielt ein- und ausatmen, bevor die Hand abhebt und zum nächsten Punkt wandert. Druck verringern, sobald Schmerzen oder ein unangenehmes Gefühl auftreten. Da die Technik stark wirkt, sollte man bedachtsam arbeiten.

▶ An der anderen Hand wiederholen.

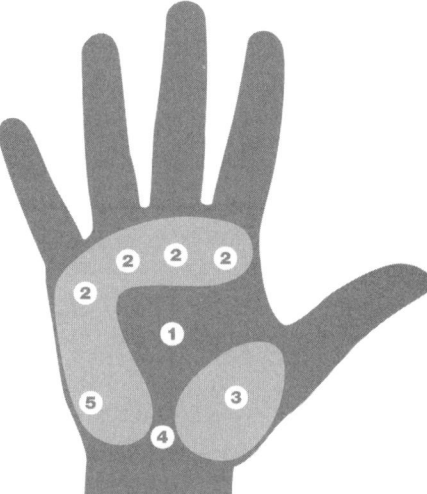

Gliding

▶ Mit der Innenfläche der rechten Hand den Ball mit gleichmäßigem Druck von Punkt 3 über den Handansatz zu Punkt 5 und wieder zurückrollen. Die Spitze des rechten Mittelfingers beim Rollen auf dem Tisch oder Boden aufstützen. 3 bis 4 zentrierte Atemzüge lang vor- und zurückrollen.

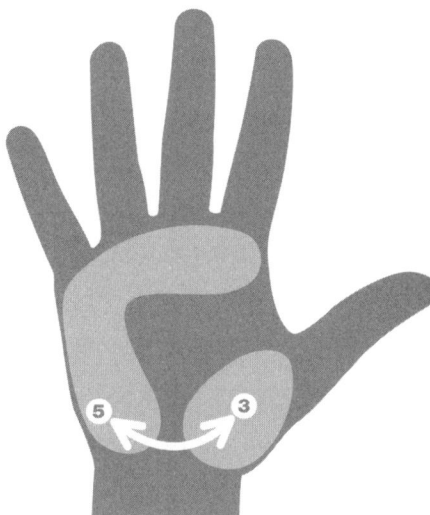

Shearing

▶ Den Softball unter Punkt 3, das Daumenkissen, der rechten Hand legen und 3 bis 4 zentrierte Atemzüge lang kleine Kreisbewegungen machen. Das Daumenkissen mit langsamen Bewegungen behandeln, da sich hier oft Stressverklebungen ablagern.

▶ An der linken Hand wiederholen.

Rinsing

▶ An einem Finger der rechten Hand beginnen: Den Softball mit Druck langsam bis zu Punkt 4 gleiten lassen und bis über das Handgelenk führen.

▶ Mit den anderen Fingern wiederholen, jeweils an den Fingerspitzen beginnend.

▶ Die Hand wechseln und wiederholen.

▶ Dann erneut an einer Fingerspitze beginnen und den Ball langsam bis über das Handgelenk und den ganzen Unterarm bis zum Ellbogen hinauf drücken.

▶ Mit den anderen Fingern wiederholen.

▶ An der anderen Hand wiederholen.

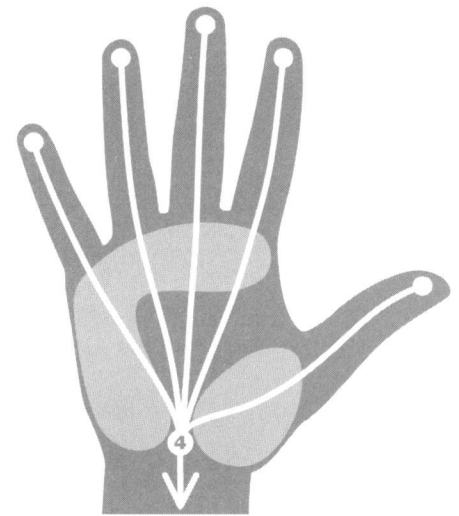

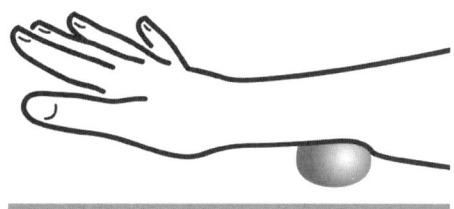

Rinsing Finger

▶ Die linke Hand flach auf den Boden oder einen Tisch legen. Mit der rechten Hand den Softball über die linke Hand von den Grundgelenken zu den Nägeln und die Zwischenräume der Finger führen. (Stimuliert auch Punkt 4 auf der Handaußenseite und rehydriert das Handgelenk, was Entzündungen und Schmerzen lindert.)

▶ An der anderen Hand wiederholen.

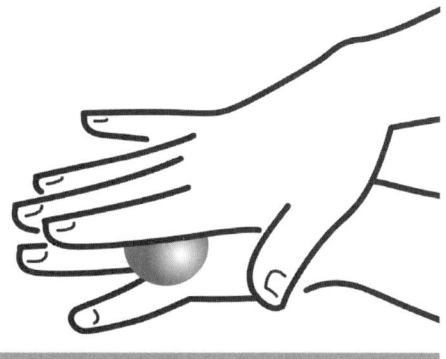

Friktion

▸ Mit leichten, schnellen Bewegungen in alle Richtungen mit der Hand, allen Fingern und dem Handgelenk über den Ball reiben.

▸ An der anderen Hand wiederholen.

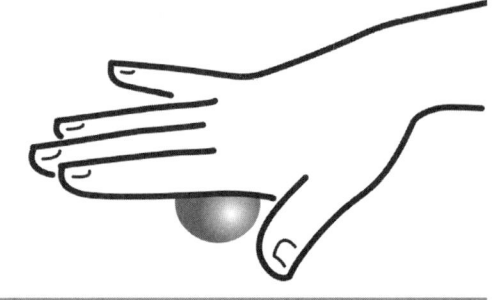

Re-Assess Handgelenk

Sie kennen bereits die Bedeutung der Selbstbeurteilung:

▸ Ellbogen und Handgelenke aneinanderlegen. Die Hände öffnen, sodass die Handflächen zur Decke zeigen. Sind die Handgelenke jetzt beweglicher? Wirken die Arme entspannter? Lassen sich die Finger weiter strecken?

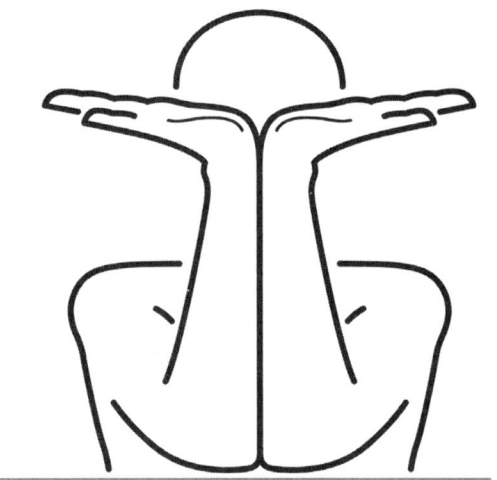

Re-Assess Griff

▸ Die Kraft des Griffs vor der Behandlung in Erinnerung rufen und den Assess Griff wiederholen. Den Softball in eine Hand nehmen, 3- bis 4-mal so fest wie möglich zusammendrücken. Mit der anderen Hand wiederholen. Ist der Griff jetzt fester und fällt leichter? Sind links und rechts ausgeglichener?

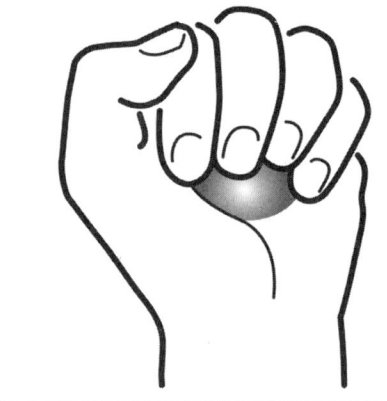

11 Rehydrieren von Beinen und Oberkörper

Sie sind bereits erfolgreich mit Ihrem Autopiloten in Verbindung gegangen. Er hat das GPS-Signal zum Körperschwerpunkt gefunden. Auch der NeuroCore ist wieder im Gleichgewicht. Jetzt ist der Zeitpunkt gekommen, die Stressverklebungen im Bindegewebe in den Griff zu bekommen. Sie werden sehen, was für ein gutes Gefühl es ist, den eigenen Körper positiv zu verändern.

Gliding, Shearing, Rinsing und Zweiseitige Dehnung als Rehydrate-Techniken haben Sie bereits an Wade und Beinrückseite geübt. Diese Techniken werden nun an den Hauptmassen des Körpers eingesetzt, in denen eine Vielzahl von Stressverklebungen die großen Freiräume belastet.

Mit diesen Techniken gelingt es, die Spannungsenergie in den großen Massen von Oberkörper und unteren Extremitäten im Körper wieder in den Fluss zu bringen. Dadurch verbessern sich die Wirbelsäulenstabilität und die Beweglichkeit und Stabilität aller Gelenke, einschließlich Knie, Schultern, Nacken und Hüften. Schmerzlinderung und sogar Schmerzfreiheit in den Gelenken können erreicht werden.

Die Rehydrate-Techniken von MELT verhindern, dass repetitive Gewohnheiten wie Sitzen, Stehen oder Sporttreiben zu chronischen Schmerzen und Stressablagerungen führen oder dass Alltagstätigkeiten Muskelsteifheit oder Gelenkschäden bewirken. Am besten wirken die Sequenzen, wenn sie abends bis zu einer Stunde vor dem Schlafengehen durchgeführt werden. Üben Sie die Sequenzen für Oberkörper und Beine abwechselnd an je einem Abend, und insgesamt mindestens zweimal wöchentlich. Dazu führen Sie auch weiterhin die Rebalance-Sequenz und die Hand- und Fußbehandlung dreimal wöchentlich durch, entweder in Kombination mit einer der beiden Rehydrate-Sequenzen oder einzeln. Beim Erlernen der Techniken ist es wichtig, auf die Zeit zu achten, die Sie auf der Rolle liegen. Nach wie vor gilt, dass zehn Minuten Druckbelastung pro Körperbereich nicht überschritten werden sollten. Sie können Moves oder Sequenzen auf der Rolle jederzeit mit einem Re-Assess unterbrechen und danach fortsetzen.

Vergessen Sie nicht, vor und nach jeder MELT-Session ein Glas Wasser zu trinken: Das ist Teil der Behandlung und verstärkt deren Wirkung.

Sequenz – Rehydrate Beine

Rest Assess
Shearing Oberschenkelrückseite
Gliding und Shearing Waden
Gliding und Shearing Oberschenkelinnenseite
Rinsing Waden
Rinsing Oberschenkelinnen- und -rückseite
Shearing Iliosakralgelenk
Dehnung Beinvorderseite
Dehnung Beinrückseite
Rest Re-Assess

Rest Assess

▶ Auf den Rücken legen. Arme und Beine sind ausgestreckt und entspannt, die Handflächen zeigen nach oben.

▶ Mit dem Körpersinn die Wirbelsäulenkrümmung im unteren Rücken wahrnehmen. Den Nabel als Bezugspunkt erspüren: Hebt sich der Rücken vom Nabel bis zu den Schulterblättern etwas vom Boden ab? Idealerweise liegt dieser Bereich entspannt am Boden. Nur der untere Rücken ab dem Nabel hat keinen Bodenkontakt. Den Ist-Zustand erspüren und registrieren.

▶ Das Becken erspüren. Idealerweise fühlen sich beide Gesäßhälften am Boden gleich schwer an. Liegt das Steißbein anstelle des Gesäßes auf, oder ist eine Gesäßhälfte schwerer als die andere? Die Gewichtsverteilung wahrnehmen.

▶ Unter dem Becken, kurz vor dem Beinansatz ist ein kleiner Freiraum. Darunter liegen die Oberschenkel idealerweise beidseitig gleich auf dem Boden. Welche Bereiche sind am Boden spürbar? Ist ein Oberschenkel schwerer, oder scheint keiner am Boden aufzuliegen? Den Ist-Zustand registrieren.

▶ Den Freiraum unter beiden Knien erspüren und fühlen, wie die Waden am Boden liegen. Sind beide Waden gleich schwer? Die Sprunggelenke als Freiräume erspüren. Die Fersen liegen am Boden auf, idealerweise im äußeren Drittel. Die Zehen zeigen nach außen, nach schräg oben.

▶ Die Beine vom Becken bis zu den Fersen wahrnehmen. Erscheint ein Bein schwerer oder länger, oder fühlen sich beide gleich an?

▶ Im Anschluss tief einatmen und fühlen, welche Bereiche des Oberkörpers sich weiten, wenn die Lunge sich mit Luft füllt. Hebt und senkt sich der Bauch? Die Rippen? Beides? Wahrnehmen, was sich bewegt und was nicht.

▶ Die Wahrnehmungen gedanklich notieren, um sie nach der Rehydrierung der Beine vergleichen zu können.

Shearing Oberschenkelrückseite

▶ Am Boden auf den Rücken legen. Die Rolle unterhalb des Gesäßansatzes unter die Oberschenkel legen.

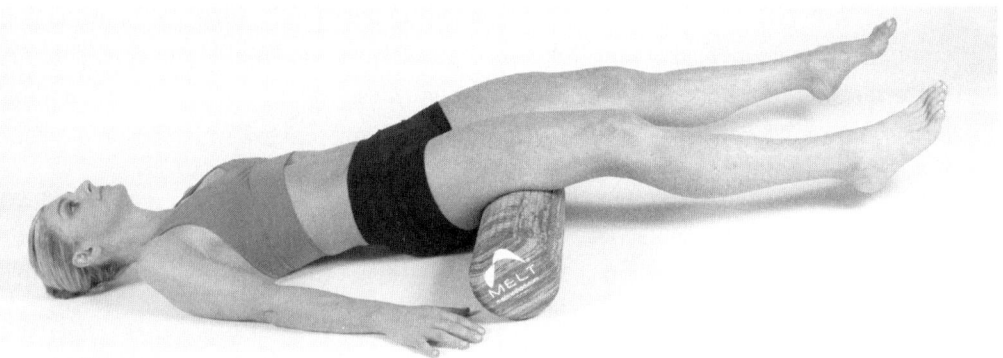

▶ Der Oberkörper liegt entspannt auf dem Boden. Die Beine sind gerade und entspannt. In dieser ersten Position darf das Gesäß leicht vom Boden abheben. Der Oberkörper sollte allerdings fest am Boden bleiben.

▶ Langsam mit der Oberschenkelrückseite über die Rolle scheren. Dazu die Beine wie beim Hampelmann zusammen- und auseinandergrätschen. Dabei gleichmäßigen Druck anwenden und über die Dauer der Übung 4- bis 5-mal gezielt ein- und ausatmen.

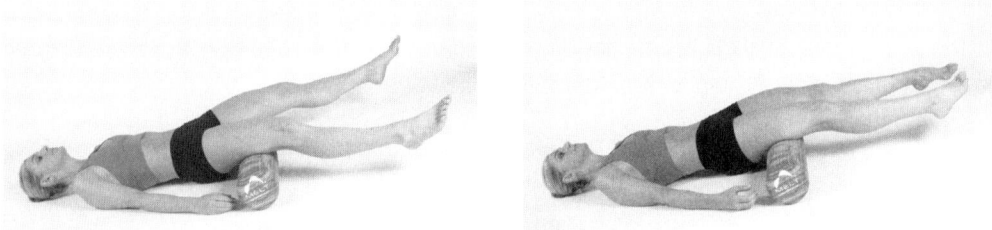

▶ Ein Bein beugen und entspannt auf der Rolle ablegen. Das andere Bein nach außen und wieder nach innen drehen.

▶ Dabei nicht die Beinbewegung in den Vordergrund stellen, sondern vorstellen, dass das Oberschenkelgewebe hinten um den Oberschenkelknochen herum gedreht wird.

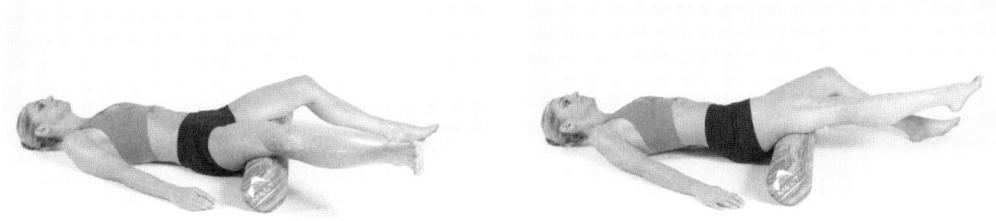

- Mit gleichmäßigem, aushaltbarem Druck arbeiten und die Dreh-und-Zieh-Bewegung in beide Richtungen 4- bis 5-mal ausführen.

- Mit dem anderen Oberschenkel wiederholen.

- Die Beine wieder lang strecken und entspannen. Für 2 gezielte Atemzüge pausieren und dabei die Oberschenkel noch tiefer in die Rolle sinken lassen.

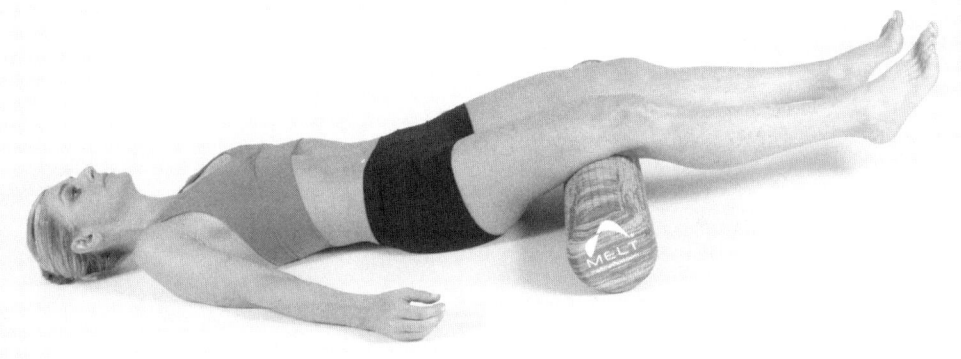

- Die Rolle Richtung Knie schieben und auf halber Höhe der Oberschenkelrückseite platzieren (eine häufige Cellulite-Region). Mit beiden Beinen das Shearing mit der Grätschbewegung durchführen und dann jedes Bein erneut einzeln behandeln.

- Die Beine wieder gerade ausstrecken. Pausieren, das Körpergewicht in die Rolle sinken lassen und atmen.

- Die Rolle wieder nach unten, bis kurz oberhalb der Kniekehlen rutschen.

- Erneut das Shearing mit beiden Beinen und mit jedem Bein einzeln durchführen.

- Im Anschluss pausieren und atmen.

Gliding und Shearing Waden

▸ Die Rolle unter die rechte Wadenmitte legen. Das linke Sprunggelenk über das rechte kreuzen. Füße und Beine entspannen und die Wade in die Rolle sinken lassen, damit das Gewebe dem sanften Druck bis zum Knochen nachgeben kann.

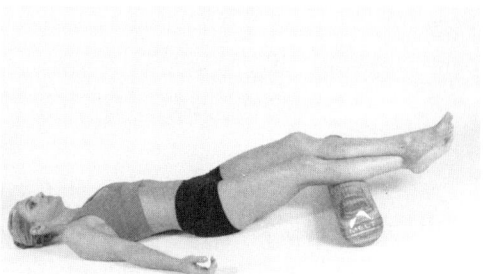

▸ Langsam die Knie anziehen und wieder strecken, sodass die Rolle gleichmäßig 5 bis 8 Zentimeter vor- und zurückrollt. Sprunggelenke und Füße entspannt lassen. Mit gleichbleibendem Druck arbeiten und die Bewegung 3- bis 4-mal wiederholen. Bei jeder Rollbewegung gezielt in die Wade atmen.

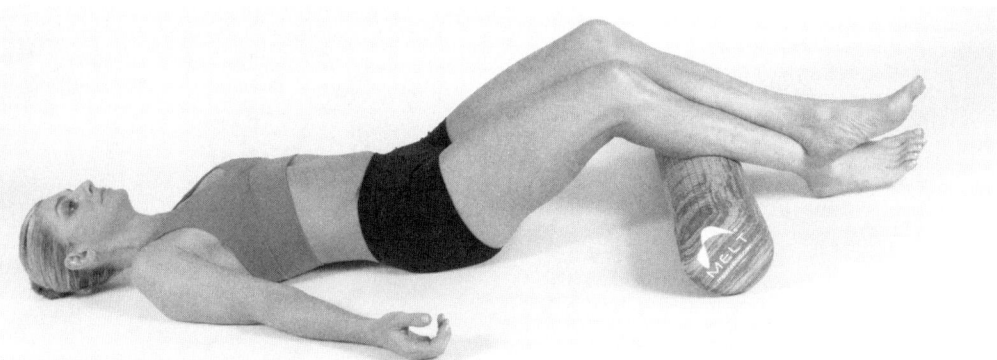

▸ Die aufliegende Wade nach außen drehen und die Außenseite ebenfalls mit Vor- und Zurückrollen bearbeiten.

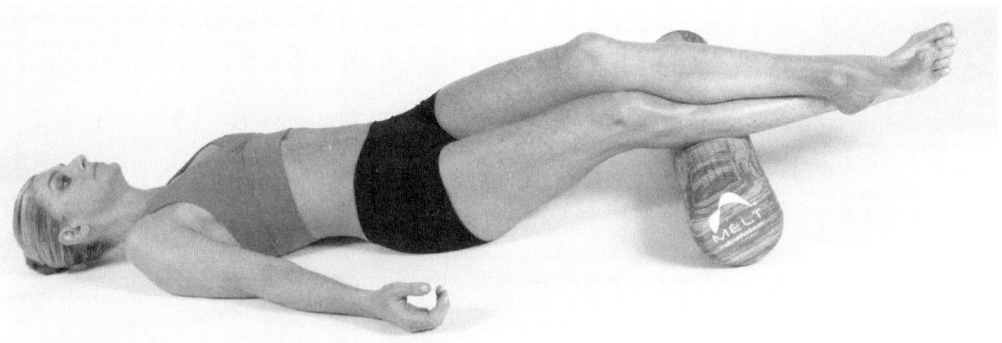

- Die Wade nach innen drehen und weiterrollen.

- Mit dem Körpersinn erspüren, welcher der drei Bereiche am druckempfindlichsten ist. An dieser Stelle 2 bis 3 Atemzüge lang mit immer kleiner werdenden Bewegungen weiterrollen.

- Einen Moment innehalten, bis sich das Gewebe angepasst hat und dem Druck der Rolle weiter nachgeben kann. Dabei 2-mal gezielt in die Wade atmen. Mit aushaltbarem Druck das rechte Bein über der empfindlichen Stelle mit kleinen, kontrollierten Bewegungen für direktes Shearing 3 bis 6 Zentimeter nach innen und außen drehen. Die Rolle bewegt sich dabei nicht.

- Das Bein entspannen, den Druck auf die druckempfindliche Stelle jedoch weiter aufrechterhalten. Für indirektes Shearing den rechten Knöchel 3- bis 4-mal in jede Richtung drehen und so die Stressablagerung an der Stelle indirekt positiv stimulieren. Bei Schmerzen das überkreuzte Bein daneben ablegen und so den Druck verringern.

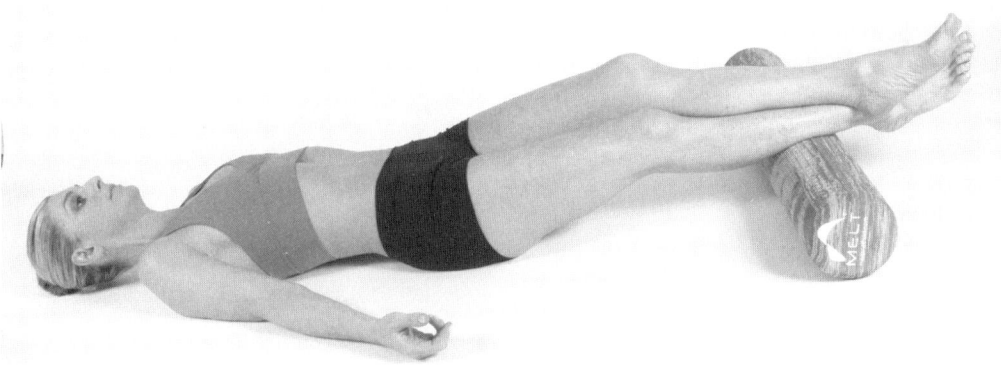

- Im Anschluss pausieren und 2-mal gezielt atmen, während das Gewebe sich anpasst und tiefer in die Rolle sinkt.

- Die Beine wechseln und die Sequenz mit der anderen Wade wiederholen.

- Die Rolle weiter Richtung Füße schieben und die Gliding- und Shearing-Techniken an beiden Waden wiederholen.

- Nachspüren, ob eine Wade oder die obere oder untere Region der Waden druckempfindlicher ist.

Gliding und Shearing Oberschenkelinnenseite

▶ Auf die rechte Seite legen und die Rolle vor dem Körper platzieren. Den Kopf auf dem angewinkelten rechten Arm, einem Kissen oder dem Boden ablegen. Den linken Fuß mit der Innenkante auf die Rolle legen und langsam Wade und Knie darauf ablegen, sodass die untere Beinhälfte auf der Rolle liegt.

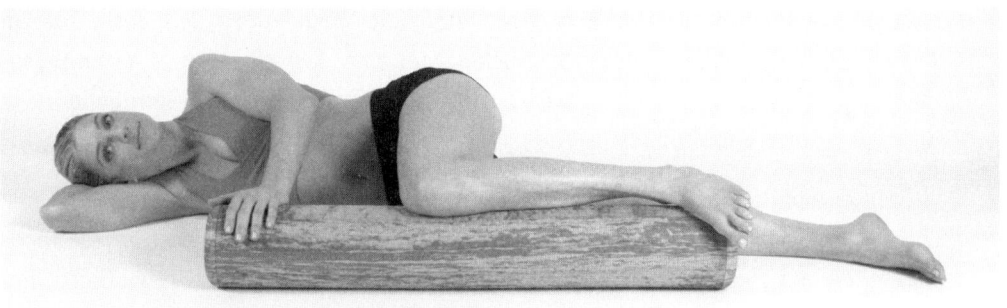

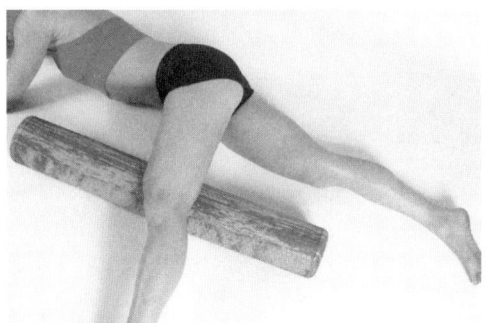 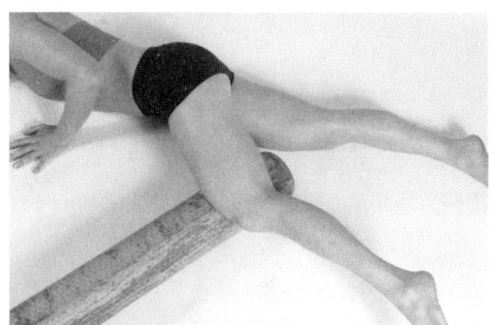

▶ Den Körper zur Rolle drehen, sodass das linke Knie 3 Zentimeter davor zu liegen kommt. Das linke Bein nach vorne strecken.

Je senkrechter das Bein zum Körper steht, desto besser das Ergebnis. Falls keine 90 Grad möglich sind, das Bein so weit es geht strecken und die Rolle so drehen, dass sie senkrecht zum linken Bein bleibt.

▶ Durch Verlagerung des Körpergewichts zur Rolle und wieder nach hinten oberhalb des Knies eine kurze Rollbewegung erzeugen, die eine kleine Region des inneren Oberschenkels aktiviert. 4- bis 5-mal wiederholen.

- Das Bein nach innen drehen, sodass die Zehen zum Boden zeigen. Das Gliding 4- bis 5-mal wiederholen. Bei Stressverklebungen, also bei druckempfindlichen Stellen, mit immer kleiner werdenden Bewegungen rollen.

- Gezielt in diese Stelle atmen und durch langsames Beugen und Strecken des Knies 3-mal mit gleichmäßigem Druck indirekt scheren.

- Oder aber direktes Shearing anwenden: Dazu 2- bis 3-mal den Unterschenkel anheben und wieder ablegen. Dabei weiteratmen.

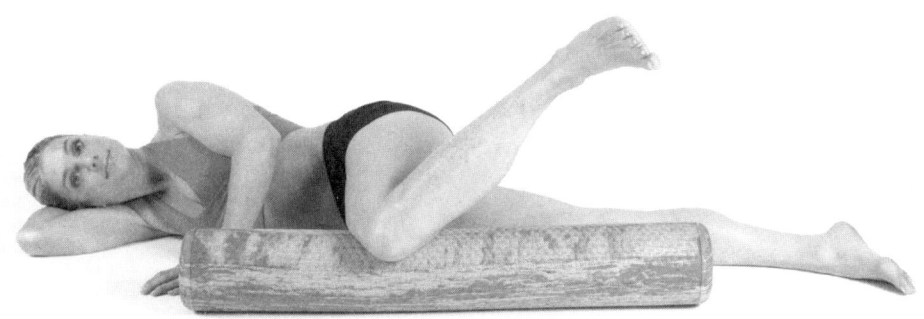

Diese Körperregion ist anfangs oft sehr druckempfindlich und reagiert entsprechend. Daher keinen zu starken Druck darauf legen und bei Schmerzen das Bein etwas von der Rolle nehmen.

- Das Knie durchdrücken, innehalten und 2-mal gezielt atmen. Den Oberschenkel noch tiefer in die Rolle sinken lassen und so den Druck erhöhen.

- Das Bein auf der Rolle liegen lassen und den Körper Richtung Boden drehen. Dabei den Oberkörper mit Unterarmen und Ellbogen abstützen.

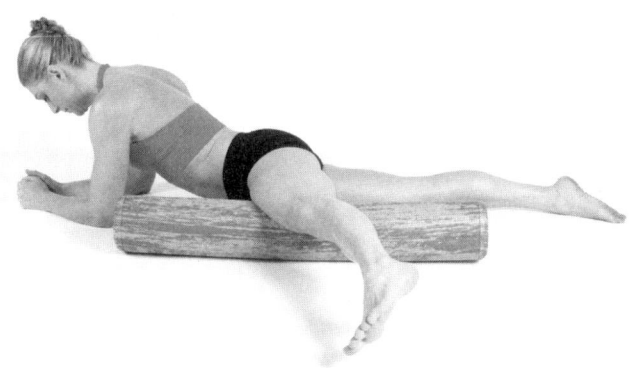

- Gezielt einatmen und die Rolle langsam vom Knie weg an der Oberschenkelinnenseite nach oben drücken. Auf halber Strecke stoppen.

- Um die Übung zu erleichtern und den Nacken zu entlasten, kann der Oberkörper ganz auf dem Boden abgelegt werden. Wieder über einen kleinen Bereich in der Mitte der Oberschenkelinnenseite vor- und zurückrollen. 4- bis 5-mal wiederholen.

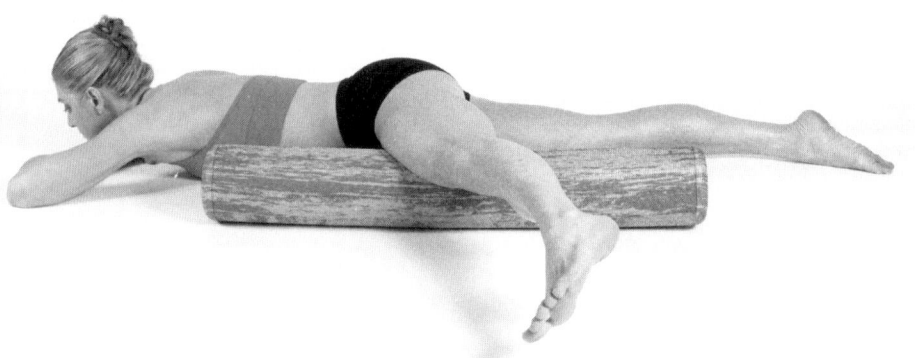

- Mit Richtung Boden gedrehten Zehen wiederholen. Bei Stellen mit Stressverklebungen die Rollbewegung kleiner werden lassen und auf dieser Stelle bleiben.

- Mit aushaltbarem, gleichmäßigem Druck diese Stelle mit indirektem Shearing behandeln. Dazu das Knie 3-mal beugen und strecken. Das Knie gebeugt lassen. Für direktes Shearing die Ferse Richtung Decke ziehen und das Bein anheben und senken.

- Das Knie strecken und das Bein auf der Rolle ablegen. 2-mal gezielt atmen.

- Die Sequenz ein weiteres Mal an einer anderen Stelle im oberen Bereich der Oberschenkelinnenseite wiederholen.

- Pausieren und 2 gezielte Atemzüge machen.

- Die Sequenz an der rechten Oberschenkelinnenseite wiederholen.

Rinsing Waden

▶ Auf den Boden setzen und mit den Armen hinter dem Körper abstützen. Das rechte Bein angewinkelt nach innen drehen und das rechte Sprunggelenk mit der Innenseite auf die Rolle legen. Der Fuß ist entspannt, die große Zehe zeigt Richtung Boden. Auch das linke Bein bleibt entspannt.

▶ Das rechte Bein langsam nach vorne strecken. Dabei die Rolle entlang der Wadeninnenseite mit leichtem, gleichmäßigem Druck bis kurz unter das Knie zum Körper führen.

▶ Das rechte Bein drehen, sodass die Wadenmitte auf der Rolle liegt.

▶ Das Bein langsam wieder anwinkeln und die Wadenrückseite bis zur Ferse mit leichtem, konstantem Druck über die Rolle ziehen. Über dem Sprunggelenk stoppen und das Rinsing 3- bis 4-mal wiederholen.

▶ Das Rinsing mit der Wade des linken Beins durchführen.

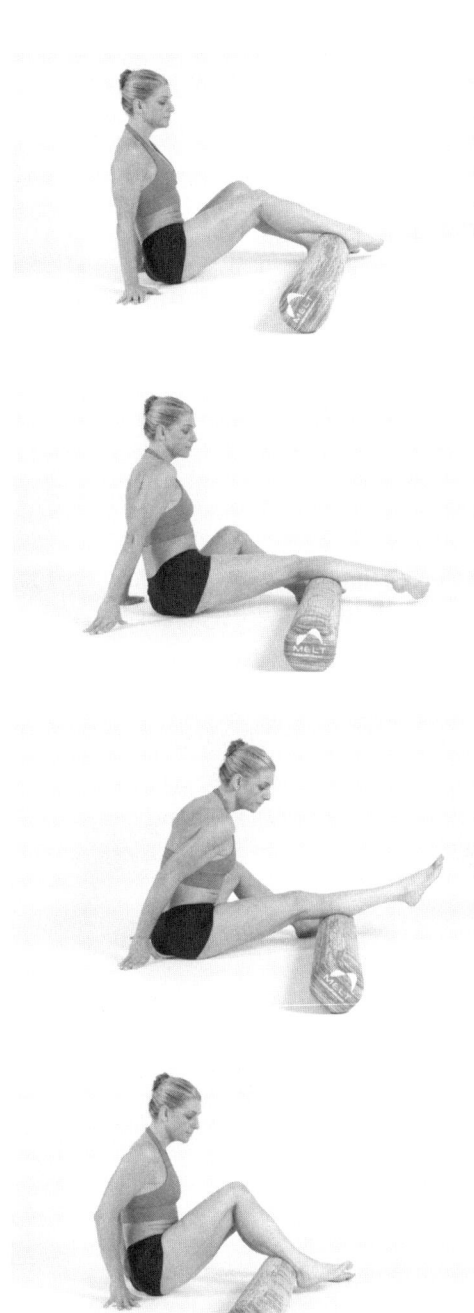

Rinsing Oberschenkelinnen- und -rückseite

▸ Die rechte Oberschenkelinnenseite kurz oberhalb des Knies auf die Rolle legen und das Bein strecken. Die Position mit dem angewinkelten linken Knie stützen. Den Oberkörper von der Rolle wegdrehen und zusätzlich mit den Händen am Boden abstützen.

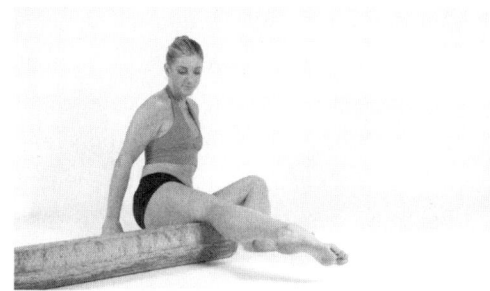

▸ Langsam die Oberschenkelinnenseite hinauf spülen. Dafür die Rolle mit gleichmäßigem Druck zum Becken führen. Am Gesäßansatz angekommen, Hände hinter dem Körper aufstützen, nach hinten lehnen und das Bein so drehen, dass die Oberschenkelrückseite auf der Rolle liegt.

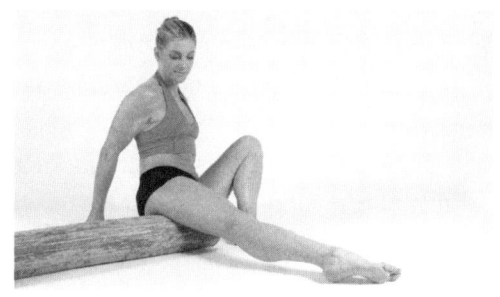

▸ Langsam und mit gleichmäßigem Druck die Oberschenkelrückseite hinunter spülen. Über dem Knie stoppen.

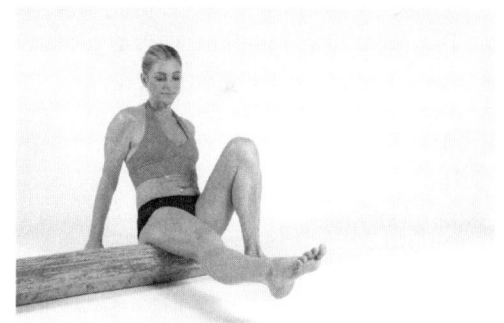

▸ Das Rinsing an der Oberschenkelinnenseite hinauf und auf der Rückseite hinunter 3- bis 4-mal wiederholen.

▸ Das Rinsing an der linken Seite wiederholen.

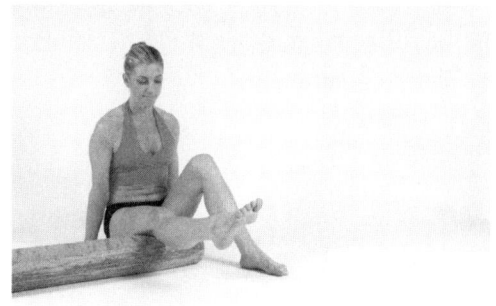

Shearing Iliosakralgelenk

▶ Auf den Rücken legen. Die Knie anwinkeln und die Füße hüftbreit flach auf
den Boden stellen. Die Rolle unter die
Knie legen. Die Füße in den Boden
stemmen, das Becken anheben und die
Rolle unter dem Kreuzbein platzieren.

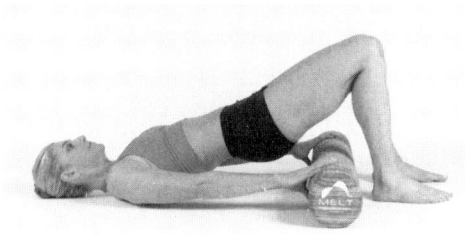

Falls es sich anfühlt, als würde die
Rolle gleich herausrutschen, liegt sie
zu sehr unter dem Gesäß und muss
weiter oben platziert werden.

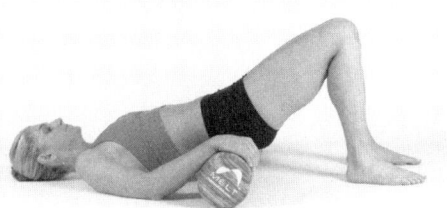

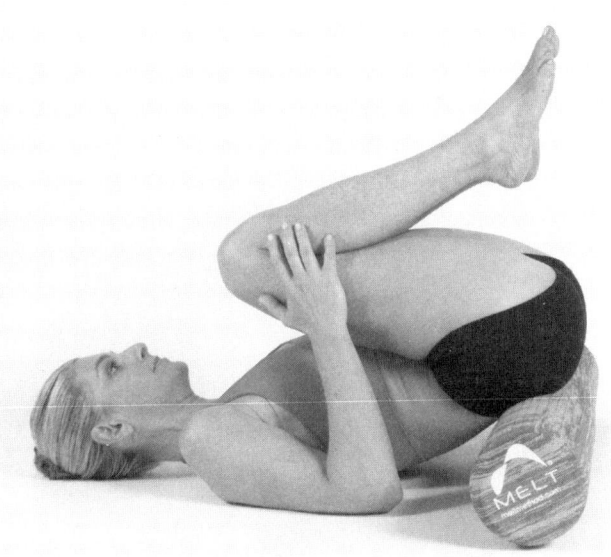

▶ Beide Knie zur Brust ziehen, um die Lage der Rolle zu prüfen. Sie sollte dabei sicher
liegen, allerdings nicht unter dem unteren Rücken, oder sich anfühlen, als ob sie
herausrutschen könnte.

Falls die korrekte Beckenstellung nicht gelingt, eine gefaltete Yogamatte oder ein Handtuch unter Kopf und oberen Rücken schieben. Besonders wenn es schwerfällt, das Becken zu heben, oder bei einer Körpergröße unter 1,65 Meter, ist das hilfreich.

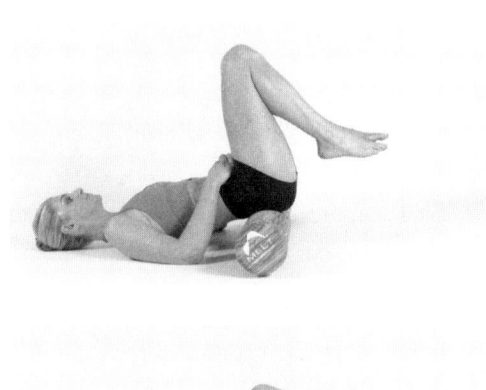

▶ Die Knie angewinkelt lassen. Füße und Unterschenkel entspannen. Die Körpermitte anspannen und den oberen Rücken stabil am Boden halten. Langsam die Knie vom Brustkorb wegbewegen, bis sie Richtung Decke zeigen. Die Oberschenkel sollen nicht im rechten Winkel zur Rolle stehen, damit der untere Rücken entspannt bleibt.

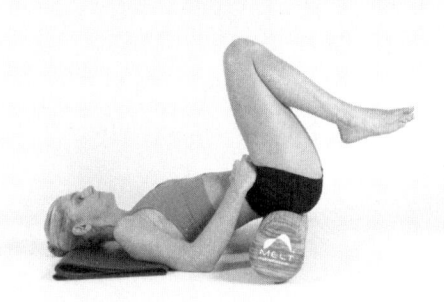

▶ Mit gleichmäßigem Druck auf die Rolle die Knie langsam nach rechts, bis auf die 1-Uhr-Position und über die Mitte zurück nach links auf 11 Uhr führen und so das Iliosakralgelenk beidseitig abtasten.

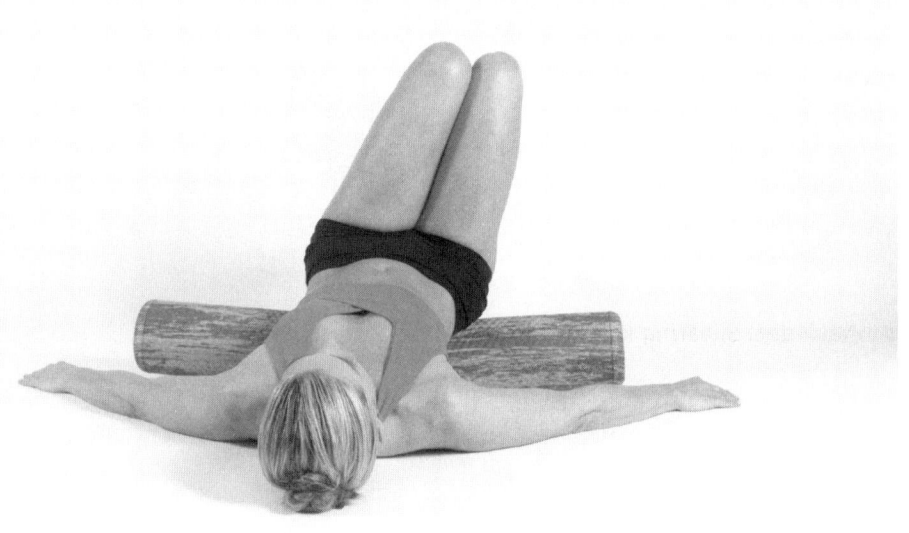

Die Knie nicht zu weit nach rechts und links neigen. Das Körpergewicht soll auf dem Kreuzbein, nicht auf dem Becken liegen.

Bei der Bewegung den Rücken nicht durchdrücken und den Brustkorb ruhig halten. Sie sollten hierbei auch lernen, durch Aktivieren der Körpermitte die Beckenbewegung unabhängig vom Oberkörper auszuführen.

▶ Versuchen, die Knie zusammen zu lassen. In der Rechtsneigung pausieren und die rechte Seite des Iliosakralgelenks mit je 2 bis 3 kleinen Kreisbewegungen der oberen Beinhälften im und gegen den Uhrzeigersinn scheren.

▶ Dann das ganze rechte Bein etwas größer und langsamer kreisen.

▶ Die Knie auch 2- bis 3-mal wie beim Marschieren langsam vom Körper wegbewegen und anziehen.

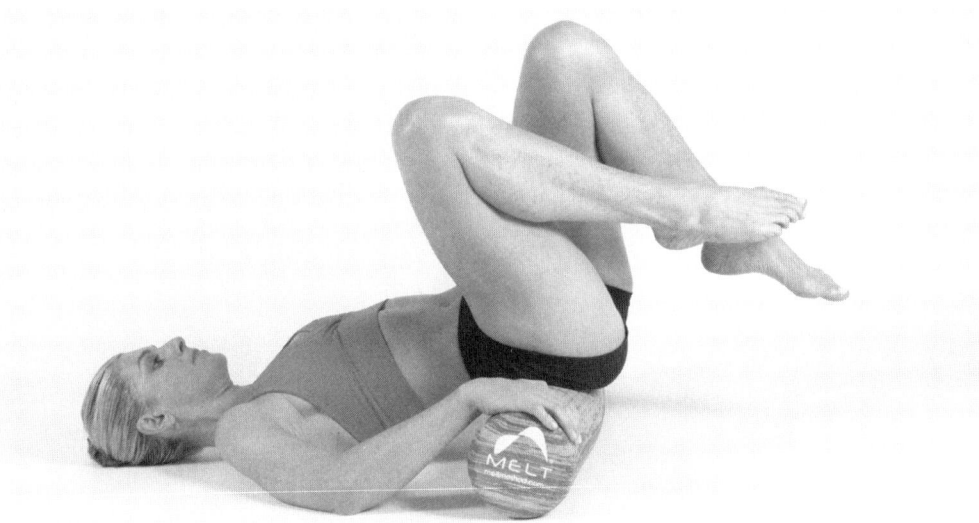

▶ Nach dem Shearing kurz pausieren, ohne den Druck auf die Rolle zu verringern. 2-mal gezielt in das Iliosakralgelenk atmen.

▶ Das Shearing auf der linken Seite wiederholen.

Falls eine Seite druckempfindlich erscheint, kann das Shearing an dieser Stelle beliebig oft wiederholt werden.

Dehnung Beinvorderseite

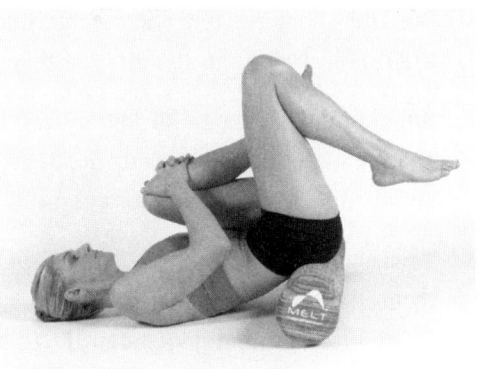

▶ Die Hände locker über dem linken Schienbein verschränken.

▶ Das rechte Bein langsam angewinkelt abstellen. Der Fuß steht fest am Boden.

▶ Gezielt einatmen, die Körpermitte aktivieren und den rechten Fuß langsam in den Boden drücken. Gleichzeitig das linke Knie sanft zur Brust ziehen und den unteren Brustkorb aktiv Richtung Boden absenken. Das Becken zum Bauchnabel ziehen und den Zug auf der rechten Oberschenkelvorderseite spüren. 3 gezielte Atemzüge halten, dann entspannen.

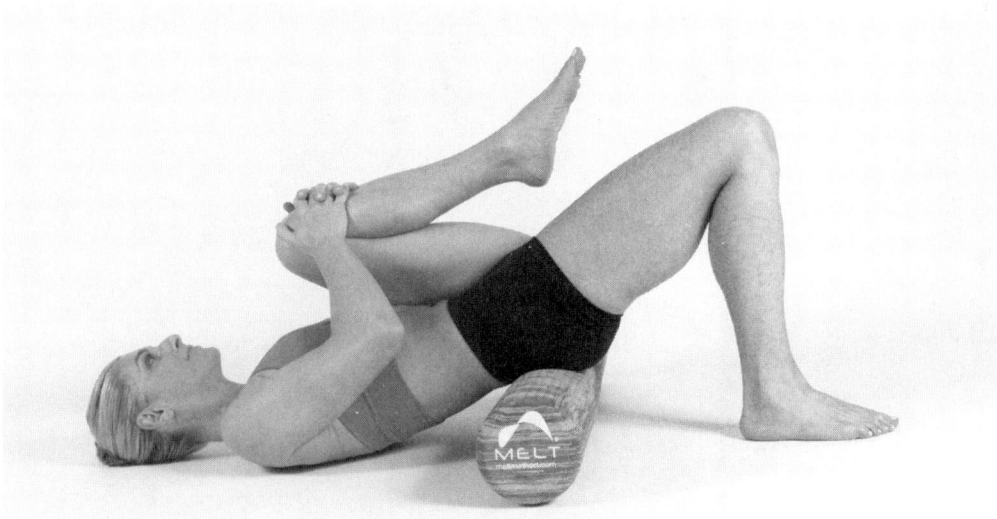

Überprüfen, ob das rechte Bein nach außen dreht, wenn das linke Knie zur Brust gezogen wird. Falls ja, den Rückendruck Richtung Boden reduzieren und das rechte Bein wieder gerade ausrichten.

▶ Auf der linken Seite wiederholen.

Falls eine Oberschenkelvorderseite sehr verspannt erscheint, die Dehnung mit diesem Bein wiederholen.

Dehnung Beinrückseite

▶ Den rechten Fuß so aufstellen, dass das Knie eine Linie mit der rechten Hüfte bildet. Das linke Bein senkrecht Richtung Decke strecken.

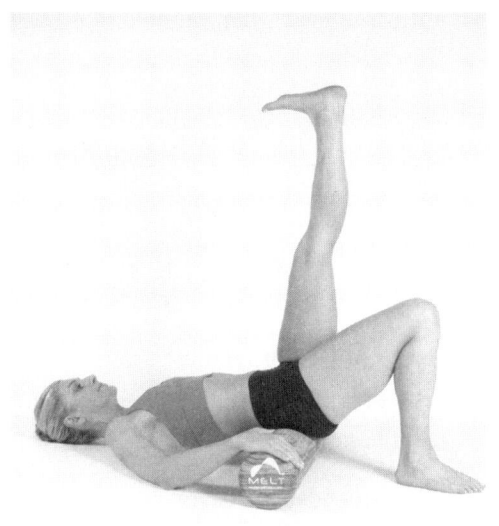

Das Bein nicht mehr als 90 Grad strecken, auch wenn die Bewegung leicht-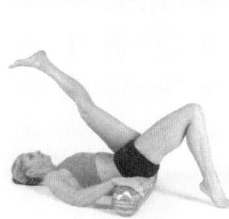fällt. Bei einer größeren Neigung in Richtung Nase ist es nicht mehr möglich, das Bindegewebe auf der Körperrückseite zu dehnen.

Falls das Heben des Beins schwerfällt, versuchen, dem 90-Grad-Winkel mit gestrecktem Bein möglichst nahe zu kommen. Bei Problemen, das Bein zu strecken, so gut wie möglich an die optimale Position annähern.

▶ Das Sprunggelenk gebeugt halten. Die Zehen ziehen Richtung Schienbein, die Ferse drückt Richtung Decke. Die Beckenrückseite langsam tief in die Rolle sinken lassen und das Becken leicht nach vorne kippen. Gezielt einatmen und das Ziehen von der Ferse bis zur Hüfte erspüren.

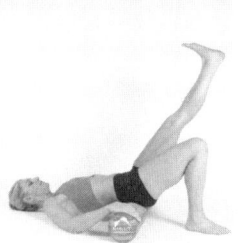

Den Brustkorb schwer auf dem Boden liegen lassen. Falls er bei der Beckenkippung abhebt, ist die Bewegung zu groß. Auf kleine Bewegungen achten, um die positive Zugspannung oder Verlängerung im Bindegewebe zu erzielen.

▶ Bei geflextem Fuß und leicht nach vorn gekipptem Becken noch 2-mal tief in die Beinrückseite atmen.

▶ Die Dehnung mit dem anderen Bein wiederholen.

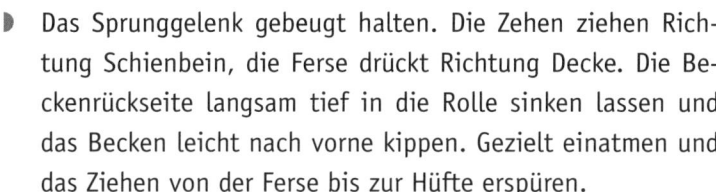

Rest Re-Assess

- Auf den Boden legen. Arme und Beine sind wie zuvor ausgestreckt und entspannt, die Handflächen zeigen nach oben.

- Mit dem Körpersinn das Becken erspüren. Liegen die Gesäßhälften nun schwerer und gleichmäßiger auf? Falls beim ersten Assess das Steißbein am deutlichsten wahrnehmbar war, vergleichen, ob jetzt der Po besser spürbar ist.

- Die Beine wahrnehmen. Liegen die Oberschenkelrückseiten schwerer am Boden? Fühlen sich beide Beine gleichmäßig an? Fallen sie gleichmäßig nach außen?

- Zum Schluss tief einatmen und erspüren, welche Bereiche des Oberkörpers sich dehnen, wenn sich die Lunge mit Luft füllt. Ist die Bewegung jetzt größer? Fällt die tiefe Einatmung leichter?

- Wenn irgendetwas davon spürbar ist, hat sich der Körper bereits besser ausgerichtet.

Diese Veränderungen zeigen an, dass der Körper ausreichend hydriert ist, um auf die Eigenbehandlung anzusprechen. Da viel Flüssigkeit in das Gewebe gezogen wurde, ist es wichtig, innerhalb der nächsten 20 Minuten ein Glas Wasser zu trinken.

▶ Wichtige Gründe für die Rehydrierung der Beine

Gehen scheint nichts anderes zu sein, als ein Bein vor das andere zu setzen. Tatsächlich ist es jedoch eine hochkomplexe Tätigkeit. 80 Prozent des Prozesses bestehen beispielsweise darin, unbewusst auf einem Bein zu balancieren. Die Beinmuskeln bewegen den Körper zwar vorwärts, doch sind es die Flüssigkeitskommunikation und die Stabilisierungsmechanismen im Bindegewebe, die ihn aufrecht halten, ohne dass die bewegten Körperteile sich dabei verletzen.

Wenn der Fluidfluss im Bindegewebe stimmt, ist die Beinbewegung geschmeidig und kraftsparend. Botschaften und Schwingungen verbreiten sich schnell und deutlich, was ausschlaggebend für die Körpergewichtsbalance ist und dafür, gleichzeitig Veränderungen des Laufuntergrunds zu erkennen und zu berücksichtigen. Die Beine sind elastisch und stabil, und die Gelenke bewegen sich mühelos.

Stressverklebungen in den Beinen stören die gesamte Körperkommunikation. Gelenkkompressionen, unkoordinierte Bewegungen, Steifheit, schlechtes Gleichgewicht, Muskelverspannungen, Entzündungen, Knorpelschäden und Schmerzen sind die Folge. Zudem beeinträchtigen sie die Balance und Stabilität des NeuroCore, da in den Beinen der Kommunikationskanal vom Boden über das Becken und die Rippen bis zum Kopf verläuft.

Die Beine sind eine lang gezogene Körperregion, mit weit auseinanderliegenden Gelenken – den Sprunggelenken, Knien und Hüften. Daher ist ihre Spannkraft oder Spannungsenergie essenziell für die Körperstabilisierung. Ihr Fehlen führt zu Kompensationsbewegungen und Gelenkschäden. Dehydration in den Beinen verändert die Stellung von Becken, Rippen und Kopf und stört den Spannungszustand des ganzen Körpers. Dadurch wird die Wirbelsäule mit der Zeit instabil: Schmerzen im unteren Rücken und Nacken sind die Folge.

Was verursacht Stressverklebungen in den Beinen oder, besser gefragt, was nicht? Außer im Liegen müssen die Beine das Hauptgewicht des Oberkörpers tragen, was immer Dehydration mit sich bringt: in der Bewegung, beim Stehen oder Sitzen. Grundsätzlich dehydriert das ganze Leben, doch Sitzen ist die Todsünde. Wer über längere Zeiten sitzt, komprimiert die ganze Beinrückseite mit dem Körpergewicht. Die Flüssigkeit im gesamten »Bindegewebsschwamm« wird herausgedrückt, und selbst wo das nicht passiert, ist übermäßige Zugspannung im Gewebe der Dauerzustand.

Sitzen ist bei uns jedoch leider die Norm, mit noch größeren negativen Auswirkungen, als man sich vielleicht vorstellt. Untersuchungen bestätigen, dass stundenlanges tägliches Sitzen lebensverkürzende Gesundheitsauswirkungen hat. Der Cholesterinhaushalt wird gestört: Fast um 90 Prozent sinken Produktion und Einsatz von Enzymen für den Fettabbau. Gleichzeitig sinkt der Anteil »guten« Cholesterins um 20 Prozent, und die Insulinsynthese verringert sich um 25 Prozent. Das Risiko für Diabetes, Herzerkrankungen und Fettleibigkeit steigt mit der Zeit, selbst bei einem sonst gesundheitsfördernden Lebensstil.

Den ganzen Tag zu sitzen stört signifikant die Kommunikation mit dem NeuroCore und bringt die Regulatorentätigkeit dauerhaft aus dem Gleichgewicht. Die im Bindegewebe für Reparatur, Wiederherstellung und Immunität zuständigen Zellen entzünden sich und fallen somit für Heilungsprozesse aus. Sport ist hierfür leider nicht das Gegenmittel. Es ist erwiesen, dass eine Stunde Training pro Tag den schädlichen Auswirkungen von acht oder mehr im Sitzen verbrachten Stunden nicht entgegenwirkt.

Cellulite und mehr

Der Beweis für den körperlichen Schaden, den Sitzen am Bindegewebe anrichtet, ist das hügelige, orangenhautartige Erscheinungsbild der Haut im Sitzen – Cellulite im Gesäß- und Oberschenkelbereich.

Durch die chronische Kompression der Beinrückseiten dehydriert das Gewebe, was wiederum dessen Kollagennetz schädigt. Die schwammartigen oberflächlichen Gewebeschichten trocknen derart aus, dass sich zwischen den Kollagenzellen Fettzellen einlagern. Dadurch entstehen weitere Bindegewebsschäden. Die Schwammstruktur bricht auf, und das Fettgewebe drückt sich durch, was den Orangenhauteffekt erzeugt.

Dies erklärt auch, warum Abnehmen allein dieses Problem nicht löst. Das Gewebe bleibt beschädigt, selbst wenn das Gewicht und der Körperfettanteil reduziert werden. Was hilft, ist Rehydrieren der Beinrückseite mit MELT. MELT ist zwar nicht als Anticellulite-Methode auf dem Markt, doch wäre das eine Überlegung wert. Nehmen Sie den Rückgang von Cellulite als angenehmen Nebeneffekt!

Über diesen Effekt hinaus kann die Beinrehydrierung sehr schnell Elastizität, Ganzkörperstabilität, Körpergefühl, Atmung und Körpersinn verbessern.

Mit der Zeit können sich Wendigkeit, Gleichgewicht und Koordination, die im Alter eher schlechter werden, verbessern und auf einem guten Niveau gehalten werden. Bei Profisportlern führt die Bindegewebsrehydrierung oft zum entscheidenden Wettbewerbsvorteil, indem sie die Leistung verbessert, das Verletzungsrisiko mindert und die sportliche Laufbahn verlängert.

Der Wiederaufbau eines ungehinderten Fluidflusses, der Spannungsenergie in den Beinen, kann die Beweglichkeit im unteren Rücken und die Wirbelsäulenstabilität wiederherstellen. Dazu verbessert sich durch die Redhydrierung die Spannkraft des gesamten Bindegewebssystems drastisch, was den Körper besser ausrichtet und dessen Bewegungen und Funktionen optimiert.

Sequenz – Rehydrate Oberkörper

Rest Assess	Re-Assess Rippendehnung
Assess Rippendehnung	Sanftes Schaukeln
Gliding und Shearing oberer Rücken	Dehnung Schulter zu Fingern
Gliding und Shearing Schulterblätter	Dehnung Hand zu Hand
Rinsing oberer Rücken	Rest Re-Assess

Rest Assess

▶ Auf den Boden legen. Arme und Beine sind ausgestreckt und entspannt, die Handflächen zeigen nach oben.

▶ Erspüren, mit welcher Stelle der Kopf am Boden aufliegt. Jetzt die Nackenkrümmung erspüren. Ist sie flach oder gewölbt? Gibt es Verspannungen?

▶ Den Oberkörper erspüren. Idealerweise ist er entspannt, und das Gewicht liegt auf den Rippen bzw. dem mittleren Rückenbereich, nicht auf den Schulterblättern. Liegt ein Schulterblatt schwerer auf? Ist der Rand eines oder beider Schulterblätter fühlbar? Liegen die unteren Rippen am Boden, oder sind sie abgehoben? Die Arme erspüren. Sind die Ober- und Unterarme beider Arme gleich oder unterschiedlich schwer?

▶ Die Krümmung im unteren Rücken erspüren. Ist zu den Schulterblättern hin eine starke Krümmung wahrzunehmen, oder ist gar keine zu spüren?

▶ Tief einatmen und fühlen, welche Bereiche des Oberkörpers sich weiten, wenn sich die Lunge mit Luft füllt. Bewegt sich der Bauch? Die Rippen? Beides? Einfach wahrnehmen, was sich bewegt und was nicht.

▶ Die Eindrücke gedanklich notieren, um sie nach dem Rehydrate des Oberkörpers vergleichen zu können.

Assess Rippendehnung

▶ Mit den Schulterblättern auf die Rolle legen. Die Hände als Unterstützung hinter den Kopf legen, die Knie beugen und die Füße hüftbreit nebeneinander aufstellen.

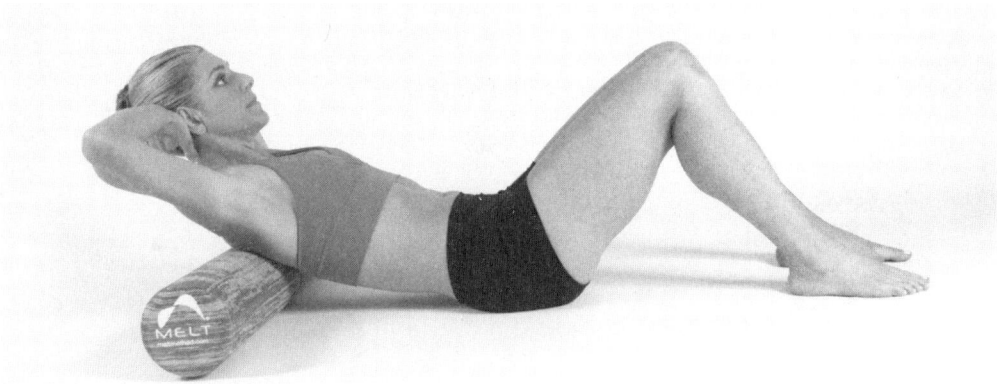

▶ Die Position überprüfen, indem die Arme vor dem Körper Richtung Decke »boxen«. Wenn die Rolle richtig liegt, sind die Schulterblätter bei der Armbewegung auf der Rolle spürbar. Falls nötig, die Rolle anpassen.

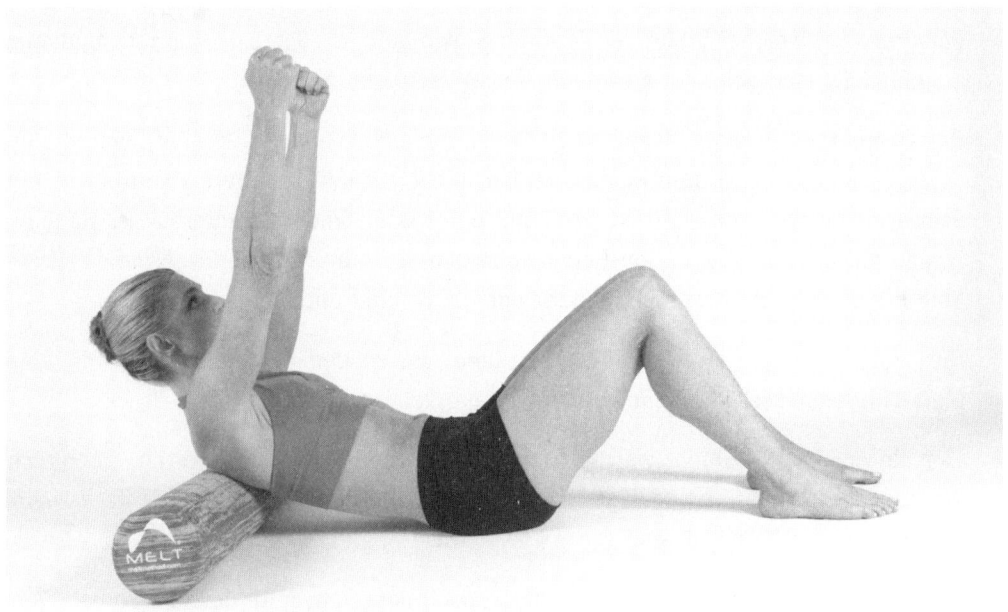

- Die Füße in den Boden stemmen, das Becken anheben, Richtung Bauchnabel ziehen und wieder absenken. Bei der folgenden Bewegung die Körpermitte, den unteren Rücken und den Nacken unbewegt und stabil halten. Die Muskeln im unteren Brustkorb sind dabei aktiviert, die Körpermitte ist fest.

- Einatmen und beim Ausatmen nur die Rippen über der Rolle weiten und das Brustbein Richtung Decke öffnen.

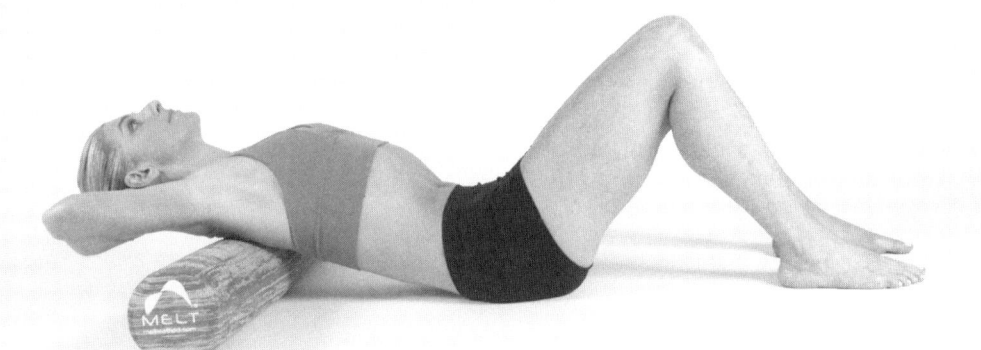

- Einmal gezielt in die Rippen atmen und dabei die Dehnung in den Rippen wahrnehmen.

- Einatmen und beim erneuten Ausatmen die Rippen wieder in die Ausgangsposition zusammenziehen. Die Wirbelsäule drückt dabei in die Rolle.

- Die Bewegung 2- bis 3-mal wiederholen. Lassen sich die Rippen unabhängig von unterem Rücken und Nacken bewegen?

Bei korrekter Ausführung verändern sich die Krümmung von unterem Rücken und Nacken während der Rippenweitung und -verengung nicht. Die Bewegung verlangsamen und verkleinern, 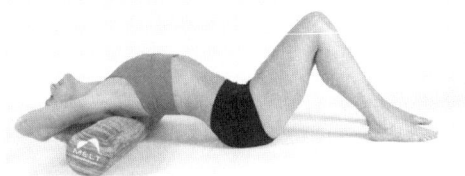 falls der Nacken überstreckt, der Kopf nach hinten kippt oder die unteren Rippen hervordrücken.

- Mit gedehnten Rippen einatmen und beim Ausatmen den Brustkorb langsam nach links neigen, um wahrzunehmen, wie sich die rechte Rippenseite anfühlt. Einatmen und wahrnehmen, ob die tiefe Einatmung behindert ist.

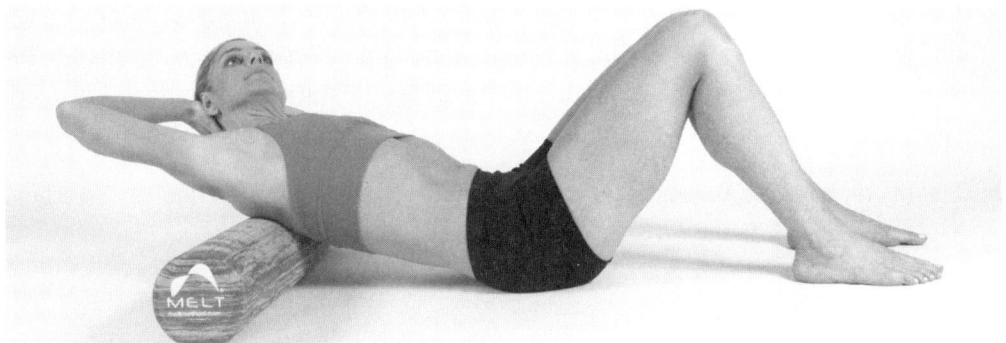

▶ Auf der anderen Seite wiederholen. Wahrnehmen, ob eine Seite verspannter wirkt oder ob eine Seitneigung besser funktioniert.

▶ Auf jeder Seite noch einmal wiederholen.

Gliding und Shearing oberer Rücken

▶ Den oberen Rücken auf die Rolle legen. Die Hände als Unterstützung hinter den Kopf legen. Die Ellbogen zeigen Richtung Decke. Die Körpermitte aktivieren und das Becken anheben, sodass die Rolle am oberen Rückenrand zu liegen kommt.

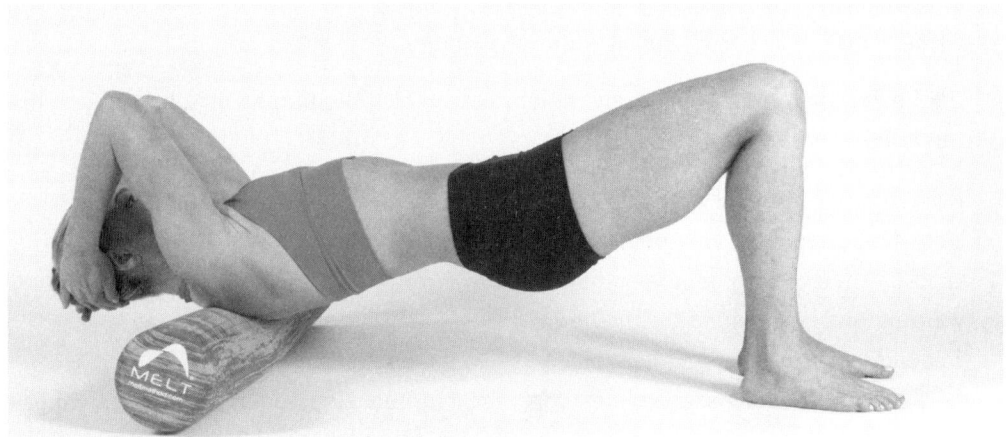

▶ Die Wirbelsäule leicht krümmen, um die Position zu halten. Das Körpergewicht schwer auf die Rolle legen. Die Rolle sanft über die Wirbelsäule rollen, jeweils 2 Wirbel (3 bis 6 Zentimeter) hinauf und hinab. Je kleiner die Bewegung ist, desto größer der Effekt.

▶ Die Ellbogen zeigen weiter Richtung Decke. Um kleine Bereiche mit Shearing zu aktivieren, den Oberkörper in kleinen Bewegungen nach links und rechts neigen, wie wenn man sich am Rücken kratzt.

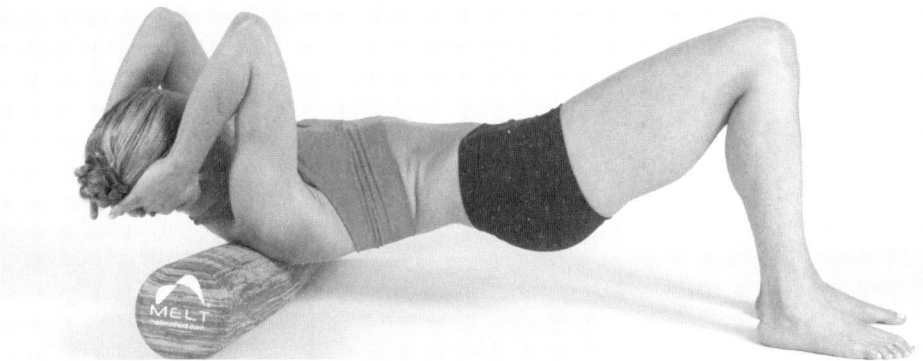

▶ Wieder zur Mitte drehen, pausieren und gezielt einatmen. Die Wirbelsäule tiefer in die Rolle sinken lassen.

▶ Über Druck auf die Füße die Rolle 3 bis 6 Zentimeter weiter hinunterschieben. Die Rippen etwas zusammenziehen, damit die Wirbelsäule auf der Rolle bleibt. Für besseren Halt die Füße näher zum Körper setzen.

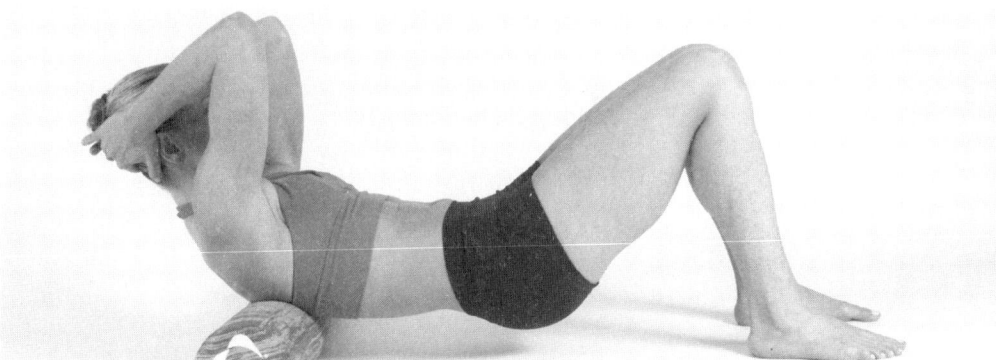

▶ Sanft wieder auf- und abrollen und durch Seitbeugen scheren.

▶ Die Rolle weitere 3 bis 6 Zentimeter nach unten rollen, bis sie unter den untersten Rippen liegt. Auch hier, wie oben, Gliding und Shearing anwenden. Die Körpermitte dabei aktiviert lassen, um die Wirbelsäule zu stützen. Die Rippen etwas nach vorne zusammenziehen, damit die Wirbelsäule auf der Rolle bleibt.

Gliding und Shearing Schulterblätter

▶ Den oberen Rücken auf die Rolle legen. Die Hände hinter den Kopf legen. Die Körpermitte aktivieren, damit die Hüfte nicht am Boden aufliegt. Den Oberkörper nach rechts drehen, sodass die Rolle auf der Innenkante des rechten Schulterblatts zu liegen kommt.

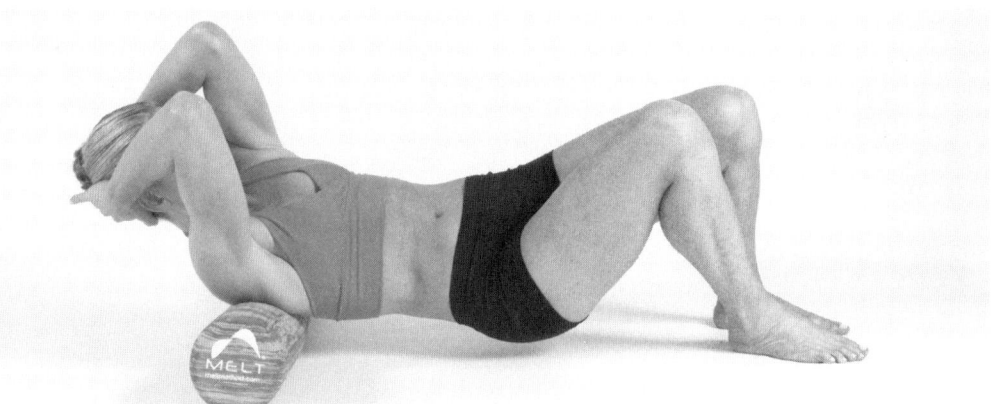

▶ An der Schulterblattkante entlang nach oben und unten rollen. An druckempfindlichen Stellen die Bewegung auf dieser Stressablagerung immer kleiner werden lassen.

▶ Für das Shearing kleine Seitbeugen an dieser Stelle ausführen. Alternativ das Becken auf dem Boden absetzen, den rechten Arm nach oben nehmen und kleine Kreise damit beschreiben.

▶ Die Sequenz am anderen Schulterblatt durchführen.

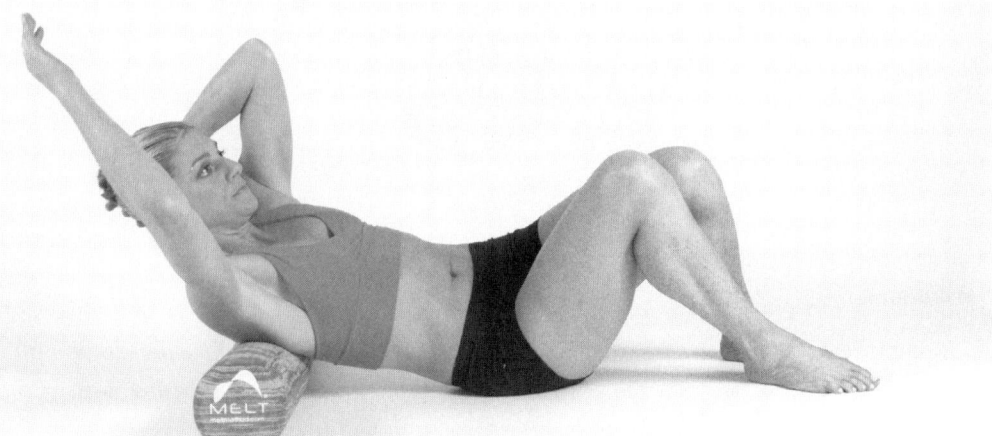

Rinsing oberer Rücken

▶ Das Becken anheben und die Rolle unter dem Schultergürtel platzieren. Tief einatmen.

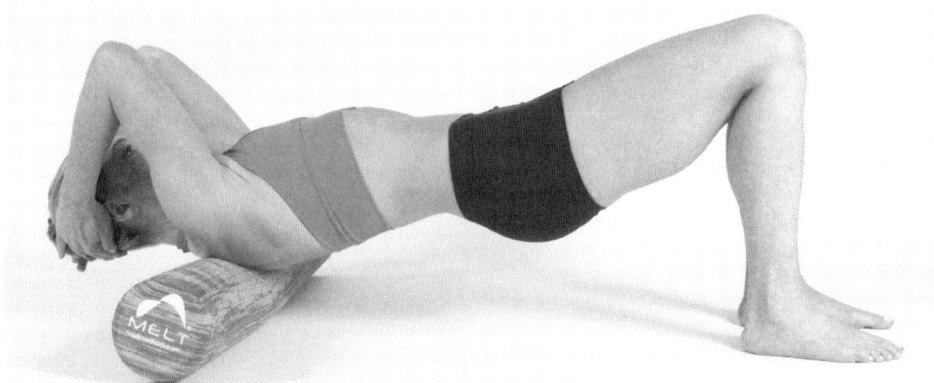

▶ Beim Ausatmen die Körpermitte anspannen und die Rolle langsam und mit gleichmäßigem, sanftem Druck den Oberkörper entlang nach unten drücken.

▶ Die Rippen bei der Abwärtsbewegung leicht nach innen ziehen und den Druck direkt auf der Rolle halten.

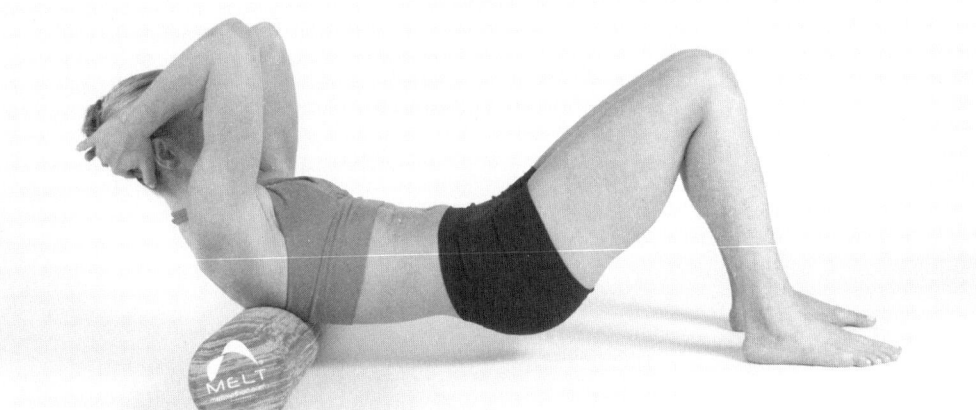

▶ Knapp vor dem unteren Brustkorbrand das Becken anheben und rasch nach oben zurückkehren. Pausieren, tief einatmen und so dem Gewebe Zeit zur Anpassung geben.

▶ Das Rinsing 3- bis 4-mal wiederholen. Dann das Becken absetzen und in den Re-Assess Rippendehnung gehen.

Re-Assess Rippendehnung

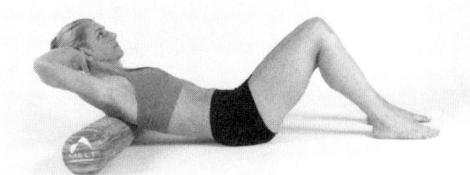

▶ Die Schulterblätter auf der Rolle ablegen und das Becken Richtung Bauchnabel ziehen. Einatmen und beim Ausatmen noch mal nur die Rippen über der Rolle weiten.

▶ Spüren, ob die Bewegung freier oder der Bewegungsumfang in der Streckung größer geworden ist.

▶ Die Streckung beibehalten und langsam 2- bis 3-mal nach rechts und links zur Seite neigen. Dabei gezielt in die jeweils gestreckte Seite atmen.

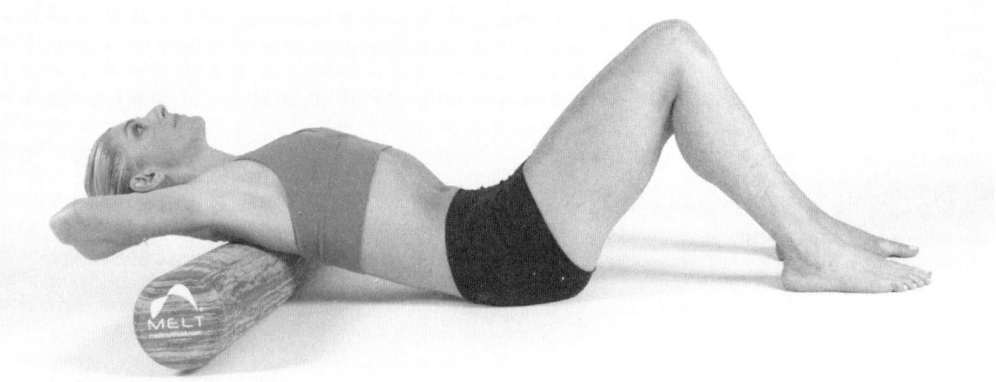

▶ Spüren, ob der seitliche Bewegungsumfang nun größer und ob die Atmung tiefer ist als vor der Sequenz.

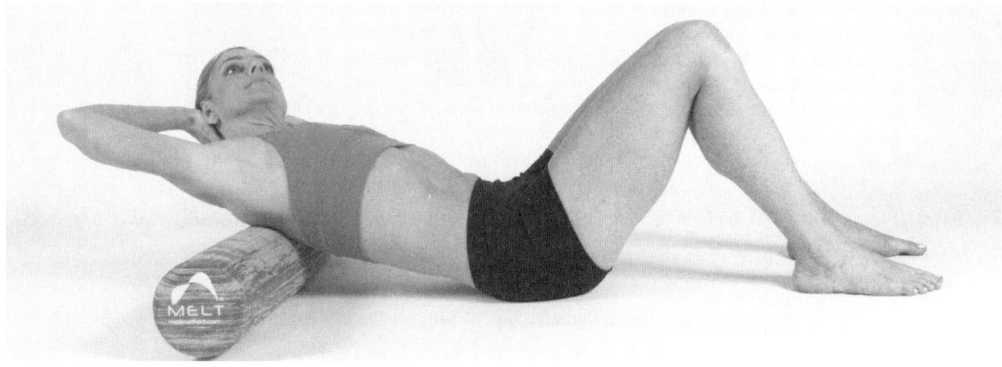

Sanftes Schaukeln

▶ Auf ein Ende der Rolle setzen. Die Füße stehen hüftbreit flach am Boden, die Knie sind gebeugt.

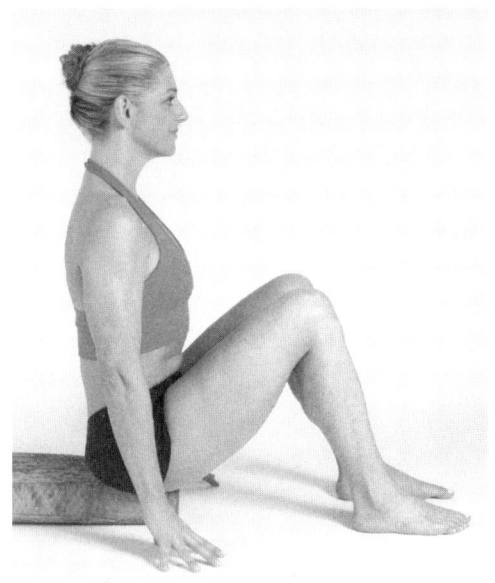

▶ Mit den Händen am Boden abstützen und langsam nach hinten über die Länge der Rolle abrollen.

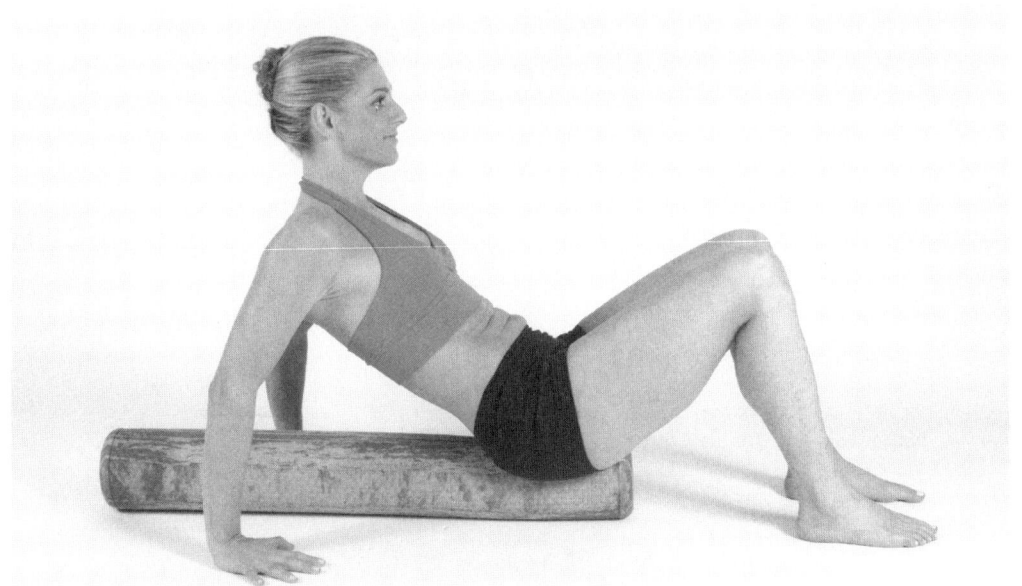

▶ Mit der Hand überprüfen, ob der Oberkopf ganz auf der Rolle aufliegt. Wenn nicht, mit dem Becken näher zu den Knien rutschen, um für den Kopf Platz zu schaffen. Die Füße stehen auch jetzt hüftbreit nebeneinander fest am Boden.

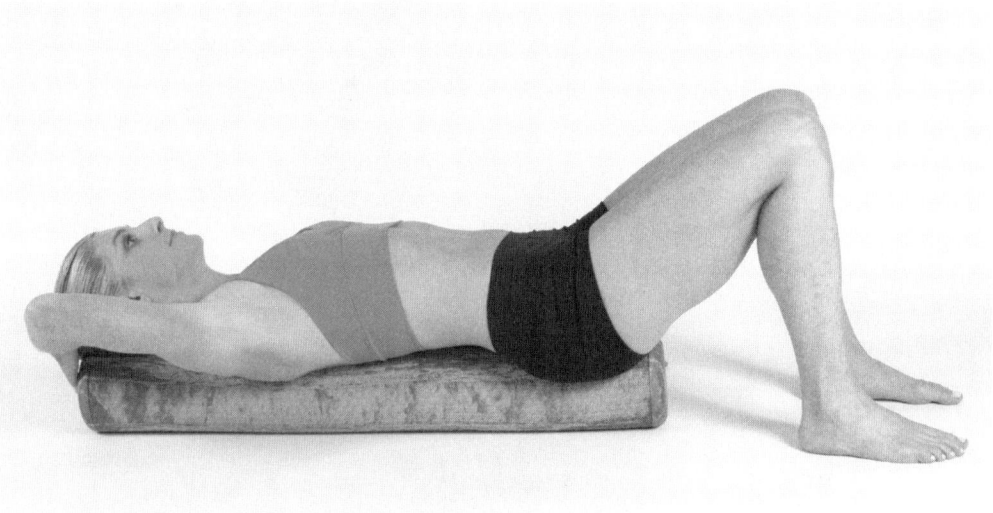

▶ Die Arme seitlich neben dem Körper am Boden ablegen.

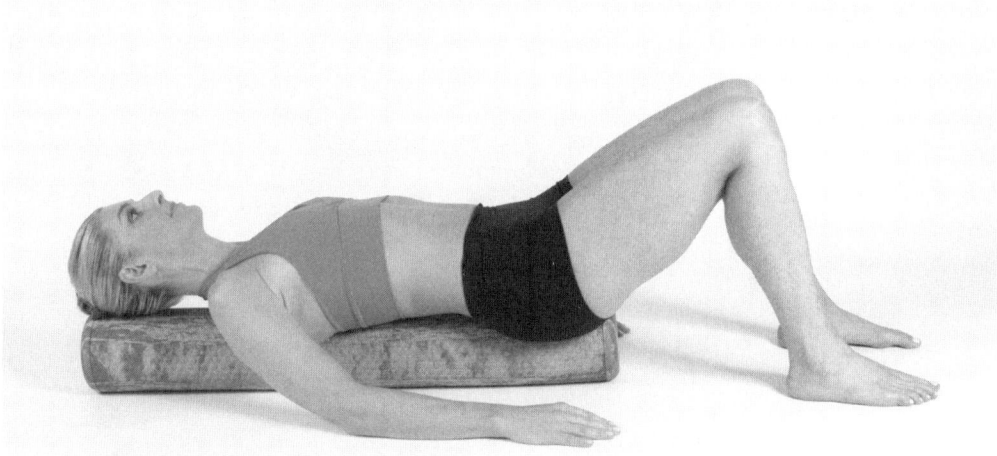

▶ Den Körper sanft etwas von der Wirbelsäule weg nach links fallen lassen, dann nach rechts. Etwa 30 Sekunden lang leicht von links nach rechts und zurück weiterschaukeln. Spüren, wie der Körper fällt und wieder aufgefangen wird. Diese Zeit benötigen Autopilot und NeuroCore, um zur Unterstützung, zum Schutz und zur Stabilisierung aktiv zu werden.

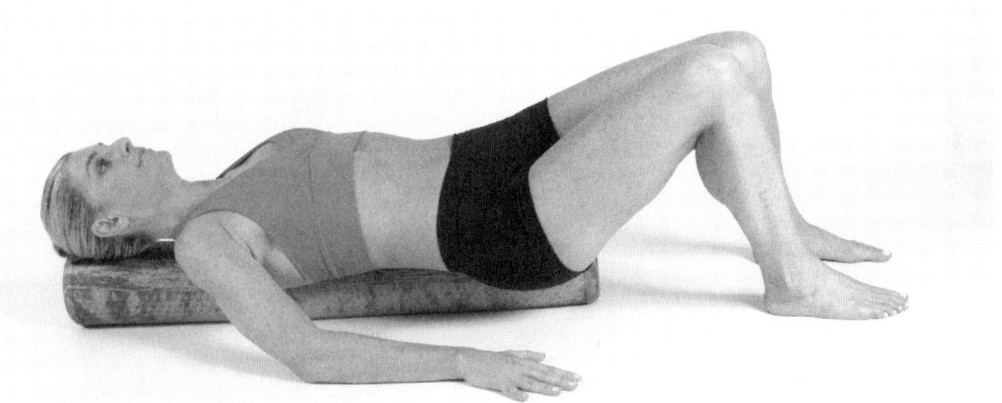

▶ Beobachten Sie, was Sie fühlen: Fühlen Sie sich sehr wacklig? Lässt sich das Körpergewicht leichter auf die eine als auf die andere Seite verlagern?

Dehnung Schulter zu Fingern

▶ Die Hände zur Decke strecken, die Handflächen zeigen zueinander: so, als ob man eine schulterbreite Schachtel hochhebt. Einatmen, die Arme gerade und kraftvoll halten, die Fingerspitzen ziehen Richtung Decke.

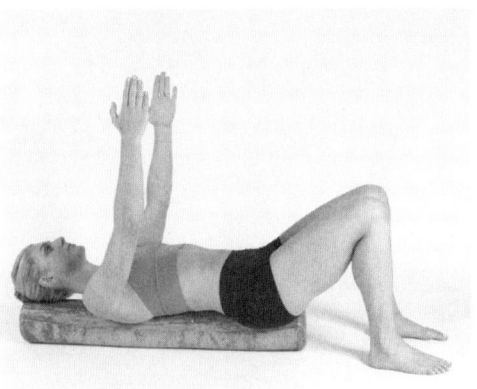 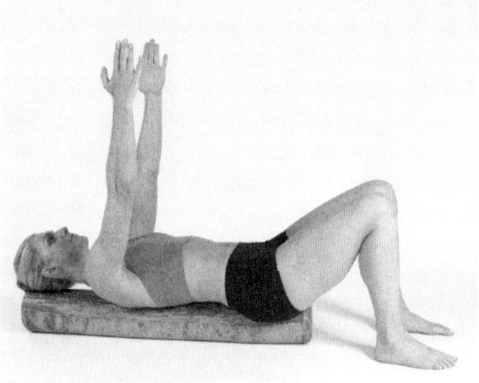

▶ Beim Ausatmen mit dem Armgewicht die Schulterblätter um die Rolle herum sinken lassen. Die Ellbogen bleiben gestreckt.

▶ Die Arme wieder nach oben strecken, ohne die Schultern hochzuziehen. Die Bewegung mit geringstmöglicher Muskelkraft ausführen.

▶ Diese Bewegung 5- bis 10-mal wiederholen. Idealerweise gleiten die Schulterblätter ohne Geräusch oder unangenehmes Gefühl am Brustkorb entlang. Wahrnehmen, ob es bei der Schulterbewegung knirscht oder knackt oder ein Schulterblatt beim Entspannen um die Rolle herum weiter nach unten sinkt. Beobachten, ob die Schultern zucken oder die Rippen sich bewegen.

Dehnung Hand zu Hand

▶ Einatmen und beim Ausatmen die Arme langsam zur Seite öffnen, als ob man einen riesengroßen Ball so hält, dass er die Brust nicht berührt. Die Arme außen in T-Form halten. Für eine optimale Wirkung sollten die Schultern neutral stehen und nicht nach oben gezogen werden.

▶ Die Arme befinden sich auf Brusthöhe, sie haben keinen Bodenkontakt.

▶ Die Fingerspitzen weit nach außen strecken, ohne die Schultern anzuziehen, die Ellbogen durchzudrücken oder die Rippen von der Rolle zu heben.

▶ Mit nach oben zeigenden Handflächen langsam ein Handgelenk strecken und die Fingerspitzen dabei Richtung Boden ziehen. Das andere Handgelenk beugen und die Finger Richtung Decke zeigen lassen. Die Rippen schwer auf die Rolle legen, die Körpermitte anspannen.

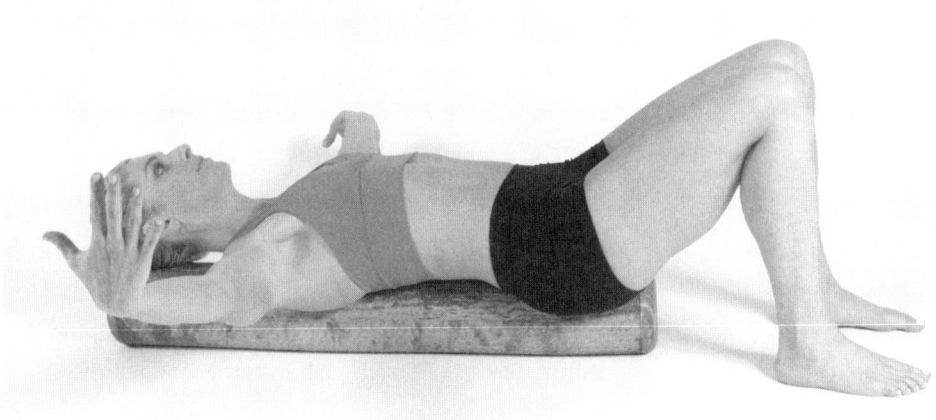

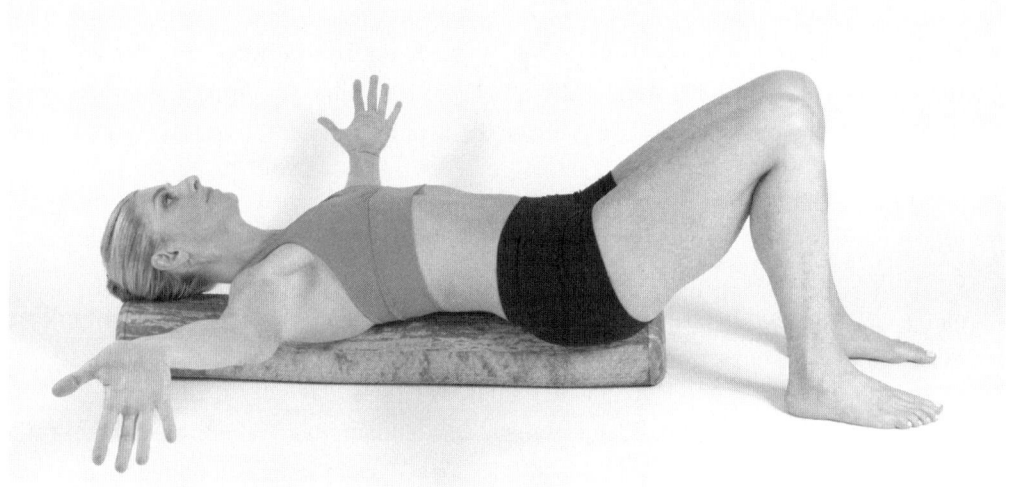

▶ Gezielt in die Brust atmen und 6- bis 10-mal im Wechsel je ein Handgelenk strecken und das andere beugen. Den Zug quer über den Oberkörper von Fingerspitze zu Fingerspitze wahrnehmen.

Ich nenne das Nervenmassage. Beim Bewegen der Handgelenke wird Zug auf die Bindegewebsschichten ausgeübt, welche die Nerven und Blutgefäße in den Armen stützen und schützen. Sie sind oft aufgrund normaler Aktivitäten wie etwa Computerarbeit oder Handybedienung komprimiert und arbeiten daher nur eingeschränkt. Der MELT-Move umspült beides mit frischer Flüssigkeit.

▶ Die gleiche Bewegung mit zur Faust geballten Händen ausprobieren. So können die Handgelenke direkt hydriert werden. Auch die Variante mit nach unten gedrehten Handflächen zur Handgelenksstreckung und -beugung mit abwechselnd gestreckter Hand und Faust ist möglich. Wahrnehmen, wie sich dabei der Zug über die Arme verändert.

Rest Re-Assess

- Auf den Boden legen. Arme und Beine sind ausgestreckt und entspannt, die Handflächen zeigen nach oben. Atmen und den Körper schwer in den Boden sinken lassen. Die Augen schließen und Zeit für den Re-Assess nehmen.

- Mit dem Körpersinn spüren, ob der Oberkörper nun entspannter ist. Sind die Schulterblätter weiter geöffnet, und liegen sie gleichmäßiger am Boden auf? Liegen die Rippen schwerer am Boden als vor der Rehydrierung? Falls vorher die Wirbelsäulenkrümmung im mittleren Rücken zu stark erschien, nachspüren, ob der Brustkorb jetzt schwerer aufliegt.

- Zum Schluss tief einatmen und erspüren, welche Bereiche des Oberkörpers sich dehnen, wenn sich die Lunge mit Luft füllt. Ist die Bewegung jetzt größer? Fällt die tiefe Einatmung leichter?

- Wenn irgendetwas davon spürbar ist, hat sich der Körper bereits besser ausgerichtet.

▶ Wichtige Gründe für die Rehydrierung des Oberkörpers

Im Oberkörper und insbesondere in den Schultern und Armen beweglich zu sein ist wichtig für vieles, vom Kopfdrehen über die Armstreckung bis hin zum Bücken und Spazierengehen. Ohne die Bewegungsfreiheit der Schulterblätter sowie der Freiräume dazwischen und zwischen den Rippen komprimieren Nacken und unterer Rücken – die Körperbereiche darüber und darunter. Tatsächlich sind Stressverklebungen zwischen den Rippen häufiger Grund für Schmerzen in diesen Regionen.

Treten diese auf, sind Massage und Dehnübungen oft die erste Behandlungswahl. Solange jedoch die Stressablagerungen und Blockierungen im oberen und mittleren Rückenbereich bestehen bleiben, kann sich die Druckbelastung in der Nackenregion und im unteren Rücken nicht vollständig lösen, egal, was dagegen unternommen wird.

Was schränkt die Beweglichkeit im oberen Rücken ein? Neben repetitiven Bewegungen und Körperhaltungen sind das auch Begleitumstände wie Asthma, Herzerkrankungen, Schwangerschaft, große Brüste und andauernde emotionale Belastungen. Sie alle können Stressverklebungen und Blockaden verursachen.

Den Flüssigkeitshaushalt um die Rippen herum und im Schultergürtel wiederherzustellen kann von Stressverklebungen im Nacken und im oberen und unteren Rückenbereich befreien. Dies kann sogar entscheidend die gesamte Körperspannkraft erhöhen. Das Ergebnis sind eine bessere Körperausrichtung und Bewegungsfunktionalität sowie eine erhöhte Beweglichkeit. Die Eigenbehandlung mit MELT kann nicht nur Schmerzfreiheit bringen, sondern auch das Lungenvolumen, die Organfunktionen, die Kraft im oberen Rücken und die Beweglichkeit im unteren Rücken und im Nackenbereich optimieren.

▶ Der MELT-Rehydrierungsplan

Führen Sie die Rehydrate-Sequenzen für Oberkörper und Beine ein- bis dreimal pro Woche abends durch. Je geübter Sie werden, desto schneller und müheloser gelingt die Rehydrierung. Arbeiten Sie dabei jedoch nicht zu schnell – wie Sie bereits wissen, braucht das Bindegewebe sanfte Druckbelastung und langsame Bewegungen.

Was natürlich wichtig ist: Trinken Sie vor und nach der MELT-Session Wasser. Die MELT-Moves ziehen viel frische Körperflüssigkeit in das Gewebe um Muskeln und Gelenke – aber nur, wenn Sie genug trinken!

Machen Sie weiterhin dreimal oder öfter pro Woche die Rebalance-Sequenz und die Hand- und/oder Fußbehandlung, entweder in Kombination mit den Rehydrate-Sequenzen oder in einer Extrasitzung. Sie nähern sich damit dem Ziel an, dreimal pro Woche zehn Minuten mit MELT zu arbeiten.

MELT gibt jeder Person Eigenverantwortung für die Selbstbehandlung. Wann Sie mit den MELT-Maps starten können, sagen Ihnen die Beurteilungsphasen. Spüren Sie beim Re-Assess die beschriebenen Veränderungen im Körper? Das kann gleich passieren, aber auch einige Wochen dauern. Sobald Veränderungen spürbar sind, beobachten Sie, was am nächsten Tag passiert. Sind Sie entspannter oder beweglicher, weniger steif oder schmerzfreier? Diese nachhaltigen Veränderungen zeigen an, dass der Autopilot auf die Eigenbehandlung anspricht und effizienter arbeitet.

Sobald die Rehydrierung nachhaltig wirkt, ist es Zeit, einen Schritt weiter zu gehen und mit der Entlastung von Nacken und unterem Rücken zu beginnen.

Ach ja, und hatte ich das Wassertrinken erwähnt?

12 Entlastung von Nacken und unterem Rücken

Sie sind auf dem Weg, Ihr eigener Therapeut zu werden und kraftvolle Veränderungen in Ihrem Körper zu bewirken. Die Gelenke sind morgens weniger versteift. Schmerzen und Unwohlsein lassen nach. Ihre Bewegungen sind geschmeidiger, Ihr Schlaf ist erholsamer. Vielleicht fühlen Sie sich insgesamt energiegeladener und besser gelaunt.

Diese positiven Veränderungen zeigen an, dass die Eigenbehandlung mit MELT wirkt. Die Veränderungen sind nachhaltig und werden sich noch verbessern, wenn Sie sich weiterhin auf diese neue Art und Weise um sich selbst kümmern. Geben Sie nicht auf, wenn Sie noch nichts feststellen. Vertrauen Sie darauf, dass sich die Verbesserungen bald einstellen werden, trinken Sie viel Wasser, und machen Sie weiter Ihre MELT-Übungen. Jeder Körper ist anders und braucht seine eigene Zeit.

An diesem Punkt sind die Stressverklebungen bereits verringert. Der Körpersinn ist erhöht und die Spannungsenergie im Körper wieder vernetzter. Vielleicht am wichtigsten ist, dass der Autopilot effizienter arbeitet: Er findet leichter den Körperschwerpunkt und die Gelenke. Die Mechanismen für reflexhafte Erdung und Stabilisierung der Körpermitte kommunizieren wieder besser. Auch die Selbstheilungskräfte des Körpers sind verbessert.

Diese positiven Veränderungen verdanken Sie Ihrer Reconnect-, Rebalance- und Rehydrate-Arbeit. Sie zeigen, dass der Körper sich anpassen kann. Diese Fähigkeit zur Anpassung ist der Schlüssel dafür, den Körper jugendlicher und gesünder zu machen und auf diesem Level zu erhalten. Sie verbessern Ihren momentanen Gesundheitszustand und verringern die Negativeffekte, die für gewöhnlich dem Alterungsprozess zugesprochen werden. Und das ist erst der Anfang.

Im nächsten Schritt arbeiten Sie daran, mit den Release-Techniken die letzte der systemischen Auswirkungen von Stressverklebungen im Körper rückgängig zu machen – die Verkleinerung der Gelenkräume im Nacken und/oder unteren Rücken. Jeder, der unter Schmerzen in diesen Bereichen leidet, wird sich später fragen, warum er nicht schon früher dagegen vorgegangen ist. Doch einiges haben Sie ja bereits erreicht. Die Hand- und Fußbehandlung und die Rebalance- und Rehydrate-Sequenzen haben den Flüssigkeitshaushalt im Bindegewebe dieser Bereiche wiederhergestellt und die körperinterne Kommunikation verbessert, die einer effektiven Eigenbehandlung vorangehen muss und diesen Bereichen fehlten.

Führen Sie die folgenden Release-Sequenzen zunächst abwechselnd abends bis zu einer Stunde vor dem Schlafengehen durch, je ein- bis zweimal pro Woche. Wenn möglich, sollten die entsprechenden Rehydrate-Sequenzen aus dem vorherigen Kapitel vorangehen: Beispielsweise der Rehydrate des Oberkörpers vor dem Release des Nackens an einem Abend und der Rehydrate der Beine vor dem Release des unteren Rückens am nächsten Tag. Ein- bis dreimal pro Woche sollten noch die Rebalance-Sequenz und die Hand- und/oder Fußbehandlung dazukommen.

Trinken Sie Wasser vor und nach jeder MELT-Session. Sie sollten auch niemals länger als zehn Minuten am Stück auf der Rolle liegen oder Druck auf einen Körperbereich ausüben.

Sobald Sie die Hand- und/oder Fußbehandlung sowie alle Rebalance-, Rehydrate- und Release-Sequenzen auswendig beherrschen, können Sie anfangen, mit den MELT-Maps zu arbeiten. Dies dauert sicherlich einige Wochen oder Monate. Hektik führt hier nicht zum Ziel, lassen Sie sich also Zeit. Die behandelten Körpersysteme reagieren am besten auf gezielte, sanfte und langsame Bewegung. Verfolgen Sie Ihren Behandlungsfortschritt, und freuen Sie sie sich über die Veränderungen, die Sie mit nur zehn Minuten Eigenbehandlung am Tag erreichen können.

Sequenz – Nacken-Release

Halsdrehung-Assess
Schädelbasis-Shearing
Nacken-Entlastung
Halsdrehung-Re-Assess

Assess Halsdrehung

▶ Mit ausgestreckten Beinen auf den Rücken legen. Alternativ die Beine anwinkeln, falls das Liegen mit gestreckten Beinen Zugspannung auf den Nacken erzeugt. Eine entspannte Haltung ist wichtig.

▶ Nur mit dem Körpersinn, ohne die Hände, versuchen zu erspüren, wie sich die Krümmung der Halswirbelsäule anfühlt. Idealerweise ist sie sanft geschwungen und schwebt über dem Boden. Wo ist ihr höchster Punkt? Er sollte näher am Kopf als an den Schultern liegen.

▶ Den Kopf langsam so weit wie möglich nach rechts und dann nach links drehen. Geht es auf eine Seite besser? Ist die Drehung unangenehm oder schmerzhaft? Fühlt es sich an, als ob sich eine Schulter mitbewegt?

▶ Die Wahrnehmungen gedanklich notieren, um sie später vergleichen zu können.

Shearing Schädelbasis

▶ Die Rolle unter den Haaransatz schieben. Die Nase Richtung Decke strecken, sodass der höchste Punkt der Rolle direkt an der Schädelbasis zu liegen kommt. Gezielt in den Nacken atmen, damit die Schädelbasis schwer auf der Rolle zu liegen kommt. Die Schultern dabei nicht anheben.

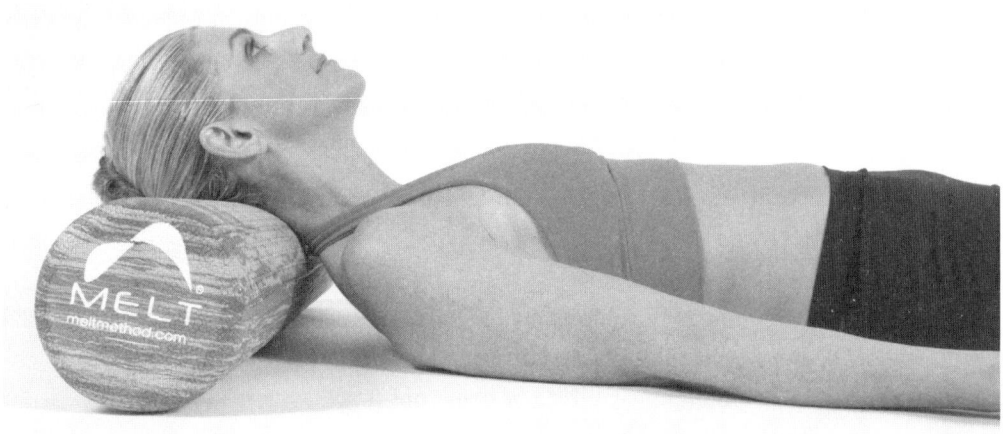

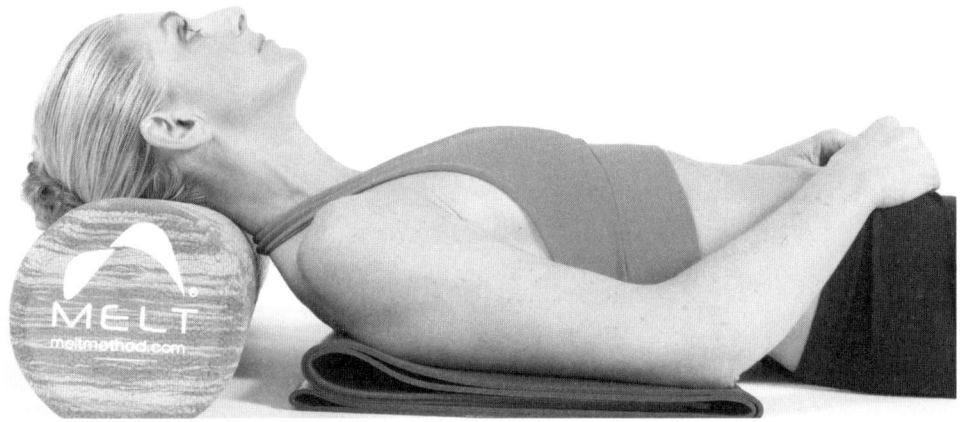

Falls die Position die Schultern zu sehr belastet, den oberen Rücken mit einer gefalteten Yogamatte oder einem Handtuch unter dem oberen Rücken etwas erhöhen.

▶ Mit gleichmäßigem, sanftem Druck der Schädelbasis auf die Rolle den Kopf nach rechts drehen, bis der Ohrmuschelrand die Rolle berührt.

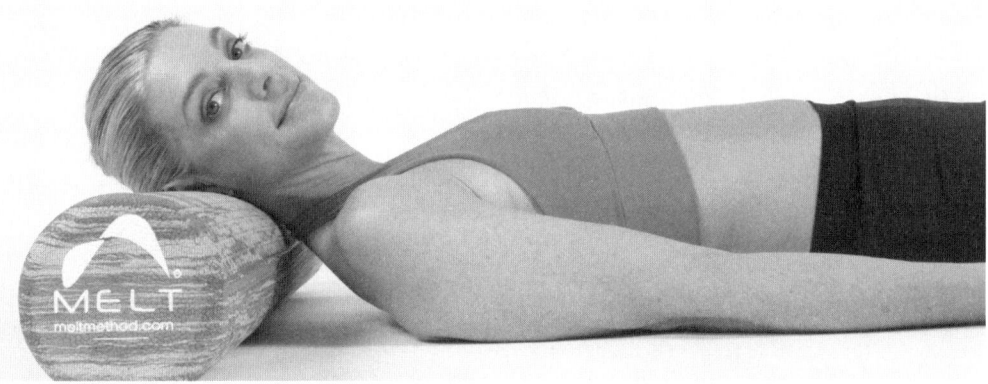

▶ Den Druck aufrechterhalten und den Kopf langsam nach links drehen.

▶ 2- bis 3-mal wiederholen.

Falls die Rolle während der Kopfdrehung vom Nacken wegrutscht, ist der Druck auf die Rolle nicht gleichmäßig. Die Schädelbasis neu ausrichten: Dazu die Nase wieder Richtung Decke strecken und gleichzeitig mit dem Kopf Druck auf die Rolle über der Schädelbasis ausüben. Die Aufrechterhaltung des Drucks erfordert Konzentration.

▶ Auf der rechten Kopfseite innehalten und die Kopfseite mit der Schertechnik bearbeiten, ohne den Druck auf die Rolle zu verringern. Dazu den Kopf je 5- bis 6-mal in beide Richtungen in kleinen Bewegungen kreisen. Dann den Kopf 2- bis 3-mal nach oben und unten und von links nach rechts bewegen. Die Bewegungen sollten sich am Kopfansatz angenehm, wie eine leichte Massage anfühlen.

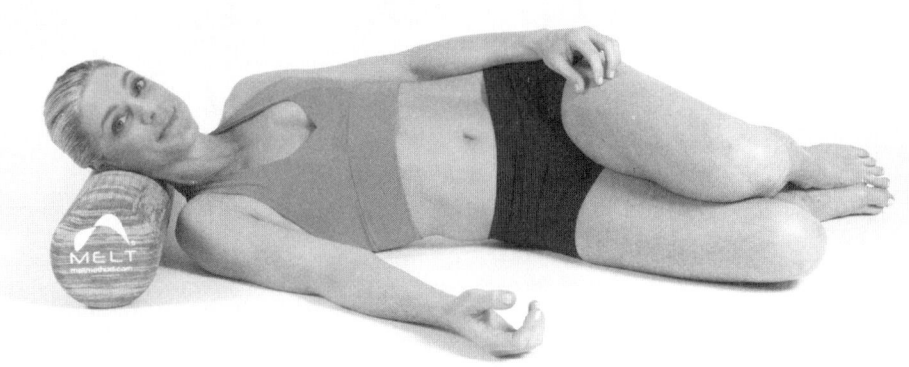

Bei starken Nackenschmerzen, Brüchen oder akuten Bandscheibenproblemen die Knie anwinkeln und in Seitenlage arbeiten, um den Körper besser zu stützen.

▶ In dieser Stellung einen Moment innehalten und 2 gezielte Atemzüge machen.

▶ Das Shearing mit der linken Kopfseite ausführen. Falls eine Seite druckempfindlich erscheint, mit dieser Seite das Shearing wiederholen.

▶ Die Schädelbasis wieder gerade auf der Rolle ausrichten und mit dem Kopf 3- bis 4-mal auf der Rolle eine Acht beschreiben. Den Druck auf diesen Bereich aufrechterhalten und 2-mal gezielt ein- und ausatmen.

Entlastung Nacken

▶ Die Rolle von der Schädelbasis knapp 3 Zentimeter nach oben, mittig unter den Hinterkopf schieben. Die Nase Richtung Decke strecken und sanften Druck auf den höchsten Punkt der Rolle ausüben.

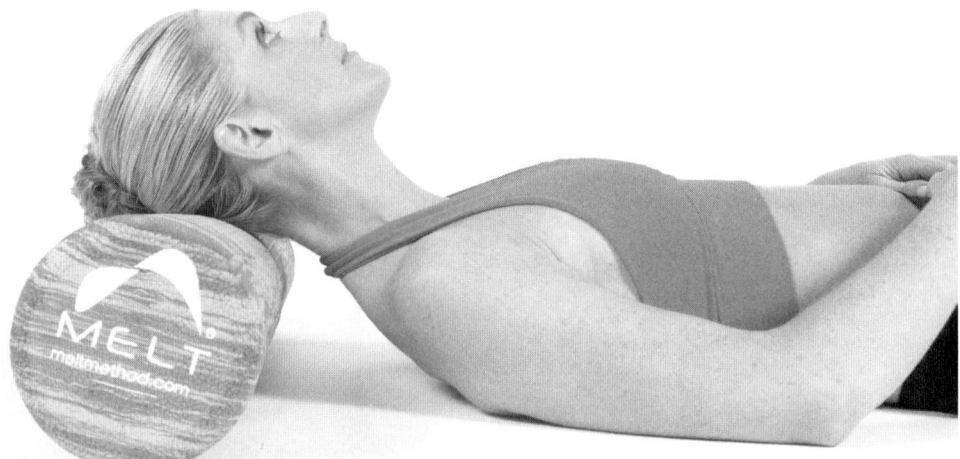

Die Rolle sollte während der Druckbelastung den Nacken nicht berühren und sicher unter dem Kopf liegen, ohne das Gefühl zu vermitteln, sie könnte herausrutschen.

▶ Mit gleichbleibendem Druck auf die Rolle beim Ausatmen das Kinn 3 bis 6 Zentimeter weit Richtung Brust senken.

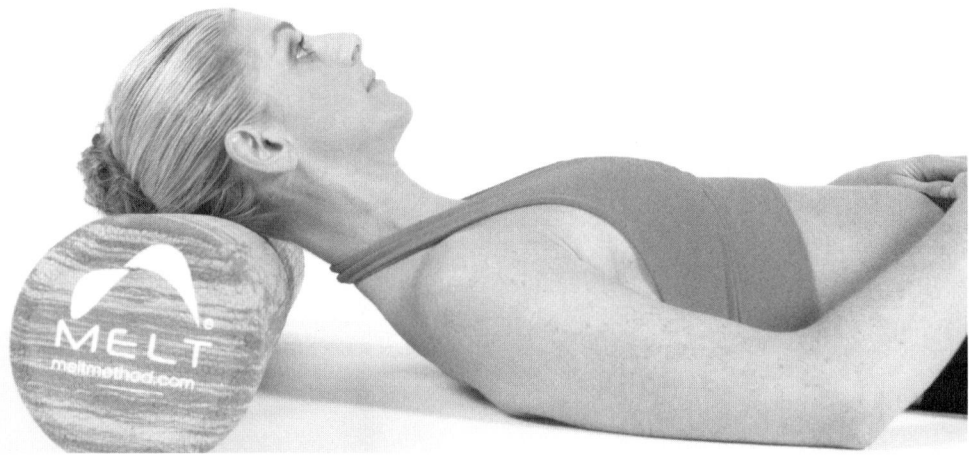

▶ Einatmen und mit dem Ausatmen die Nase wieder Richtung Decke strecken.

Nicht versuchen, mit dem Kinn die Brust zu berühren. Die Bewegung im Nacken sollte langsam und klein sein. Schultern und oberer Rücken bleiben ruhig und entspannt. Entscheidend ist es, bei der Nickbewegung gleichbleibenden Druck auf die Rolle auszuüben.

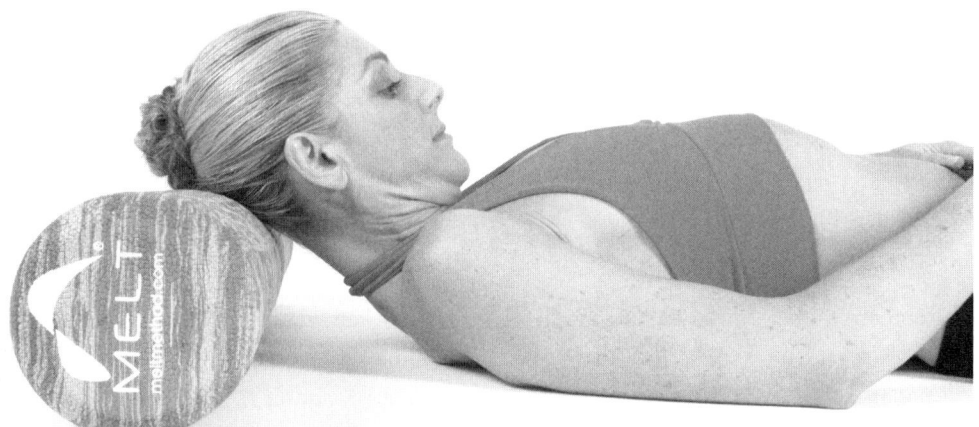

▶ 8- bis 10-mal wiederholen. Die Rolle vom Hinterkopf entfernen und den Kopf sanft am Boden ablegen.

Re-Assess Halsdrehung

▶ Die natürliche Krümmung der Halswirbelsäule erspüren. Erscheint Sie jetzt sanfter gekrümmt, mit stärkerer Biegung direkt an der Schädelbasis?

▶ Den Kopf langsam von links nach rechts drehen. Ist der Bewegungsumfang größer? Ist die Bewegung geschmeidiger und weniger schmerzhaft?

▶ Falls derartige Veränderungen spürbar sind, ist die Halswirbelsäule druckentlastet.

Sequenz – Release unterer Rücken

Rest Assess
Shearing Iliosakralgelenk
Beckenschaukel
Entlastung unterer Rücken
Rest Re-Assess

Rest Assess

▶ Auf den Boden legen. Arme und Beine sind ausgestreckt und entspannt, die Handflächen zeigen nach oben.

▶ Mit dem Körpersinn die Krümmung im unteren Rücken wahrnehmen. Wo ist ihr höchster Punkt? Ober- oder unterhalb des Bauchnabels? Liegen die unteren Rippen am Boden auf? Ist Richtung Schulterblätter eine große Biegung zu spüren, oder vielleicht gar keine? Die Beobachtungen gedanklich notieren, um sie nach dem Release vergleichen zu können.

Shearing Iliosakralgelenk

▶ Die Körpermitte anspannen, das Becken heben und auf der Rolle platzieren.

▶ Beide Knie zur Brust ziehen, um die Lage der Rolle zu prüfen. Sie sollte sicher liegen, ohne das Gefühl zu vermitteln, direkt unter dem unteren Rücken zu liegen oder wegzurutschen.

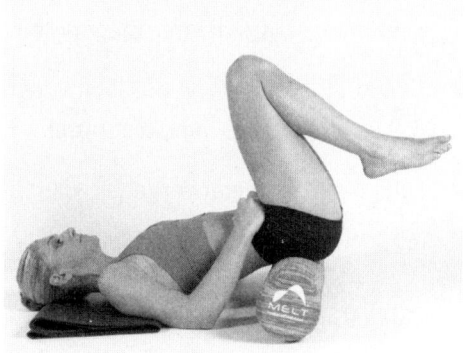

Falls Ihnen die korrekte Beckenstellung schwerfällt, eine gefaltete Yogamatte oder ein Handtuch unter Kopf und Schultern schieben.

- Die Knie angewinkelt lassen. Füße und Unterschenkel entspannen. Die Körpermitte anspannen und den Brustkorb stabil am Boden halten. Langsam die Knie vom Brustkorb wegbewegen, bis sie zur Decke zeigen. Die Oberschenkel sollten nicht senkrecht zur Rolle stehen, damit der untere Rücken entspannt bleibt.

- Mit gleichmäßigem Druck auf die Rolle die Knie langsam bis auf die 1-Uhr-Position nach rechts führen und über die Mitte zurück nach links auf 11 Uhr. Auf diese Weise das Iliosakralgelenk beidseitig abtasten.

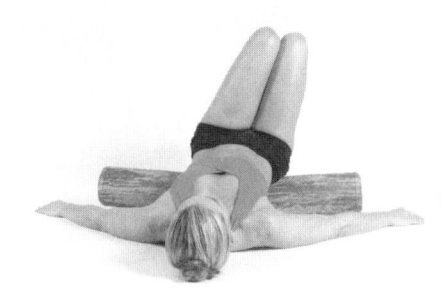

   Die Knie nicht zu weit nach rechts und links neigen. Das Körpergewicht soll in der Beckenmitte auf dem Kreuzbein, nicht auf der Hüfte liegen.

   In der Bewegung den Rücken nicht durchdrücken und den Brustkorb ruhig lassen. Darauf achten, durch Aktivieren der Körpermitte die Beckenbewegung unabhängig vom Oberkörper auszuführen.

- Versuchen, die Knie zusammenzulassen. In der Rechtsneigung pausieren und die rechte Seite des Iliosakralgelenks mit je 2 bis 3 kleinen Kreisbewegungen im und gegen den Uhrzeigersinn scheren.

- Jetzt nur das rechte Bein etwas größer und langsamer kreisen. Die Knie auch 2- bis 3-mal wie beim Marschieren vom Körper wegbewegen und wieder anziehen.

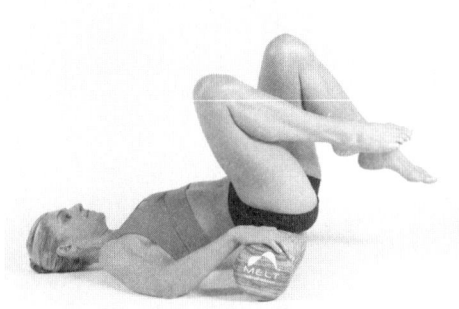

- Nach dem Shearing kurz pausieren, ohne den Druck auf die Rolle zu verringern. 2-mal gezielt in das Iliosakralgelenk atmen. Mit der linken Seite wiederholen.

Falls eine Seite druckempfindlicher erscheint, die Moves dort beliebig oft wiederholen.

Beckenschaukel

▶ Das Becken wieder auf der Rolle platzieren. Die Beine anwinkeln. Die Fingerspitzen an die Knie legen, sodass die Handflächen auf der Oberschenkelvorderseite liegen. Die Knie sanft von der Brust wegschieben, bis die Arme gestreckt sind. Sie bleiben während der ganzen Sequenz gestreckt. Die Oberschenkel stehen nicht senkrecht zur Rolle. Die Beine sind entspannt, der Brustkorb liegt schwer am Boden. Die Schultern sind entspannt.

▶ Einatmen und beim Ausatmen die Oberschenkel sanft gegen die Hände drücken, als ob man sie gegen die Kraft der Arme zur Brust ziehen wollte. Die leichte Muskelanspannung tief im Bauch spüren.

Die Ellbogen durchstrecken und mit den gestreckten Armen eine Gegenspannung erzeugen. Den Druck während der ganzen Technik beibehalten.

▶ Die Rippen durch Anspannen der Körpermitte weiter fest am Boden halten.

▶ Einatmen und beim Ausatmen versuchen, das Becken nach oben zu ziehen, sodass das Beckengewicht schwer auf der Rollenseite liegt, die dem unteren Rücken näher ist. Die Bewegung bringt das Schambein zum Bauchnabel. Den Druck der Knie gegen die Hände aufrechterhalten. Beim Beckenkippen sollten sich die Knie leicht Richtung Decke heben.

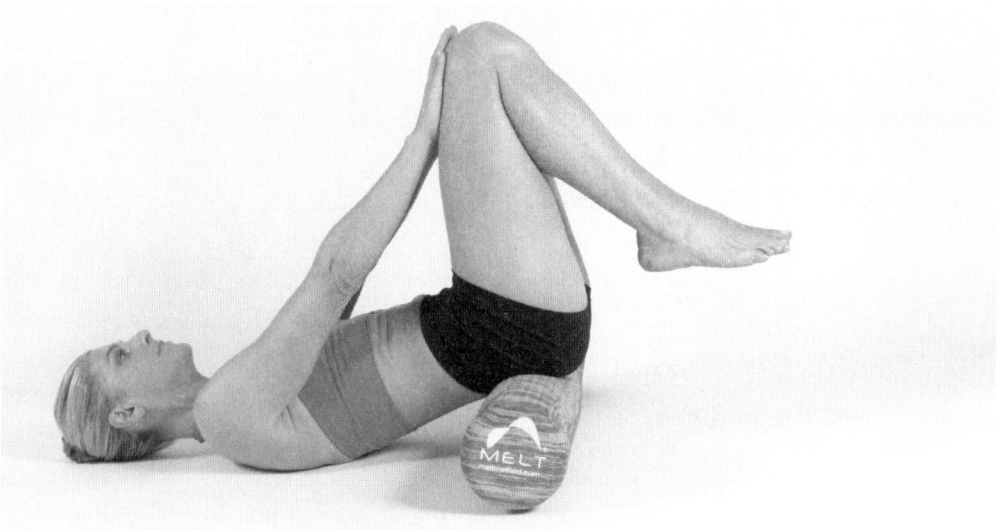

▶ Einatmen, ohne den Druck der Oberschenkel gegen die Hände zu verringern, und beim Ausatmen das Becken langsam nach vorne kippen, sodass die Beckenrückseite (Kreuzbein) jetzt schwer auf dem höchsten Punkt der Rolle liegt. Der Brustkorb bleibt unbewegt, der untere Rücken hebt sich beim Kippen in Beckennähe leicht an. Wichtig ist, den Oberschenkeldruck beim Beckenanziehen und beim Beckenkippen beizubehalten!

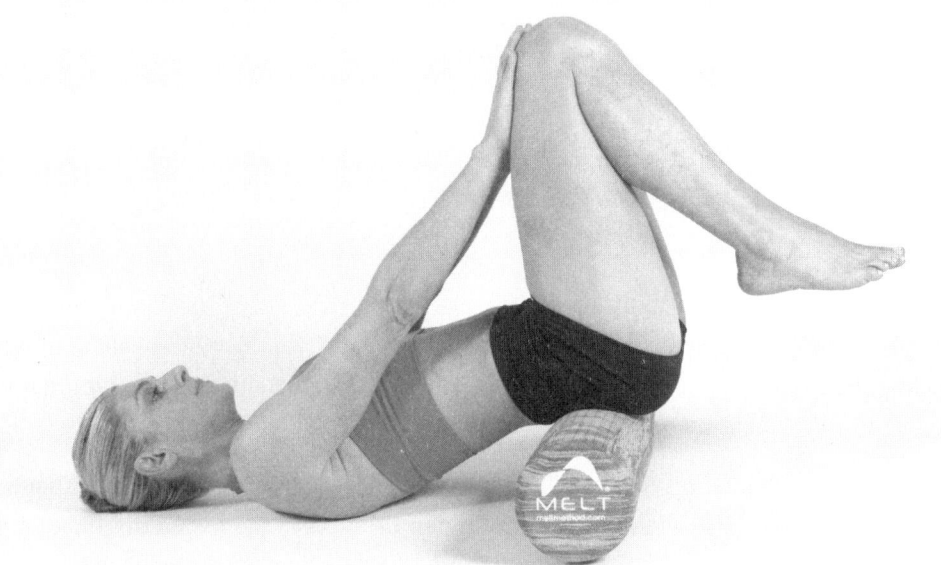

▶ Mit gleichbleibendem Druck die Beckenschaukel langsam 4- bis 5-mal wiederholen. Bei korrekter Ausführung ist die Bewegung eher klein.

Entlastung unterer Rücken

▶ Die gekippte Beckenposition auf der Rolle beibehalten. Das Kreuzbein liegt schwer auf der Rolle. Einatmen und beim Ausatmen die Rippenrückseite schwer in den Boden sinken lassen, ohne den Druck gegen die Hände und die Beckenkippung aufzugeben.

▶ Wahrnehmen, wie der Bauch gefordert ist, um alle drei Druckpunkte stabil zu halten: Oberschenkel – Hand, mittlerer Rücken – Boden, Beckenrückseite – Rolle.

In dieser Übungsphase gibt es keine sichtbare Bewegung.

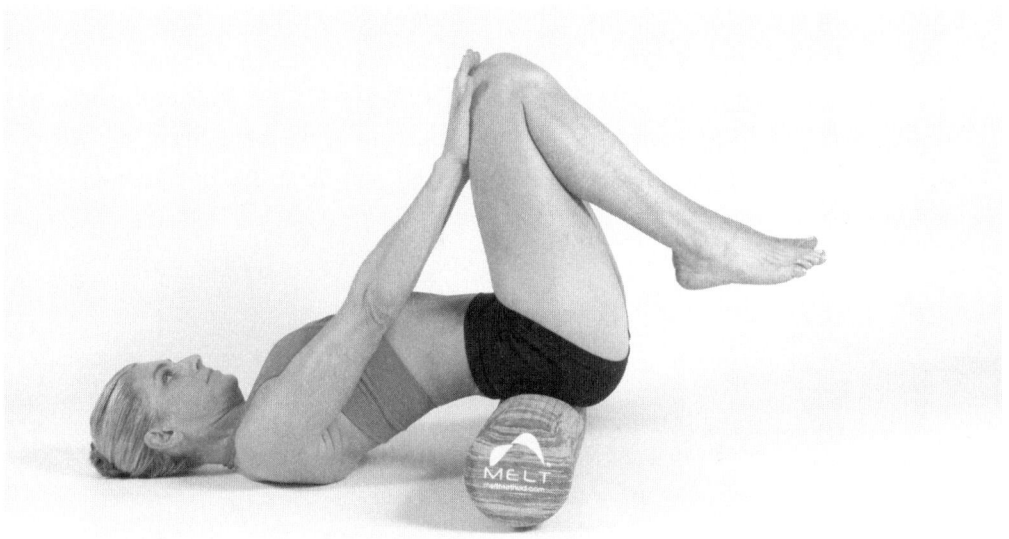

Um die Entlastung zu erzeugen, sollten die Rippen nicht vom Boden abheben. Stattdessen die Rippenrückseite gegen den Boden drücken und gleichzeitig die beiden anderen Druckpunkte beibehalten.

▶ Beim Ausatmen ein lautes Schhh-Geräusch machen, um die reflexive Arbeit im Bauch in Gang zu setzen. Einatmen und vorsichtig den Druck der Knie gegen die Hände lösen. Beim Ausatmen alle drei Druckpunkte ohne Schhh-Geräusch erneut aktivieren. 1- bis 2-mal wiederholen.

Falls auf der Oberschenkelvorderseite oder an der Hüfte Ermüdung auftritt, ist die Anspannung zu stark. Die Knie etwas weiter zum Kopf nehmen und die Sequenz wiederholen.

▶ Von der Rolle rutschen und mit ausgestreckten Beinen auf den Rücken legen.

Rest Re-Assess

▶ Zeit für die Endbeurteilung nehmen. Liegen die Rippen jetzt schwerer am Boden? Erscheint die Wirbelsäulenbiegung über dem Becken ausgeprägter?

▶ Falls derartige Veränderungen spürbar sind, ist es gelungen, den unteren Rücken zu entlasten.

Teil 4

13 Die MELT-Maps

Herzlichen Glückwunsch! Sie sind jetzt ein Hands-off-Körpertherapeut. Sie kennen die MELT-Sprache und beherrschen die vier R. Auf eine Weise, die Sie vorher nicht für möglich gehalten haben, bestimmen Sie über Ihre Gesundheit und ein langes Leben. Dazu verstärken Sie die positive Wirkung mit weiteren gesundheitsfördernden Maßnahmen wie gesundes Essen, ausreichend Flüssigkeitszufuhr und genügend Schlaf.

Auch diese Dinge könnten sich bei Ihnen zum Positiven geändert haben:

- Ihr Körper hält den alltäglichen Belastungen besser stand.
- Jede Bewegung gelingt müheloser, sicherer und geschmeidiger.
- Sie fühlen sich klarer und besser geerdet.
- Die Atmung fällt leichter.
- Sie schlafen schneller ein und schlafen tiefer und fester.
- Sie wachen erfrischter auf und gehen energiegeladen durch den Tag.
- Sie haben weniger Schmerzen und fühlen sich rundum wohler.
- Die Nährstoffaufnahme und die Verdauung funktionieren besser.
- Die Haut strahlt und wirkt elastischer.
- Sportliche Leistung und Ausdauer haben sich verbessert; die Regenerationszeit ist kürzer.

Dies sind die wichtigsten Auswirkungen, die sich bereits zu Beginn zeigen können, wenn Sie gegen die Stressverklebungen und die körperweite Zelldehydrierung vorgehen. Je länger Sie mit MELT arbeiten, desto mehr Verbesserungen werden Sie bemerken und desto langfristiger werden sie wirken. Die Regenerationsfähigkeit Ihres Körpers wird Sie überraschen.

Diese Veränderungen sind äußerst wirkungsvoll. Damit sie eintreten können, müssen einige Dinge im Vorfeld geschehen:

- Dehydriertes Gewebe wurde zu gesundem, ausreichend hydriertem Gewebe.
- Der Fluidhaushalt der Kollagenmatrix ist wiederhergestellt. Dadurch verbessert sich die Dehnfähigkeit des Gewebes, also dessen elastische Stützkraft.
- Das Bindegewebssystem hält den täglich wirkenden Druck- und Zugbelastungen besser stand.
- Die Muskeln können sich entspannen, da sie weniger Stützarbeit für die Körperhaltung leisten müssen.
- Die Umgebungen von Körpersystemen und Zellen sind besser versorgt.
- Die reflexiven Stabilisierungssysteme sind reaktionsfreudiger und ausgeglichener.
- Die Stressbelastung des Nervensystems wurde verringert.
- Die interne Körperkommunikation verläuft schneller und reibungslos.
- Schädliche Entzündungen haben abgenommen.
- Die Gelenke haben mehr Spannkraft, sind widerstandsfähiger und stabiler. Der ganze Körper ist besser ausgerichtet.

▶ Willkommen in der EZ-Zone!

Sobald Sie anfangen, das Bindegewebe zu rehydrieren und die Stress- und Wiederherstellungsregulatoren in Balance zu bringen, arbeitet der Autopilot effizienter. Der ganze Körper beginnt, in einem optimierten Modus zu arbeiten: So ist mehr möglich, bei weniger Energieaufwand. Diese eingesparte Energie hat der Körper nun für andere Tätigkeiten zur Verfügung.

Diesen idealen Zustand nenne ich Effizienz-Zone, oder kurz EZ-Zone. Sie ist der optimale Bereich, in dem der Autopilot bei minimalem Energieeinsatz alle anderen Körpersysteme effektiv steuern und stabilisieren kann. Seine unzähligen, tagtäglichen Mikro-Anpassungen können den Körper jederzeit ins Gleichgewicht bringen, egal, wie stressig oder belastend der Tag war.

Die EZ-Zone ist auch die Umgebung, in der die täglichen Reparatur- und Heilungsprozesse des Körpers am besten verlaufen. Repetitive Belastungen haben dann keine Ablagerungen zur Folge, auch an MELT-freien Tagen. Genauso hat Ihr Körper früher gearbeitet, als er noch jung war – mit MELT können Sie die Uhr für Ihren Körper zurückdrehen.

Indem Sie die vier Auswirkungen der Stressablagerungen mit MELT behandeln, bringen Sie den Autopiloten in die EZ-Zone. Zudem erhält der Wiederherstellungsregulator die Möglichkeit, während Ihrer Wachphase dominant aktiv zu sein. Dies fördert die Fähigkeit des Körpers, sich selbst zu heilen und chronische Schmerzen und andere Symptome auszuschalten.

MELT ist auch das Werkzeug, mit dem Sie in der EZ-Zone bleiben können! Nur zehn Minuten täglich unterstützen die ständig ablaufenden »Wartungsarbeiten« des Körpers und beugen Schmerzen oder anderen Symptomen vor. Der Zustand, in der EZ-Zone zu leben und dort zu bleiben, öffnet die Tür zu bester Gesundheit, Energie, Vitalität und zu einem langen Leben – ohne Schmerzen.

▶ Der Eigenbehandlungsplan

Sie können jetzt auf alle erlernten Techniken zurückgreifen und die Sequenzen kombinieren und aufeinander abstimmen. Da Sie die Moves kennen, sind die Sequenzanleitungen auf den folgenden Seiten nochmals in Kurzform dargestellt. Die Fotos erinnern daran, wo der Körper im Verhältnis zur Rolle oder zum Ball zu positionieren ist. Die ausführlichen Anleitungen können Sie in den Kapiteln 10 bis 12 nachschlagen.

Eine abgestimmte Mischung verschiedener Sequenzen ergibt eine MELT-Map, eine »Landkarte«. Sie enthält immer eine Sequenzreihe für eine vollständige Eigenbehandlung mit allen Vier R: Reconnect, Rebalance, Rehydrate und Release. Das bedeutet, dass Sie in jeder MELT-Session auch alle vier Auswirkungen der Stressverklebungen ansprechen.

Dieses Kapitel enthält neun Maps mit je zehn Minuten und sieben 15- bis 20-minütige Maps. Am Anfang brauchen Sie dafür vielleicht etwas länger. Doch je vertrauter die Sequenzen werden, desto schneller und leichter werden sie ablaufen. Lassen Sie sich bei der Ausführung Zeit.

Wie Sie bereits wissen, sollten Sie keinen Körperbereich länger als zehn Minuten am Stück auf der Rolle mit Druck belasten. Es ist jederzeit möglich, eine Sequenz mit dem Re-Assess zu unterbrechen und dann die Sequenz fortzusetzen.

Um die positiven Veränderungen aufrechtzuerhalten, sollten Sie mindestens dreimal pro Woche mit MELT arbeiten. Die Methode ist so sanft, dass sie, falls gewünscht, auch täglich anwendbar ist.

Abwechslung in der Wochenroutine trägt dazu dabei, die besten Ergebnisse zu erreichen und neue Veränderungen hervorzurufen. Wählen Sie dafür zwei bis drei verschiedene Maps pro Woche aus, anstatt die gleiche Map zweimal hintereinander zu machen.

Probieren Sie alle Maps aus. Manche davon werden für Sie bessere Ergebnisse bringen als andere; das merken Sie beim Re-Assess und am nächsten Tag. Es ist ein schönes Gefühl, die »Lieblings-Maps« zu entdecken und sie häufiger zu machen. Trauen Sie sich, einige davon auszuwählen und abwechselnd zu üben. Das bringt die besten Resultate und verhindert, dass Sie in einen »Eigenbehandlungs-Trott« geraten.

Bisher habe ich geraten, MELT am Abend zu praktizieren, um den Autopiloten zu unterstützen. Jetzt möchte ich Sie ermuntern, MELT zu verschiedenen Tageszeiten auszuprobieren, um herauszufinden, welcher Zeitpunkt Ihnen persönlich am meisten liegt: nach dem Aufstehen, nach der Arbeit, vor und/oder nach dem Training, wann immer es Ihrem Körper am besten tut und in Ihren Terminplan passt – jedoch bis längstens eine Stunde vor dem Schlafengehen.

Trinken Sie auch weiter vor und nach jeder MELT-Map ein Glas Wasser, und halten Sie auch für alle Fälle während der Behandlung ein Glas bereit.

Weitere Maps, Videos und die Adressen von MAP-Coaches und -Gruppen finden Sie bei *www.meltmethod.com*.

▶ Maps

Die folgenden Seiten geben zunächst einen Überblick zu den MELT-Maps. Danach finden Sie einen Sequenzenführer, der detailliert zeigt, wo die Übungsanweisungen für die Sequenzen im Buch zu finden sind.

10-Minuten-Maps

❶ Softball-Hand- oder -Fußbehandlung
Rebalance und Dehnung Oberkörper

❷ Softball-Hand- oder -Fußbehandlung

❸ Mini-Softball-Handbehandlung
Mini-Softball-Fußbehandlung
Rebalance und Dehnung Oberkörper

❹ Mini-Softball-Handbehandlung
Rebalance und Dehnung Oberkörper
Release Nacken

❺ Mini-Softball-Handbehandlung
Druckbehandlung Oberkörper
Rebalance und Dehnung Oberkörper

❻ Mini-Softball-Fußbehandlung
Dehnung Beine und Release unterer Rücken

❼ Mini-Softball-Fußbehandlung
Druckbehandlung Beine
Release Nacken

❽ Rebalance und Dehnung Oberkörper
Release Nacken

❾ Rebalance und Dehnung Oberkörper
Dehnung Beine und Release unterer Rücken

15-bis-20-Minuten-Maps

❶ Softball-Fußbehandlung
Rebalance und Dehnung Oberkörper
Dehnung Beine und Release unterer Rücken

❷ Softball-Handbehandlung
Rebalance und Dehnung Oberkörper
Release Nacken

❸ Softball-Fußbehandlung
Rebalance und Dehnung Oberkörper
Release Nacken

❹ Rebalance und Dehnung Oberkörper
Release Nacken
Dehnung Beine und Release unterer Rücken

❺ Mini-Softball-Handbehandlung
Oberkörper-Druckbehandlung
Release Nacken
Rebalance und Dehnung Oberkörper

❻ Mini-Softball-Fußbehandlung
Druckbehandlung Beine
Dehnung Beine und Release unterer Rücken
Rebalance und Dehnung Oberkörper

❼ Mini-Softball-Fußbehandlung
Druckbehandlung Beine
Druckbehandlung Oberkörper
Release Nacken

▶ Sequenzenführer

Auf einen Blick	Ausführliche Anleitung
Rebalance und Dehnung Oberkörper (S. 238–241)	Rebalance (S. 92–98) Rehydrate Oberkörper (S. 201–215)
Druckbehandlung Oberkörper (S. 242–245)	Rehydrate Oberkörper (S. 201–215)
Druckbehandlung Beine (S. 245–249)	Rehydrate Beine (S. 182–198)
Release Nacken (S. 250–251)	Release Nacken (S. 218–223)
Dehnung Beine und Release unterer Rücken (S. 252–255)	Rehydrate Beine (S. 182–192) und Release unterer Rücken (S. 224–228)
Softball-Fußbehandlung (S. 256–259)	Softball-Fußbehandlung (S. 171–175)
Softball-Handbehandlung (S. 259–262)	Softball-Handbehandlung (S. 176–180)
Mini-Softball-Fußbehandlung (S. 263–265)	Mini-Softball-Fußbehandlung (S. 151–154)
Mini-Softball-Handbehandlung (S. 265–266)	Mini-Softball-Handbehandlung (S. 148–150)

◗ Sequenz-Anleitungen

Rebalance und Dehnung Oberkörper

Rest Assess	3-D-Atmung
Sanftes Schaukeln	Dehnung Schulterblatt
Beckenschaukel	Dehnung Hand zu Hand
3-D-Stufenatmung	Rest Re-Assess

Rest Assess

◗ Auf den Rücken legen. Arme und Beine sind ausgestreckt und entspannt, die Handflächen zeigen nach oben. Ruhig atmen und den Körper in den Boden sinken lassen. Die Augen schließen. Einen Moment innehalten und die Körpermassen und Freiräume erspüren.

◗ Mit dem Körpersinn den Oberkörper erspüren. Liegt der untere Brustkorb am Boden auf oder nicht?

◗ Die Krümmung im unteren Rücken wahrnehmen. Ist die Biegung zu den Schulterblättern hin gefühlt größer oder gar nicht wahrnehmbar?

◗ Den Autopiloten evaluieren: Den Körper gedanklich längs in zwei Hälften teilen. Fühlt sich eine Seite auf dem Boden schwerer an oder ein Bein länger? Wenn der Autopilot gut arbeitet, fühlen Sie sich ausbalanciert.

◗ Tief einatmen und fühlen, welche Bereiche des Oberkörpers sich weiten, wenn sich die Lunge mit Luft füllt. Die Wahrnehmungen geistig notieren.

Sanftes Schaukeln

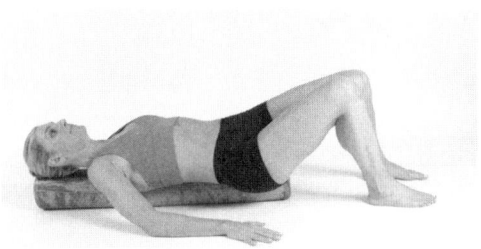

▶ Auf ein Ende der Rolle setzen. Die Füße stehen hüftbreit flach am Boden, die Knie sind gebeugt. Mit den Händen am Boden abstützen und langsam nach hinten über die Länge der Rolle abrollen. Sicherstellen, dass der Kopf ganz auf der Rolle aufliegt.

▶ Die Arme seitlich und entspannt am Boden ablegen und den Körper etwa 30 Sekunden sanft von links nach rechts und zurück schaukeln, etwa 30 Sekunden. Dabei spüren, wie der Körper fällt und wieder aufgefangen wird.

Beckenschaukel

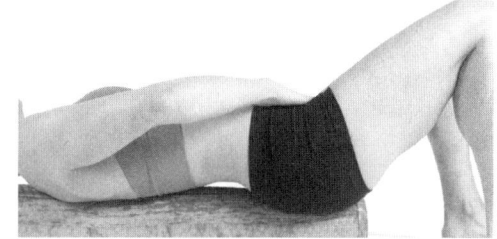

▶ Auf der Rolle wieder gerade ausrichten, sodass die Wirbelsäule aufliegt und die Füße in einer Linie zu den Sitzbeinhöckern stehen. Die Hände flach auf die Beckenoberseite legen. Die Fingerspitzen liegen am Schambein, die Handballen am vorderen Hüftknochen.

▶ Das Becken 4- bis 5-mal langsam nach oben ziehen und wieder nach hinten kippen. Die Rippen bleiben liegen, der Druck der Füße gegen den Boden bleibt konstant.

3-D-Stufenatmung

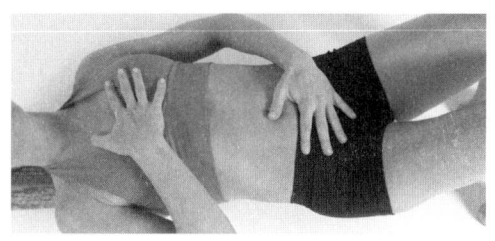

▶ Kopf, Rippen und Becken auf der Rolle wahrnehmen.

▶ Den Oberkörper als Kasten mit seinen sechs Seiten vorstellen: vorne und hinten, links und rechts, oben und unten.

▶ Je 4- bis 5-mal gezielt in die gegenüberliegenden Seiten ein- und ausatmen. Wahrnehmen, in welche Richtungen der Atem leichter fließt.

3-D-Atmung

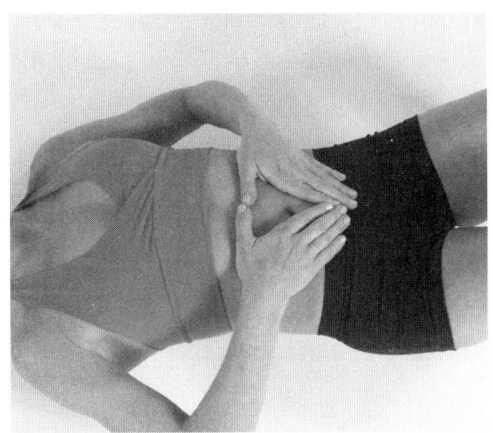

▶ Beide Hände auf den Bauch legen und einen tiefen Atemzug in alle sechs Rumpfseiten machen.

▶ Ausatmen mit einem lautem H-, Schhh- oder S-Laut, um die reflexartige Aktion im tiefen Bauchraum besser zu spüren.

▶ 3- bis 4-mal wiederholen. Dann probieren, ob der Atemreflex auch ohne aktives, lautes Ausatmen, nur mit dem Körpersinn spürbar ist.

Dehnung Schulterblatt

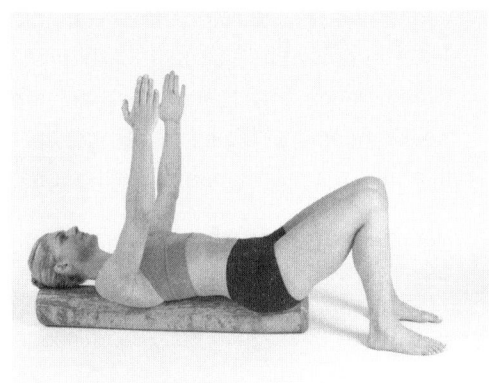

▶ Die Hände schulterbreit zur Decke strecken, als ob man eine Schachtel hebt.

▶ Einatmen, die Arme gerade und kraftvoll halten und die Fingerspitzen Richtung Decke strecken.

▶ Beim Ausatmen mit dem Armgewicht die Schulterblätter um die Rolle herum nach unten drücken. Die Ellbogen dabei nicht beugen.

▶ 5- bis 10-mal wiederholen.

Dehnung Hand zu Hand

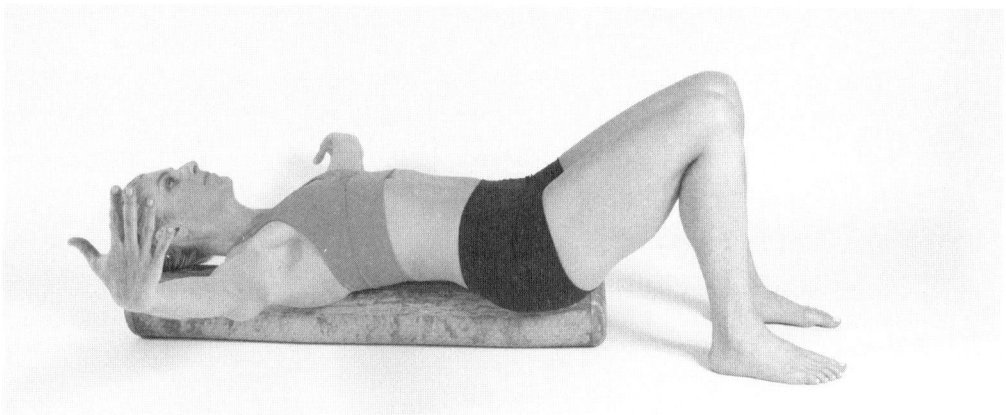

▶ In Rückenlage auf der Rolle die Arme in T-Form gestreckt zur Seite nehmen und auf Brusthöhe halten. Die Handflächen weisen Richtung Decke.

▶ Gezielt in die Brust atmen und 6- bis 10-mal im Wechsel je ein Handgelenk strecken und das andere beugen. Dabei abwechselnd die Finger zur Decke und zum Boden zeigen lassen. Den Zug von Fingerspitze zu Fingerspitze quer über den Oberkörper wahrnehmen.

Rest Re-Assess

▶ Langsam von der Rolle rutschen. Dazu erst ein Bein strecken und auf dieser Seite von der Rolle gleiten. Mit dem Becken beginnen, Brustkorb und Kopf folgen lassen.

▶ Auf den Boden legen und die Veränderungen in der Verteilung der Körpermassen und in den Biegungen der Freiräume erspüren.

▶ Den Autopiloten evaluieren. Dafür den Körper gedanklich in zwei Hälften teilen. Fühlen sich beide Seiten gleichmäßiger an? Ist der Unterschied zwischen ihnen kleiner geworden?

▶ Zum Schluss tief einatmen und erspüren, welche Bereiche des Oberkörpers sich dehnen, wenn sich die Lunge mit Luft füllt. Ist die Bewegung jetzt größer? Fällt die tiefe Einatmung leichter?

Druckbehandlung Oberkörper

Rest Assess
Assess Rippendehnung
Gliding und Shearing oberer Rücken
Gliding und Shearing Schulterblätter
Rinsing oberer Rücken
Re-Assess Rippendehnung

Rest Assess

▶ Auf den Boden legen. Arme und Beine sind ausgestreckt und entspannt, die Handflächen zeigen nach oben.

▶ Den Oberkörper erspüren. Idealerweise ruht er entspannt auf den Rippen, nicht auf den Schulterblättern. Sind die unteren Rippen vom Boden abgehoben, oder liegen sie auf?

▶ Die Krümmung im unteren Rücken wahrnehmen. Erscheint die Krümmung zu den Schulterblättern hin größer oder gar nicht wahrnehmbar? Gedanklich notieren.

Assess Rippendehnung

▶ Mit den Schulterblättern auf die Rolle legen. Die Hände hinter den Kopf legen und die Knie anwinkeln. Das Becken nach oben ziehen. Bei der folgenden Bewegung Körpermitte, unteren Rücken und den Nacken unbewegt und stabil halten. Das Becken nach oben gekippt lassen und den unteren Brustkorbrand schwer auf die Rolle drücken.

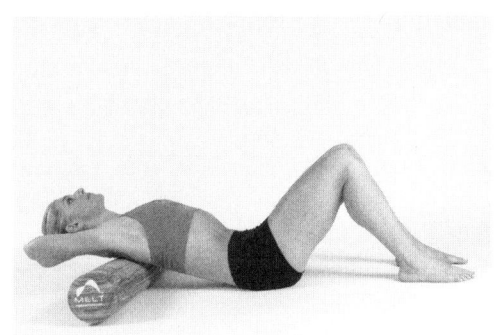

▶ Einatmen und beim Ausatmen nur die Rippen über der Rolle weiten und das Brustbein Richtung Decke öffnen.

- 1-mal gezielt in die Rippen atmen und dabei die Dehnung entlang des Brustkorbs wahrnehmen.

- Die Bewegung 2- bis 3-mal wiederholen.

- Mit Richtung Decke geöffnetem Brustbein einatmen, beim Ausatmen den Brustkorb langsam nach rechts neigen und das Gefühl in der linken Rippenseite wahrnehmen.

- Zur anderen Seite wiederholen. Wahrnehmen, ob eine Seite verspannter ist oder ob eine Seitneigung besser funktioniert.

- Auf jeder Seite noch 1-mal wiederholen.

Gliding und Shearing oberer Rücken

- Die Hände hinter den Kopf legen und die Ellbogen Richtung Decke drehen.

- Die Körpermitte aktivieren und das Becken anheben, sodass die Rolle am oberen Rückenrand zu liegen kommt.

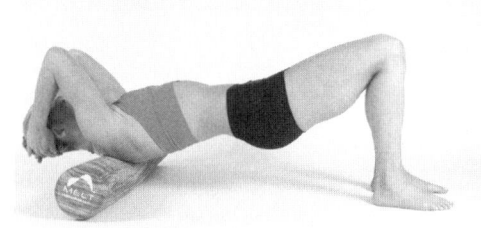

- Sanft über die Wirbelsäule rollen, jeweils zwei Wirbel (3 bis 6 Zentimeter) hinauf und hinab.

- Mit Richtung Decke gestreckten Ellbogen den Oberkörper etwas nach links und rechts neigen, um kleine Bereiche der Wirbelsäule zu scheren.

- Wieder zur Mitte drehen, pausieren und gezielt einatmen. Die Wirbelsäule tiefer in die Rolle sinken lassen.

- Die Rolle 3 bis 6 Zentimeter hinunterschieben. Die Rippen leicht zusammenziehen, damit die Wirbelsäule auf der Rolle bleibt. Die Technik wiederholen.

- Die Rolle wieder 3 bis 6 Zentimeter nach unten, bis auf die untersten Rippen rutschen. Noch 1-mal auf- und abrollen und scheren.

Gliding und Shearing Schulterblätter

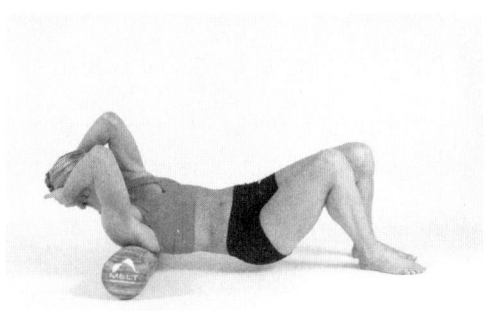

▶ Den Schultergürtel auf die Rolle legen. Den Kopf weiter mit den Händen halten. Die Körpermitte aktivieren, damit die Rippen nicht am Boden aufliegen. Den Oberkörper nach rechts drehen, sodass die Rolle auf der Innenkante des rechten Schulterblatts und nicht auf der Wirbelsäule zu liegen kommt.

▶ An der Schulterblattkante entlang nach oben und unten rollen. Auf druckempfindlichen Stellen die Bewegung immer kleiner werden lassen.

▶ Für das Shearing kleine Seitbeugen in dem Bereich ausführen. Alternativ das Becken absetzen, den rechten Arm Richtung Decke strecken und kleine Kreise beschreiben.

▶ Mit dem anderen Schulterblatt wiederholen.

Rinsing oberer Rücken

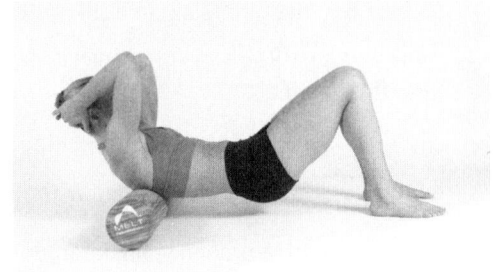

▶ Die Rolle wieder unter den Schultergürtel rollen. Tief einatmen.

▶ Beim Ausatmen die Körpermitte anspannen und die Rolle langsam und mit leichtem, gleichmäßigem Druck den oberen Rücken entlang nach unten drücken.

▶ Die Rippen bei der Abwärtsbewegung nach innen ziehen und dabei den Druck direkt auf der Rolle halten.

▶ Kurz vor dem unteren Brustkorbrand das Becken heben und mit einer raschen Bewegung nach oben zurückkommen.

▶ Kurz pausieren und tief einatmen, um dem Gewebe Zeit zur Anpassung zu geben.

▶ Das Rinsing 3- bis 4-mal wiederholen. Dann das Becken auf dem Boden absetzen.

Re-Assess Rippendehnung

▶ Mit den Schulterblättern auf der Rolle das Becken zum Bauchnabel ziehen. Einatmen und beim Ausatmen nochmals nur die Rippen über der Rolle weiten. Spüren, ob die Bewegung freier und/oder größer geworden ist.

▶ Das Brustbein Richtung Decke gerichtet lassen und langsam 2- bis 3-mal in beide Richtungen zur Seite neigen. Dabei gezielt in die jeweils gestreckte Seite atmen. Spüren, ob der Bewegungsumfang jetzt größer ist.

Druckbehandlung Beine

Rest Assess
Shearing Oberschenkelrückseite
Gliding und Shearing Waden
Gliding und Shearing Oberschenkelinnenseite
Rinsing Waden
Rinsing Oberschenkelinnen- und -rückseite
Shearing Iliosakralgelenk
Rest Re-Assess

Rest Assess

▶ Am Boden auf den Rücken legen. Arme und Beine sind ausgestreckt und entspannt, die Handflächen zeigen nach oben.

▶ Mit dem Körpersinn die Krümmung der Wirbelsäule im unteren Rücken wahrnehmen.

▶ Das Becken erspüren. Idealerweise fühlen sich beide Gesäßhälften am Boden gleich schwer an.

▶ Spüren, ob die Oberschenkel beidseitig auf dem Boden aufliegen und sich gleich anfühlen. Die Beine wahrnehmen. Fühlt sich eines schwerer oder länger an, oder fühlen sich beide gleich an?

Shearing Oberschenkelrückseite

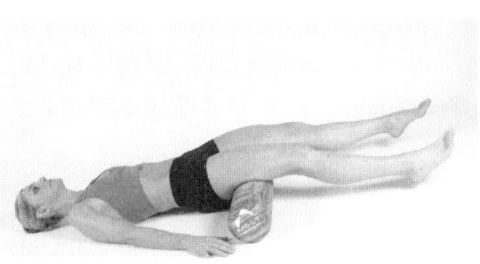

▶ Die Rolle am Gesäßansatz unter die Oberschenkel legen. Die Beine liegen entspannt gerade.

▶ Für das Shearing die Beine langsam 4- bis 5-mal grätschen und wieder zusammenführen.

▶ Ein Bein beugen und auf der Rolle entspannen. Das andere 4- bis 5-mal nach außen und wieder nach innen drehen. Mit dem anderen Oberschenkel wiederholen.

▶ Die Beine wieder lang strecken und entspannen.

▶ Über 2 gezielte Atemzüge pausieren und dem Gewebe Zeit zur Anpassung geben.

▶ Die Rolle den halben Oberschenkel nach unten schieben und die Techniken wiederholen. Dann bis kurz über die Knie rutschen und wiederholen.

Gliding und Shearing Waden

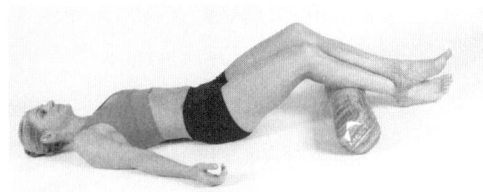

▶ Die Rolle unter die stärkste Stelle der Waden schieben. Sprunggelenke überkreuzen und durch Anziehen und Strecken der Knie das untere Bein rollen.

▶ Auf stressverklebten Bereichen mit kleinen Kreisen des Sprunggelenks indirekt scheren. Alternativ das Bein in kleinen, kontrollierten Bewegungen 4- bis 5-mal nach innen und außen drehen.

▶ Pausieren und 2-mal gezielt atmen, während das Gewebe sich anpasst.

▶ Die Rolle zum unteren Teil der Wade schieben.

▶ Die Techniken an dieser Stelle wiederholen.

▶ Die Beine wechseln. Die Techniken an der anderen Wade durchführen.

Gliding und Shearing Oberschenkelinnenseite

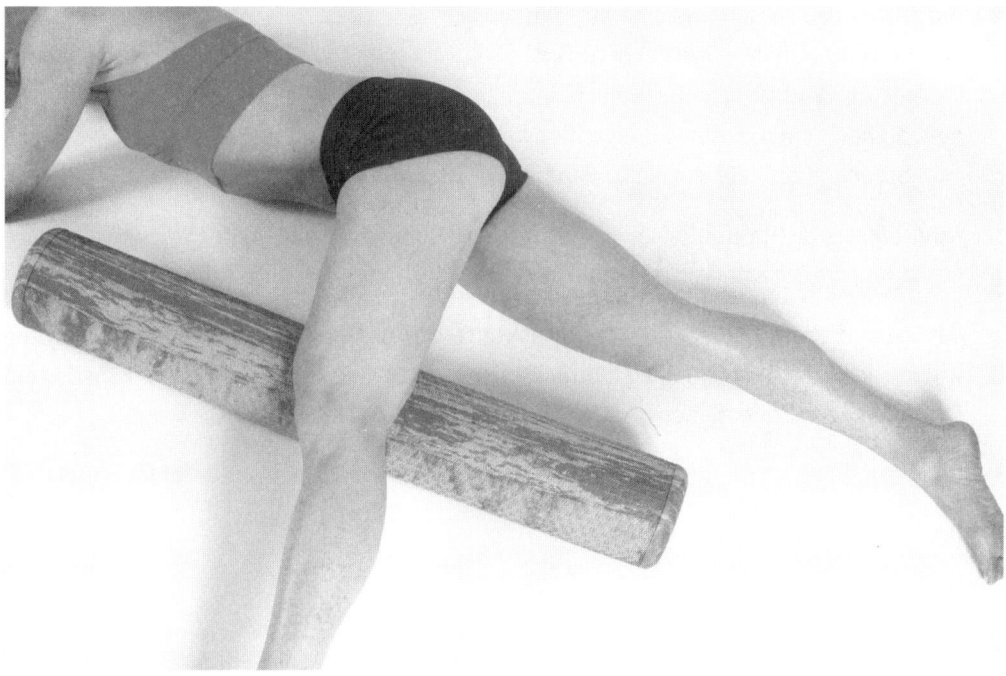

▶ Auf die rechte Seite legen und die Rolle vor dem Körper platzieren.

▶ Das obere Bein im 90-Grad-Winkel über die Rolle strecken und über dem Knie rollen.

▶ Zum Scheren das Bein anwinkeln und strecken.

▶ Mit angewinkeltem Knie den Fuß 2- bis 3-mal heben und senken.

▶ 2 gezielte Atemzüge lang warten, damit das Gewebe sich anpasst.

▶ Das Bein auf der Rolle lassen und den Körper Richtung Boden drehen.

▶ Die Rolle am Oberschenkel langsam nach oben drücken. Auf der halben Höhe des Oberschenkels anhalten.

▶ Die Techniken an dieser Stelle wiederholen.

▶ Die Rolle näher zum Becken schieben und die Techniken wiederholen.

▶ Die Seite wechseln und wiederholen.

Rinsing Waden

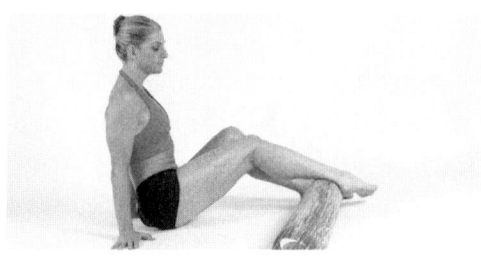

▶ Auf den Boden setzen und sich mit den Armen hinter dem Körper abstützen. Das rechte Bein angewinkelt nach innen drehen, sodass der Bereich über dem Sprunggelenk auf der Rolle liegt.

▶ Langsam das rechte Bein nach vorne strecken. Dabei die Rolle an der Wadeninnenseite entlang mit leichtem, konstantem Druck bis kurz unter das Knie führen.

▶ Das Bein drehen, sodass die Wadenrückseite auf der Rolle liegt. Das Bein langsam wieder anwinkeln und die Wadenrückseite bis zur Ferse mit leichtem, konstantem Druck über die Rolle ziehen.

▶ Über dem Sprunggelenk stoppen und das Rinsing 3- bis 4-mal wiederholen.

▶ Die Seite wechseln und wiederholen.

Rinsing Oberschenkelinnen- und -rückseite

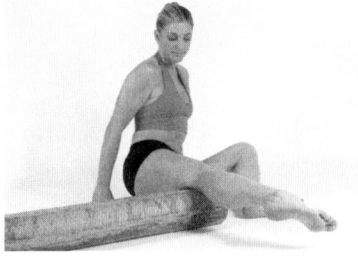

▶ Die rechte Innenseite des Oberschenkels über dem Knie auf die Rolle legen und das Bein strecken. Die Position mit dem angewinkelten linken Bein stützen. Den Oberkörper von der Rolle wegdrehen und mit den Händen am Boden abstützen.

▶ Langsam und mit gleichmäßigem Druck die Oberschenkelinnenseite hinauf spülen.

▶ Am Gesäßansatz angekommen, beide Hände hinter dem Körper aufstützen, nach hinten lehnen und das Bein so drehen, dass die Rückseite auf der Rolle zu liegen kommt.

▶ Langsam die Oberschenkelrückseite hinunter spülen und über dem Knie stoppen.

▶ Das Rinsing die Oberschenkelinnenseite hinauf und die -rückseite hinunter 3- bis 4-mal wiederholen.

▶ Die Seite wechseln und wiederholen.

Shearing Iliosakralgelenk

▶ Am Boden auf den Rücken legen und die Rolle unter dem Becken platzieren. Die Knie zur Brust ziehen, bis sie Richtung Decke zeigen. Die Oberschenkel sollten nicht ganz im rechten Winkel zur Rolle stehen.

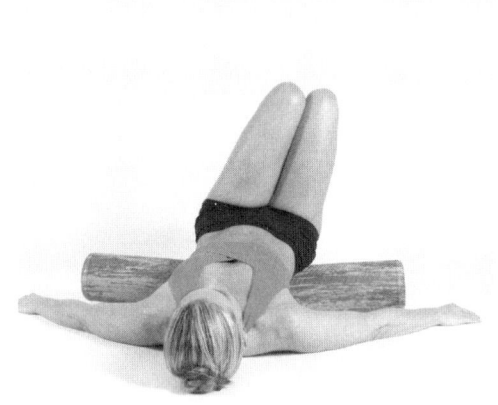

▶ Mit gleichmäßigem Druck auf die Rolle die Knie langsam nach rechts und über die Mitte zurück nach links kippen und so das Iliosakralgelenk beidseitig abtasten. Wenn möglich, die Knie dabei zusammenlassen.

▶ In der Rechtsneigung pausieren und die rechte Seite des Iliosakralgelenks mit je 2 bis 3 kleinen Kreisbewegungen in beide Richtungen scheren.

▶ Versuchen, das rechte Bein isoliert etwas größer und langsamer zu kreisen oder die Knie 2- bis 3-mal wie beim Marschieren langsam nach vorne wegzubewegen und wieder zurückzuholen.

▶ Nach dem Shearing kurz pausieren, ohne im Druck nachzulassen. 2-mal gezielt in das Iliosakralgelenk atmen.

▶ Die Seite wechseln und wiederholen.

Rest Re-Assess

▶ Mit dem Rücken auf den Boden legen. Die Augen schließen und kurz nachspüren, ob die Gesäßhälften nun schwerer und gleichmäßiger aufliegen.

Release Nacken

Assess Halsdrehung
Shearing Schädelbasis
Entlastung Nacken
Re-Assess Halsdrehung

Assess Halsdrehung

▶ Mit ausgestreckten Beinen auf den Rücken legen. Den Kopf langsam so weit wie möglich nach rechts und dann nach links drehen. Geht es auf eine Seite besser? Ist die Drehung unangenehm oder schmerzhaft? Fühlt es sich an, als ob sich eine Schulter während der Drehung bewegt?

▶ Die Wahrnehmung gedanklich notieren.

Shearing Schädelbasis

▶ Auf den Rücken legen und die Rolle unter den Haaransatz schieben. Die Nase Richtung Decke strecken, sodass die Rolle direkt unter der Schädelbasis zu liegen kommt.

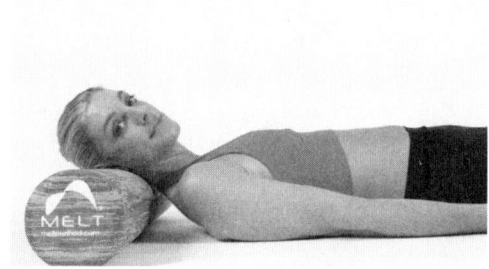

▶ Den Kopf langsam nach rechts drehen, bis der Ohrmuschelrand die Rolle berührt.

▶ Mit gleichmäßigem Druck den Kopf langsam nach links drehen.

▶ 2- bis 3-mal wiederholen.

▶ Auf der rechten Kopfseite innehalten und mit gleichem Druck die Kopfseite mit der Schertechnik behandeln. Dazu mit dem Kopf 5 bis 6 kleine Kreise im und gegen den Uhrzeigersinn machen.

- 2- bis 3-mal auf und ab und nach links und rechts bewegen.

- Pausieren und 2 gezielte Atemzüge machen.

- Das Shearing auf der linken Seite ausführen.

- Den Kopf zurück in die Mitte drehen und 3- bis 4-mal eine Acht beschreiben.

- Den Druck aufrechterhalten und 2-mal gezielt atmen.

Entlastung Nacken

- Die Rolle etwa 3 Zentimeter nach oben, mittig unter den Hinterkopf schieben.

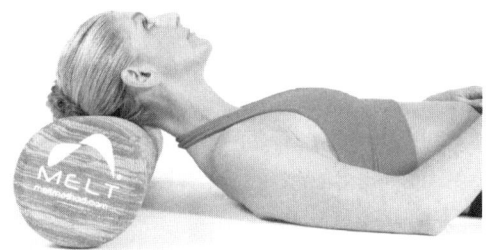

- Mit gleichbleibendem Druck auf die Rolle beim Ausatmen das Kinn 3 bis 6 Zentimeter weit zur Brust senken.

- Einatmen und mit dem Ausatmen die Nase wieder Richtung Decke strecken. Kleine, langsame Bewegungen machen.

- 8- bis 10-mal wiederholen. Dann den Kopf sanft am Boden ablegen.

Re-Assess Halsdrehung

- Den Bewegungsradius der Kopfdrehung überprüfen.

- Die Nackenkrümmung erspüren. Erscheint sie flacher, mit besser ausgeprägter Biegung am Schädelansatz?

- Den Kopf langsam von links nach rechts drehen. Ist der Bewegungsradius größer? Ist die Bewegung geschmeidiger und weniger schmerzhaft?

Dehnung Beine und Release unterer Rücken

Rest Assess
Shearing Iliosakralgelenk
Dehnung Beinvorderseite
Dehnung Beinrückseite
Beckenschaukel Challenge
Entlastung unterer Rücken
Rest Re-Assess

Rest Assess

▶ Am Boden auf den Rücken legen. Arme und Beine sind ausgestreckt und entspannt, die Handflächen zeigen nach oben.

▶ Mit dem Körpersinn die Krümmung im unteren Rücken wahrnehmen. Wo ist der höchste Punkt? Liegt er oberhalb oder unterhalb des Bauchnabels? Liegen die unteren Rippen am Boden auf? Scheint es zu den Schulterblättern hin eine starke Krümmung oder gar keine zu geben? Die Wahrnehmungen gedanklich notieren.

Shearing Iliosakralgelenk

▶ Am Boden auf den Rücken legen und die Rolle unter der Hüfte platzieren. Die Knie zur Brust ziehen, die Oberschenkel sollen nicht im 90-Grad-Winkel zur Rolle stehen.

▶ Mit gleichmäßigem Druck auf die Rolle die Knie langsam nach rechts und über die Mitte zurück nach links kippen und so das Iliosakralgelenk beidseitig abtasten. Versuchen, dabei die Knie möglichst zusammenzulassen.

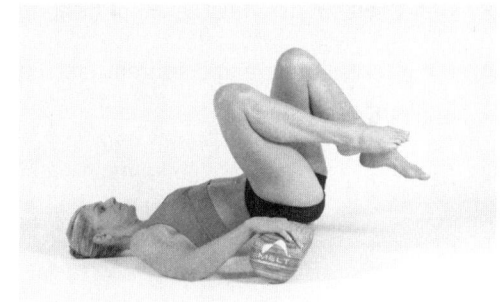

- In der Rechtsneigung pausieren und die rechte Seite des Iliosakralgelenks mit je 2 bis 3 kleinen Kreisbewegungen im und gegen den Uhrzeigersinn scheren.

- Versuchen, das rechte Bein isoliert etwas größer und langsamer zu kreisen oder die Knie 2- bis 3-mal wie beim Marschieren langsam nach vorne wegbewegen und wieder zurückholen.

- Nach dem Shearing kurz pausieren, ohne im Druck nachzulassen. 2-mal gezielt in das Iliosakralgelenk atmen.

- Die Seite wechseln und wiederholen.

Dehnung Beinvorderseite

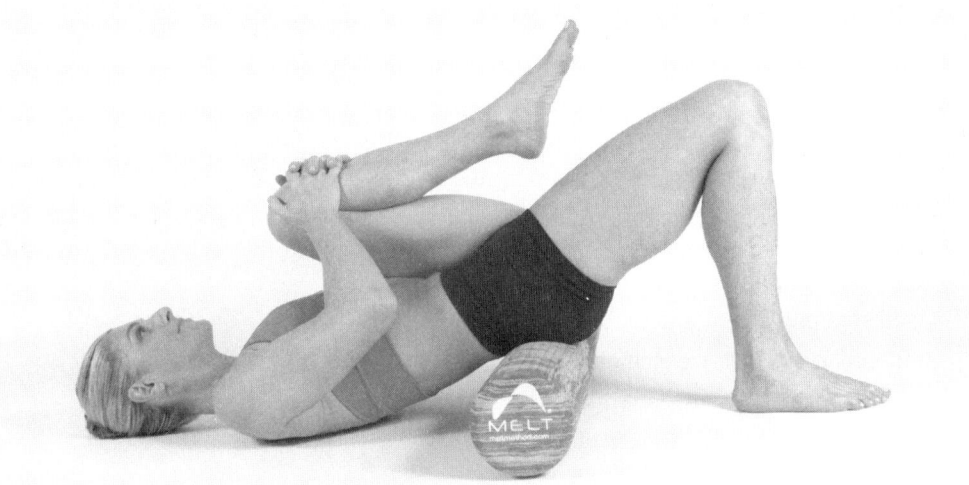

- Die Hände locker über dem linken Schienbein verschränken.

- Das rechte Bein langsam angewinkelt abstellen. Den Fuß unter dem Knie abstellen.

- Den rechten Fuß in den Boden drücken und gleichzeitig das linke Knie sanft zur Brust ziehen.

- Den unteren Brustkorb aktiv zum Boden senken und das Becken zum Bauchnabel ziehen, um den Zug zu verstärken. 3 gezielte Atemzüge lang halten.

- Die Seite wechseln und wiederholen.

Dehnung Beinrückseite

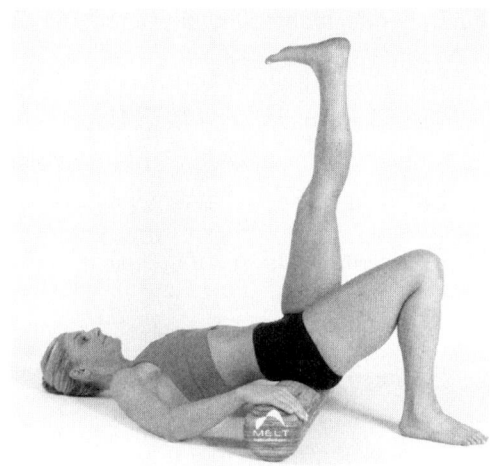

▶ Die Rolle liegt unter dem Becken. Den rechten Fuß aufstellen, sodass das Knie eine gerade Linie mit der rechten Hüfte bildet. Das linke Bein möglichst senkrecht Richtung Decke strecken.

▶ Das Sprunggelenk gebeugt halten. Die Zehen ziehen zum Schienbein, die Ferse drückt zur Decke. Die Beckenrückseite langsam in die Rolle sinken lassen und das Becken leicht nach vorne kippen.

▶ 2- bis 3-mal gezielt atmen und den Zug von der Ferse bis zur Hüfte erspüren.

▶ Die Seite wechseln und wiederholen.

Beckenschaukel Challenge

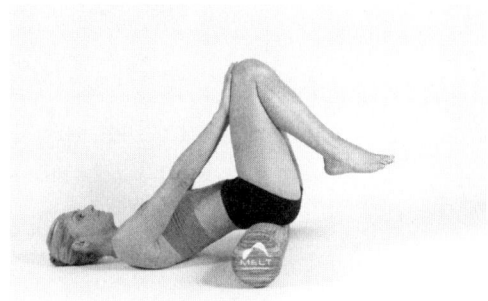

▶ Die Fingerspitzen an die Knie legen, sodass die Handflächen auf der Oberschenkelvorderseite liegen. Die Knie sanft von der Brust wegschieben, bis die Arme gestreckt sind. Einatmen und beim Ausatmen die Oberschenkel sanft gegen die Hände drücken, als ob man sie zur Brust ziehen wollte.

▶ Einatmen und beim Ausatmen versuchen, das Becken nach oben zu ziehen. Die Knie heben sich leicht zur Decke.

▶ Beim Ausatmen das Becken langsam nach vorne kippen, sodass das Steißbein Richtung Boden wandert. Der Brustkorb bleibt unbewegt, der untere Rücken hebt sich beim Kippen nahe beim Becken leicht an. Wichtig ist, den Oberschenkeldruck auf die Hände beim Beckenanziehen und beim Beckenkippen beizubehalten.

▶ Die Beckenschaukel langsam 4- bis 5-mal wiederholen.

Entlastung unterer Rücken

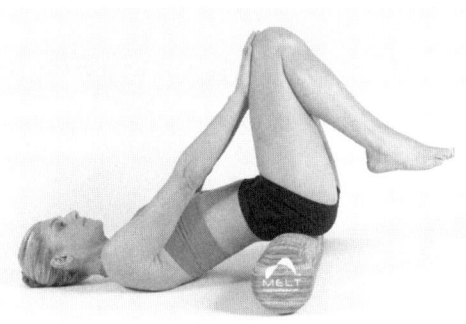

▶ Die gekippte Beckenposition auf der Rolle beibehalten. Das Kreuzbein liegt schwer auf der Rolle. Einatmen und beim Ausatmen die Rippenrückseite schwer in den Boden sinken lassen, ohne den Druck gegen die Hände und die Beckenkippung aufzugeben.

▶ Mit einem lauten Schhh-Geräusch ausatmen und spüren, wie die Bauchmuskeln kontrahieren.

▶ Einatmen und vorsichtig den Druck der Knie gegen die Hände lösen. Beim Ausatmen alle drei Druckpunkte – Hände gegen die Knie, Rippen, Kreuzbein – mit einem Schhh-Geräusch wieder aktivieren.

▶ 2- bis 3-mal wiederholen, von der Rolle gleiten und den Rest Re-Assess auf dem Boden durchführen.

Rest Re-Assess

▶ Mit dem Rücken auf den Boden legen. Arme und Beine liegen gerade und entspannt. Die Handflächen zeigen nach oben. Liegen die Rippen jetzt schwerer am Boden? Erscheint die Wirbelsäulenkrümmung über dem Becken ausgeprägter? Falls die Krümmung im unteren Rücken nun näher am Becken erscheint, ist es gelungen, den unteren Rücken zu entlasten.

▶ Die Beine wahrnehmen. Liegen die Oberschenkelrückseiten nun schwerer am Boden? Sind die Beine gleichmäßiger schwer?

Softball-Fußbehandlung

Body Scan Assess	Rinsing
Assess Autopilot	Friktion
Druckbehandlung Positionspunkt	Body Scan Re-Assess
Gliding	Finaler Body Scan Re-Assess
Shearing	Re-Assess Autopilot

Body Scan Assess – Ganzkörper-Beurteilung

▸ Aufrecht hinstellen. Die Füße stehen parallel und hüftbreit nebeneinander Die Augen schließen und mit dem Körpersinn die Füße erspüren und die Beine nach oben abtasten. Die Sprunggelenke erspüren, dann Kniegelenke und Hüfte. Die Muskeln erspüren.

Assess Autopilot

▸ Die Augen geschlossen, die Beine entspannt lassen. Alle Zehen vom Boden abheben und 3-mal ein- und ausatmen. Mit der letzten Ausatmung die Zehen abstellen. Wahrnehmen, ob der Körper dabei nach vorne kippt. Nochmals mit offenen Augen durchführen und spüren, ob die Vorwärtsneigung nachlässt, wenn das Sehvermögen das Gleichgewicht unterstützt.

Druckbehandlung Positionspunkt

▸ Mit hüftbreiten Füßen aufrecht hinstellen. Den Softball vor dem Körper auf den Boden legen und den rechten Fuß mit Positionspunkt 1 daraufstellen.

▸ Den linken Fuß neben den rechten stellen und vorsichtig etwas Körpergewicht auf den Ball legen, sodass tolerierbarer Druck entsteht.

▸ Den Ball wieder etwas entlasten. Die Be- und Entlastung 2- bis 3-mal wiederholen, sodass der Druck leichter aushaltbar wird. Dabei gezielt in den Fuß atmen.

▸ Den linken Fuß zurücknehmen und so den rechten etwas entlasten.

- ▶ Den Ball unter Positionspunkt 2 schieben, direkt unter das Großzehengrundgelenk.

- ▶ Sanft nach vorne schaukeln und aushaltbaren Druck auf den Punkt ausüben.

- ▶ Gewicht auf die Ferse geben, um den Ball zu entlasten. Unter den nächsten Punkt schieben.

- ▶ In dieser Schaukelbewegung nacheinander alle Punkte belasten und entlasten.

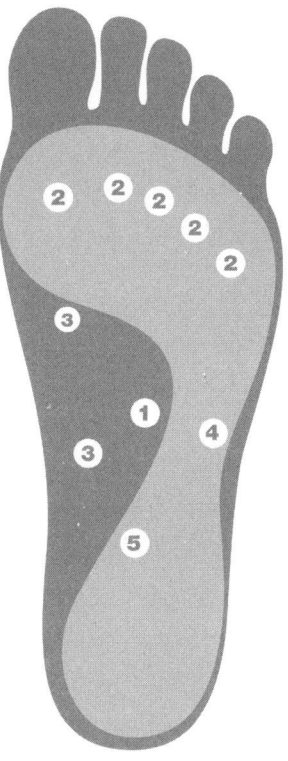

Gliding

- ▶ Den Ball unter Positionspunkt 5, kurz vor der Ferse, legen. Fußballen und Zehen stehen auf dem Boden, die Ferse ist abgehoben.

- ▶ Den Ball langsam von links nach rechts und zurückrollen. Den Vorderfuß dabei nicht abheben.

- ▶ Den Ball in Querbewegungen über die ganze Ferse nach hinten rollen und wieder vor bis zu Positionspunkt 5.

Shearing

- ▶ Den Ball unter Positionspunkt 5 legen und mit etwas stärkerem Druck mit dem Fuß darauf hin- und herwackeln. Der Ball sollte sich dabei kaum bewegen.

Rinsing

▶ Den Ball unter Positionspunkt 2, unter dem Großzehengrundgelenk, legen.

▶ Mit der Ferse am Boden den Ball mit gleichmäßigem und sanftem Druck quer über die Zehengrundgelenke bis zur Fußaußenseite führen. Den Vorderfuß anheben, und vom Startpunkt aus die Bewegung noch 2-mal wiederholen. Immer in die gleiche Richtung spülen.

▶ Den Ball wieder unter Punkt 2, unter dem Großzehengelenk, legen. In einer fließenden Bewegung mit gleichmäßigem, aushaltbarem Druck den Ball bis zur Ferse drücken.

▶ Den Fuß heben und vom nächsten Zehengelenk aus arbeiten. Mit jedem Zehengelenk ausführen.

Friktion

▶ Mit leichten, schnellen Bewegungen in alle Richtungen den Fuß und alle Zehen über den Ball reiben.

Body Scan Re-Assess

▶ Nach der Eigenbehandlung an einem Fuß die Augen schließen und mit dem Körpersinn die behandelte Seite erfühlen.

▶ Den Fuß mit den Gelenken wahrnehmen. Vielleicht erscheint das Bein mehr als Einheit und nicht aus mehreren Teilen zusammengesetzt. Erspüren, ob die Erdung besser ist.

Die Fußbehandlung am anderen Bein ausführen.

Finaler Body Scan Re-Assess

▸ Nach der Behandlung beider Füße die Augen schließen und mit dem Körpersinn die Füße am Boden spüren. Die Gelenke wahrnehmen. Fühlen sich jetzt beide Beine als integrierte Einheiten an? Ist die Erdung besser?

Re-Assess Autopilot

▸ Die Augen schließen und die Zehen nochmals vom Boden abheben. Beim Abstellen spüren, ob die Vorwärtsneigung des Körpers kleiner geworden ist.

Softball Handbehandlung

Assess Handgelenk	Rinsing
Assess Griff	Rinsing Finger
Druckbehandlung Finger	Friktion
Druckbehandlung Positionspunkt	Re-Assess Handgelenk
Gliding	Re-Assess Griff
Shearing	

Assess Handgelenk

▸ Ellbogen und Handgelenke aneinanderlegen.

▸ Die Hände öffnen, sodass die Handflächen Richtung Decke zeigen. Die Hände sollten idealerweise eine T-Form bilden. Wahrnehmen, ob sie eher eine Y-Form bilden oder ob der kleine Finger gekrümmt ist.

Assess Griff

▶ Den Softball in eine Hand nehmen und 3- bis 4-mal möglichst fest zusammendrücken.

▶ Mit der anderen Hand wiederholen und gedanklich notieren, ob der Griff gleich stark ist oder stärker bzw. schwächer.

Druckbehandlung Finger

▶ Den Ball mit dem Zeigefinger zusammendrücken.

▶ Den Ball entlasten und den Finger beugen, sodass die Fingerspitze auf dem Ball zu liegen kommt. Den Ball je 4-mal abwechselnd mit Fingerbeere und Fingerspitze zusammendrücken. Die Bewegung je 4-mal mit jedem Finger, einschließlich dem Daumen, durchführen.

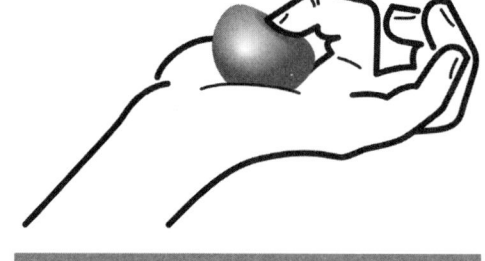

▶ Die Hand wechseln und wiederholen.

Druckbehandlung Positionspunkt

▶ Die Hand mit jedem Positionspunkt in der Zeichnung in den Ball drücken. Mit Punkt 1 beginnen. Aushaltbaren Druck erzeugen und mit der anderen Hand den Druck eventuell sanft verstärken.

▶ Jetzt die Punkte 2 bis 5 belasten. Bei jedem Punkt gezielt ein- und ausatmen, bevor die Hand abhebt und zum nächsten Punkt geht. Druckentlasten, sobald Schmerzen oder ein unangenehmes Gefühl auftreten. Langsam arbeiten.

▶ An der anderen Hand wiederholen.

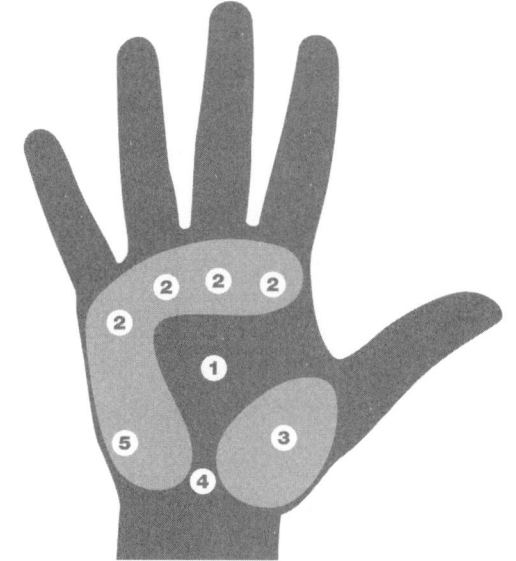

Gliding

▶ Mit der Innenfläche der rechten Hand den Ball mit gleichmäßigem Druck von Punkt 3 über den Handansatz zu Punkt 5 und wieder zurück rollen. Die Spitze des rechten Mittelfingers beim Rollen auf dem Tisch oder Boden aufstützen.

▶ 3 bis 4 zentrierte Atemzüge lang vor- und zurückrollen.

▶ An der linken Hand wiederholen.

Shearing

▶ Den Softball unter Punkt 3, das Daumenkissen, der rechten Hand legen und 3 bis 4 zentrierte Atemzüge lang kleine Kreise damit ausführen. Den Ball langsam bewegen und das Daumenkissen ausführlich scheren, da sich hier oft Stressverklebungen ablagern.

▶ An der linken Hand wiederholen.

Rinsing

▶ An einem Finger der rechten Hand beginnen: Den Softball mit Druck langsam bis zu Punkt 4 gleiten lassen und bis über das Handgelenk führen.

▶ Mit den anderen Fingern wiederholen, an den Fingerspitzen beginnend.

▶ Mit der anderen Hand wiederholen.

▶ Dann wieder an einer Fingerspitze beginnen und den Ball fließend langsam über das Handgelenk und den ganzen Unterarm bis zum Ellbogen hinauf drücken.

▶ An den anderen Fingern wiederholen.

▶ An der anderen Hand wiederholen.

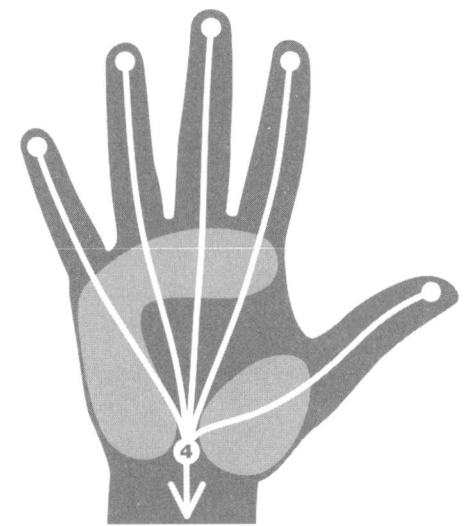

Rinsing Finger

▶ Die linke Hand flach auf den Boden oder einen Tisch legen. Mit der rechten Hand den Softball von den Fingergrundgelenken zu den Nägeln über die linke Hand und die Zwischenräume der Finger führen (stimuliert auch Punkt 4 auf der Handaußenseite).

▶ An der anderen Hand wiederholen.

Friktion

▶ Mit leichten, schnellen Bewegungen in alle Richtungen mit der Handfläche, allen Fingern und dem Handgelenk über den Ball reiben.

▶ An der anderen Hand wiederholen.

Re-Assess Handgelenk

▶ Ellbogen und Handgelenke aneinanderlegen.

▶ Die Hände öffnen, sodass die Handflächen Richtung Decke zeigen. Sind die Handgelenke nun beweglicher? Wirken die Arme entspannter? Lassen sich die Finger weiter strecken?

Re-Assess Griff

▶ Die Kraft des Griffs vor der Behandlung in Erinnerung rufen und den Assess Griff wiederholen. Den Softball in eine Hand nehmen und 3- bis 4-mal so fest wie möglich mit jeder Hand zusammendrücken. Ist der Griff jetzt fester und fällt leichter? Sind linke und rechte Hand ausgeglichener als zuvor?

Mini-Softball-Fußbehandlung

Body Scan Assess	Rinsing
Druckbehandlung Positionspunkt	Friktion
Gliding	Body Scan Re-Assess
Shearing	Finaler Body Scan Re-Assess

Body Scan Assess

▶ Aufrecht hinstellen. Die Füße stehen parallel und hüftbreit nebeneinander. Die Augen schließen und mit dem Körpersinn erst die Füße erspüren, dann die Beine nach oben abtasten. Die Sprunggelenke erspüren, danach die Knie und die Hüften. Wahrnehmen, ob die Beine verspannt sind.

Druckbehandlung Positionspunkt

▶ Mit hüftbreiten Füßen aufrecht hinstellen. Den Soft-ball vor dem Körper auf den Boden legen und den rechten Fuß mit Positionspunkt 1 daraufstellen.

▶ Den linken Fuß neben den rechten stellen und vorsich-tig etwas Körpergewicht auf den Ball legen, sodass aushaltbarer Druck entsteht.

▶ Den Ball wieder etwas entlasten. Die Be- und Entlas-tung 2- bis 3-mal wiederholen, sodass der Druck leich-ter aushaltbar wird. Dabei gezielt in den Fuß atmen.

▶ Den linken Fuß zurücksetzen und das Gewicht darauf verlagern.

▶ Den rechten Fuß mit Positionspunkt 5, vor dem Fer-senbein, auf den Ball stellen. Mit einem gezielten Atemzug diesen Punkt aushaltbar belasten.

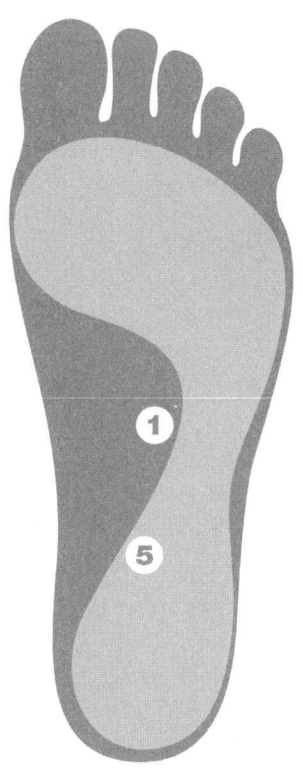

Gliding

▶ Den Ball langsam vor der Ferse von links nach rechts und zurückrollen. Den Vorderfuß dabei nicht abheben.

▶ Den Ball in diesen Querbewegungen bis über die Ferse nach hinten rollen und wieder zurück bis zu Positionspunkt 5.

Shearing

▶ Den Ball unter Positionspunkt 5 etwas stärker belasten und mit dem Fuß darauf hin- und herwackeln. Der Ball sollte sich dabei kaum bewegen.

Rinsing

▶ Den Ball unter Positionspunkt 2 direkt auf das Groß-zehengrundgelenk legen. In einer fließenden Bewegung mit gleichmäßigem, aushaltbarem Druck den Ball bis zur Ferse schieben.

▶ Den Fuß über das nächste Zehengrundgelenk legen und wieder spülen. An allen Gelenken wiederholen.

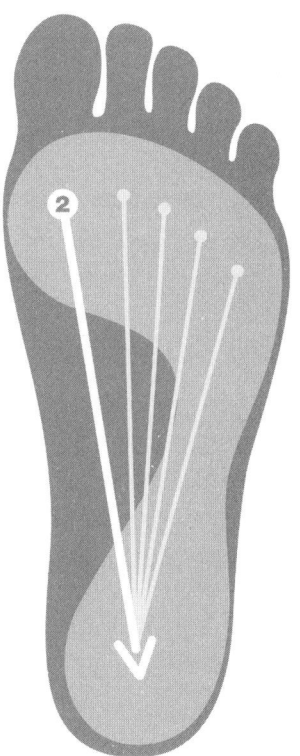

Friktion

▶ Mit leichten, schnellen Bewegungen in alle Richtungen den Fuß und alle Zehen über den Ball reiben.

Body Scan Re-Assess

▶ Die Augen schließen und mit dem Körpersinn kurz die behandelte Seite erfühlen. Den Fuß wahrnehmen. Fühlt er sich unterschiedlich zum anderen an? Alle Techniken am anderen Fuß ausführen.

Finaler Body Scan Re-Assess

▶ Nach der Behandlung beider Füße die Augen schließen und mit dem Körpersinn die Füße am Boden spüren. Die Gelenke wahrnehmen. Fühlen sich jetzt beide Beine als integrierte Einheiten an? Ist die Erdung besser?

Mini-Softball-Handbehandlung

Assess Griff	**Rinsing Finger**
Gliding	**Friktion**
Shearing	**Re-Assess Griff**

Assess Griff

▶ Einen kleinen Softball in eine Hand nehmen und 3- bis 4-mal so fest wie möglich zusammendrücken.

▶ Mit der anderen Hand wiederholen und gedanklich notieren, ob der Griff gleich stark ist oder stärker bzw. schwächer.

Gliding

▶ Den Softball am Handansatz zwischen die Hände nehmen.

▶ Mit gleichmäßigem Druck von Punkt 3 über den Handansatz zu Punkt 5 und wieder zurückrollen.

▶ 3 bis 4 zentrierte Atemzüge lang vor- und zurückrollen.

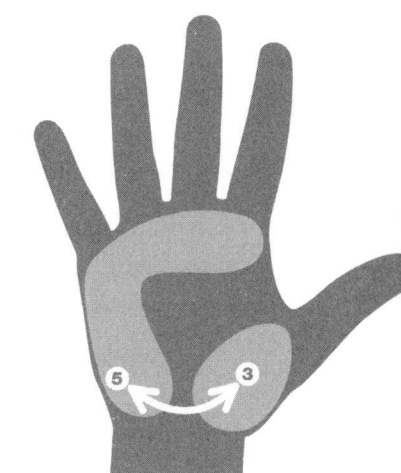

Shearing

▶ Mit kleinen Kreisen über Punkt 3, das Daumenkissen, 3 bis 4 zentrierte Atemzüge lang scheren. Den Ball langsam bewegen und das Daumenkissen ausführlich scheren, da sich hier oft Stressverklebungen ablagern.

▶ An der anderen Hand wiederholen.

Rinsing Finger

▶ Die linke Hand flach auf den Boden oder einen Tisch legen. Mit der rechten Hand den Softball von den Grundgelenken zu den Nägeln über die linke Hand und die Zwischenräume der Finger führen (stimuliert auch Punkt 4 auf der Handaußenseite).

▶ An der anderen Hand wiederholen.

Friktion

▶ Den Ball mit leichten, schnellen Bewegungen zwischen den Handflächen, über alle Finger und die Handgelenke reiben.

Re-Assess Griff

▶ Die Grifffestigkeit vor der Behandlung in Erinnerung rufen und den Assess Griff wiederholen. Den Softball mit beiden Händen 3- bis 4-mal so fest wie möglich zusammendrücken. Ist der Griff jetzt fester und fällt leichter? Sind links und rechts ausgeglichener?

14 MELT als begleitende Eigenbehandlung

Leiden Sie an verletzungs- oder operationsbedingten akuten oder chronischen Schmerzen oder anderen Störungen oder Krankheiten, sind Sie schwanger, oder haben Sie vor Kurzem entbunden? Sie fragen sich vielleicht, ob MELT gut und sicher für Sie ist. Die Antwort ist kurz und knapp: Ja, das ist es!

Unabhängig davon, welche Therapie oder Behandlung Sie gerade anwenden: MELT verbessert grundsätzlich die Selbstheilungskraft des Körpers und verringert die Auswirkungen belastender Situationen und damit zusammenhängender medizinischer Eingriffe. Dazu ergänzt MELT positiv alle direkten medizinischen und alternativen Behandlungen, ohne sie jedoch ersetzen zu wollen.

Stressverklebungen häufen sich alltäglich in jedem Körper an – stellen Sie sich vor, was passiert, wenn dazu noch die Belastungen von Trauma, Krankheit oder einer Schwangerschaft kommen. Der Autopilot muss diese Anforderungen zusätzlich verarbeiten, vor dem Hintergrund eines ohnehin chronisch und teilweise extrem belasteten Innenlebens. Schmerzen – der Hilferuf des Körpers – sind unvermeidlich, und Symptome werden chronisch. Zunehmende Entzündungsprozesse führen zu vermehrten Stressverklebungen im Nerven- und Bindegewebssystem, was wiederum symptomverstärkend wirkt und die Selbstheilungskräfte des Körpers behindert.

Die Energiereserven des Körpers erschöpfen sich konstant beim Versuch, mit den unvermeidbaren, unablässig wirkenden internen und externen Stressfaktoren fertigzuwerden. Und gerade wenn Heilungsenergie am nötigsten gebraucht wird, reicht sie nicht mehr aus.

Hier setzt MELT an: Die Methode hilft, Belastungen, Entzündungen und den damit verbundenen Energieschwund im Körper zu reduzieren. Autoimmunreaktionen und der Autopilot, zwei Systeme, die durch chronische Bindegewebsentzündungen besonders gestört werden, kommen dadurch wieder ins Gleichgewicht. Dem Körper gelingt es, wieder effizienter zu haushalten und sich selbst zu reparieren und zu heilen, sodass Schmerzen und andere Symptome aufgearbeitet und oftmals beseitigt werden können.

Mit der Rebalance-Sequenz und der Hand- und Fußbehandlung, die dem Autopiloten zu effizienterem Arbeiten verhelfen, ist bereits ein guter Anfang gemacht. Um positive, langfristige Veränderungen zu erzielen, ohne dabei das Bindegewebe oder die Nervensysteme unnötig zu belasten, ist es wichtig, die Rehydrate- und Release-Techniken richtig darauf aufzubauen.

Praktizieren Sie MELT öfter pro Woche, dafür aber jeweils weniger lang. Anfangs sind zehn Minuten oder noch kürzer die maximale Behandlungsdauer, selbst wenn sich die Session gut anfühlt. Um die Selbstheilung anzukurbeln und den Fortschritt zu festigen, kann später jederzeit nochmals mit MELT gearbeitet werden. Nach und nach integrieren Sie neue Sequenzen und arbeiten länger, um den gewünschten Effekt zu erzielen. Erfahrungsgemäß dauert es nicht lange, bis die Phase erreicht ist, in der Sie weniger oft mit MELT arbeiten müssen, um die Verbesserungen beizubehalten.

Wie lange dauert es, bis sich erste Effekte einstellen? Es ist Teil der Eigenbehandlung, dies zu bemerken. Die Veränderungen bei den MELT-Beurteilungen sind der erste Schritt. Daran, dass der Körper auf die Eigenbehandlung anspricht, erkennen Sie, dass er anpassungsfähig ist und dass weitere, langfristigere Verbesserungen erzielbar sind.

Als Nächstes beobachten Sie, inwieweit der Autopilot im Alltag besser funktioniert. Die Qualität des Schlafes ist ein guter Indikator: Sie werden leichter ein- und durchschlafen und erfrischter aufwachen. Ein weiteres Anzeichen ist ein gestiegener Energielevel, insbesondere nachmittags. Daran merken Sie, dass das Steuerungssystem des Körpers, seine Stabilität und seine Reparatursysteme in der Lage sind, die Ursachen von Schmerz und anderen Symptomen zu bekämpfen.

Welche Veränderungen sich wann zeigen, hängt von der Intensität und Dauer der persönlichen Rahmenbedingungen ab: der aktuellen Leistungsfähigkeit, der Anamnese und dem Alter. Berücksichtigen Sie dabei, wie lange bereits chronische Schmerzen und andere Symptome vorherrschen. Geben Sie dem Körper die Zeit und Aufmerksamkeit, die er braucht, um zu genesen. Jetzt sollten Sie alle Energien bündeln, um Schmerzen und andere Symptome zu beseitigen, anstatt wie früher deswegen frustriert zu sein. Sagen Sie Ihrem Körper täglich, dass Sie ihn unterstützen und dass Sie kein »Opfer« sind.

Zeigen Sie Geduld und Durchhaltevermögen, dann wird Sie die Selbstheilungskraft Ihres Körpers überraschen. Was Sie keinesfalls vergessen sollten: MELT ist kein Allheilmittel und wird Sie nicht »in Ordnung« bringen. MELT unterstützt die natürlichen Selbstheilungskräfte des Körpers, die er benötigt, um schmerzfrei zu werden.

▶ Aufmerksam sein

Sie arbeiten bereits mit dem Körpersinn, um Ihre Fortschritte zu überwachen. Zusätzlich sollten Sie auf Schmerzsignale achten. Sie wissen bereits, dass MELT nie wehtun sollte. Falls dennoch Schmerzen auftreten, sind sie ein Zeichen dafür, dass zu schnell oder mit zu viel Druck gearbeitet wurde.

Wenn chronische Schmerzen den Körpersinn überlagern, kommt es vor, dass zu großer Druck nicht auffällt. Unwohlsein kann sogar als gutes Zeichen dafür interpretiert werden, endlich bei der Schmerzursache angekommen zu sein. Es liegt in der Natur des Menschen, der Sache, die einem selbst wehtut, ebenfalls Schmerzen zufügen zu wollen. Das ist jedoch nicht MELT. Hier führen sanfte Bindegewebs- und Nervenstimulationen zum Ziel, nicht Überbelastung oder das Hervorrufen von Schmerzsignalen.

▶ Heilungsverzögerungen

Dieses Kapitel enthält themenspezifische Schritt-für-Schritt-Behandlungspläne für bestimmte Gesundheitszustände. Sie basieren auf meinen Erfahrungen mit Patienten, Schülern und Kollegen. Bevor Sie damit beginnen, bitte ich Sie, einige allgemeine Hinweise zu beachten.

Wichtig ist es, genau nach dem Plan zu arbeiten, der den persönlichen Gesundheitsverhältnissen entspricht, um unerwünschte Reaktionen des Immunsystems zu verhindern. Diese könnten große Mengen eingelagerter Giftstoffe und Abfallprodukte in Bindegewebe und Blut freisetzen, die der Körper nicht schnell genug abbauen kann. Das Resultat davon können Erschöpfung, weitere Schmerzen und andere Symptome sein, oder Müdigkeit und Gliederschmerzen wie bei einer beginnenden Grippe. Diese Symptome können schnell wieder abklingen, rauben aber Energie und Körperkraft.

Vielleicht kennen Sie diesen Prozess unter der Bezeichnung Heilungskrise. Ich nenne ihn lieber Heilungsverzögerung. Er ist ein Zeichen dafür, dass Sie trotz der positiven

Fortschritte zu schnell für Ihren Körper vorgehen, und der Hinweis für Sie, einen Gang zurückzuschalten und sanfter mit Ihrem Körper umzugehen.

Solche Symptome bedeuten nicht, dass MELT Ihnen schadet. Meiner Erfahrung nach zeigt dies, dass Sie zu viele Moves in eine Sitzung gepackt oder mit zu viel Druck auf der Rolle gearbeitet haben.

Falls Heilungsverzögerungen auftreten, kann MELT dazu beitragen, die Symptome, inklusive Schmerzen, zu mindern. Das erscheint nicht logisch, doch unterstützt MELT den Autopiloten darin, Giftstoffe zu eliminieren. Der Körper repariert auf Hochtouren, und wenn Sie ihn mit MELT unterstützen, wird er den Übergang schneller schaffen. Vergessen Sie nicht, in dieser Zeit beständig kleine Mengen Wasser zu trinken und sich auszuruhen – das Bindegewebssystem und der Blutkreislauf können dadurch Giftstoffe effizienter verarbeiten und ausscheiden.

Es sollte Ihnen bewusst sein, dass Ihre Schmerzempfindlichkeit anfangs zunehmen kann. Die für Heilung und Gesundheit nötige Geist-Körper-Kommunikation und -Verbindung ist erhöht, was dazu führt, dass Schmerzsignale vom Gehirn besser aufgenommen werden. Sie waren bereits vorher ununterbrochen im Körper vorhanden und sind auch der Hauptgrund für die gestörte Verbindung zwischen Geist und Körper.

Falls sich Schmerzen anfangs verstärken, kürzen Sie die MELT-Sessions. Arbeiten Sie mit sanftem Druck, und vermitteln Sie dem Körper, dass er die Fürsorge bekommt, die er benötigt. Setzen Sie die Sessions fort; erfahrungsgemäß klingen die Symptomverstärkungen nach ein paar Tagen wieder ab. Halten Sie sich immer vor Augen, dass Sie eine funktionierende Lösung gefunden haben, die bereits Tausenden von Menschen in ähnlicher Situation geholfen hat. Ihre Überzeugung und Ihr Engagement können den Heilungsvorgang im Körper unterstützen, sodass Sie so wenig Schmerzen wie seit Langem nicht mehr haben.

▶ Pläne für die begleitende Eigenbehandlung

Die MELT-Eigenbehandlungspläne für die Ergänzungsbehandlung lassen sich in drei Kategorien einteilen:

- Schmerzen als Folge von Trauma, Verletzung oder Operation
- Medizinisch diagnostizierte systemische Störungen und Krankheiten
- Schwangerschaft und Wochenbett

Grundsätzlich ist jede Übung in diesem Buch für jede Kategorie anwendbar. Angepasst werden müssen lediglich Frequenz und Dauer der MELT-Sessions sowie Reihenfolge und Geschwindigkeit, in der die Rehydrate- und Release-Techniken aufgebaut werden.

Die folgenden Richtlinien wurden nicht aufgestellt, um zur Vorsicht zu mahnen. Es sind die Übungsfolgen, die am effektivsten zu dem Ziel führen, die Selbstheilungskraft des Körpers wiederherzustellen und in kürzester Zeit ein schmerzfreies Leben zu ermöglichen. Folgen Sie ihnen daher, und geben Sie dem Körper die benötigte Zeit und Aufmerksamkeit, um Gesundheit und Schmerzfreiheit zu gewinnen.

Auf einen Blick	Ausführliche Anleitung
Rebalance und Dehnung Oberkörper (S. 238–241)	Rebalance (S. 92–98) Rehydrate Oberkörper (S. 201–215)
Druckbehandlung Oberkörper (S. 242–245)	Rehydrate Oberkörper (S. 201–215)
Druckbehandlung Beine (S. 245–249)	Rehydrate Beine (S. 182–198)
Release Nacken (S. 250–211)	Release Nacken (S. 218–223)
Dehnung Beine und Release unterer Rücken (S. 252–255)	Rehydrate Beine (S. 182–192) und Release unterer Rücken (S. 224–228)
Softball-Fußbehandlung (S. 256–259)	Softball-Fußbehandlung (S. 171–175)
Softball-Handbehandlung (S. 259–262)	Softball-Handbehandlung (S. 176–180)
Mini-Softball-Fußbehandlung (S. 263–265)	Mini-Softball-Fußbehandlung (S. 151–154)
Mini-Softball-Handbehandlung (S. 265–266)	Mini-Softball-Handbehandlung (S. 148–150)

▶ Schmerzen als Folge von Trauma, Verletzung oder Operation

Ziele:

- Heilprozess fördern; Schmerzen und Steifheit verringern
- Schmerzfreiheit im Sitzen, Bewegen und Ausruhen zeitlich verlängern
- Integrität und Flexibilität von Gelenken und Wirbelsäule verbessern
- Gelenkschwellungen und -entzündungen verringern, um den Heilungsprozess anzukurbeln
- Stützkraft von Weichgewebe, Gelenken, Bandscheiben und Wirbelsäule erhöhen
- Körpergleichgewicht, -stabilität und -wohlgefühl verbessern
- Nach Operationen unnötige Verwachsungen und Narbenbildung verringern
- Schlafrhythmus verbessern
- Physikalische Therapiemaßnahmen unterstützen
- Genesungszeiten verkürzen, aktives Leben schneller ermöglichen

Um diese Ziele individuell umzusetzen, wenden Sie MELT zunächst an den gesunden Körperbereichen an. Hier müssen Sie sich in Geduld üben, selbst wenn Sie das Gefühl haben, sofort die Schmerzzonen behandeln zu müssen, insbesondere weil sie schon lange wehtun. Der Grund dafür: Mit den problematischen Bereichen anzufangen führt oft zu sofortiger Schmerzlinderung, die jedoch nicht vorhalten wird und den Zustand noch verschlimmern könnte. Der Flüssigkeitsmangel kann bereits entzündetes oder beschädigtes Gewebe reizen und Schmerzen sogar verstärken.

Orientieren Sie sich an einem der folgenden fünf Eigenbehandlungspläne für die Wirbelsäule und außerhalb liegende Bereiche, der für Sie zutrifft. So erzielen Sie schnellstmöglich langfristige Resultate. Für Probleme mit der Wirbelsäule und Krankheiten in diesem Bereich gibt es einen Extraplan auf Seite 286.

Wirbelsäule

- Eigenbehandlungsplan bei chronischen Nackenschmerzen
- Eigenbehandlungsplan bei chronischen Schmerzen im unteren Rücken

Körperbereiche außerhalb der Wirbelsäule

- Eigenbehandlungsplan bei Schmerzen im Oberkörper
- Eigenbehandlungsplan bei Schmerzen in den Beinen
- Eigenbehandlungsplan bei Becken-/Hüftschmerzen

Eigenbehandlungsplan bei chronischen Nackenschmerzen

Dieser Plan ist angezeigt bei chronischen Nackenschmerzen durch Traumata oder (nicht ausschließlich) im Zusammenhang mit Bandscheibenvorfällen, -verschiebungen oder -vorwölbungen, Wirbelkörperfusionen, Diskektomien, Laminektomien, Nerveneinklemmungen, Wirbelbrüchen, Krämpfen der Rückenmuskulatur oder Schleudertraumata. Mindestens drei MELT-Sessions wöchentlich sind zu empfehlen. Wie immer gilt, dass die beste Zeit für MELT am Ende des Tages liegt, bis eine Stunde vor dem Schlafengehen. Nach einer Konsolidierungsphase von einem Monat können die Maps aus Kapitel 13 geübt werden.

Woche 1
Softball-Hand- oder -Fußbehandlung
Rebalance

Woche 2
Softball-Handbehandlung
Rebalance
Rehydrate Oberkörper

Wochen 3 bis 4
Map 1
Softball-Fußbehandlung
Rehydrate Beine
Rebalance und Dehnung Oberkörper
Druckbehandlung Oberkörper
Release Beine

Map 2

    Softball-Handbehandlung

    Druckbehandlung Oberkörper

    Rebalance und Dehnung Beine

    Rehydrate Beine

    Release unterer Rücken

Konsolidierungs-Maps

Map 1

    Mini-Softball-Handbehandlung

    Druckbehandlung Oberkörper

    Rebalance und Dehnung Oberkörper

    Release Nacken

Map 2

    Mini-Softball-Hand- oder -Fußbehandlung

    Druckbehandlung Oberkörper

    Dehnung Beine und Release unterer Rücken

    Rebalance und Dehnung Oberkörper

Eigenbehandlungsplan bei chronischen Schmerzen im unteren Rücken

Dieser Plan ist angezeigt bei chronischen Schmerzen im unteren Rücken durch Traumata oder (nicht ausschließlich) im Zusammenhang mit Bandscheibenvorfällen, -verschiebungen oder -vorwölbungen, Wirbelkörperfusionen, Diskektomien, Laminektomien, Nerveneinklemmungen, Wirbelbrüchen oder Krämpfen der Rückenmuskulatur. Mindestens drei MELT-Sessions wöchentlich sind zu empfehlen. Wie immer gilt, dass die beste Zeit für MELT am Ende des Tages, bis eine Stunde vor dem Schlafengehen, liegt. Nach einer Konsolidierungsphase von einem Monat können die Maps aus Kapitel 13 geübt werden.

Woche 1

    Softball-Hand- oder -Fußbehandlung

    Rebalance

Woche 2

Softball-Fußbehandlung

Rehydrate Beine

Rebalance

Wochen 3 bis 4

Map 1

Mini-Softball-Fußbehandlung

Rehydrate Beine

Rebalance

Release Nacken

Map 2

Mini-Softball-Fußbehandlung

Rehydrate Oberkörper

Rebalance

Release Nacken

Konsolidierungs-Maps

Map 1

Mini-Softball-Fußbehandlung

Druckbehandlung Oberkörper

Dehnung Beine und Release unterer Rücken

Map 2

Mini-Softball-Hand- oder -Fußbehandlung

Druckbehandlung Beine

Dehnung Beine und Release unterer Rücken

Den Rebalance 1- bis 2-mal wöchentlich in eine Map integrieren oder einzeln durchführen. Während der Wochen 5 bis 6 weiter eine der beiden Maps durchführen.

Eigenbehandlungsplan bei Schmerzen im Oberkörper

Dieser Plan ist angezeigt bei Traumata des Oberkörpers oder (nicht ausschließlich) im Zusammenhang mit Rippenbrüchen oder auch -prellungen, Schlüsselbein- oder Armbrüchen, angerissener Schultergelenkpfanne, Rotatorenmanschette oder Bizepssehne,

Frozen Shoulder, Tennisellbogen, Lungen- oder Herzoperationen oder Arthrose im Oberkörperbereich. (Bei Nackenschmerzen dem Plan auf Seite 273 folgen.) Mindestens drei MELT-Sessions wöchentlich sind zu empfehlen. Wie immer gilt, dass die beste Zeit für MELT am Ende des Tages, bis eine Stunde vor dem Schlafengehen, liegt. Nach einer Konsolidierungsphase von einem Monat können im Anschluss die Maps aus Kapitel 13 geübt werden.

Woche 1

Softball-Hand- oder -Fußbehandlung
Rebalance

Woche 2

Map 1

Mini-Softball-Hand- oder -Fußbehandlung
Rehydrate Beine
Rebalance
Release Nacken

Map 2

Rebalance
Rehydrate Beine
Release unterer Rücken *(bei der Ausübung der Techniken auf die richtige Haltung der Arme achten und die Schultern entspannt halten)*
Mini-Softball-Hand- oder -Fußbehandlung

Wochen 3 bis 4

Map 1

Mini-Softball-Handbehandlung
Druckbehandlung Beine
Rebalance
Rehydrate Oberkörper *(aufpassen bei der Dehnung Hand zu Hand. Falls Schmerzen auftreten, diesen Teil auslassen)*
Release Nacken

Map 2

Rebalance
Rehydrate Oberkörper

Druckbehandlung Beine
Release Nacken
Mini-Softball-Handbehandlung

Konsolidierungs-Maps

Map 1
Mini-Softball-Handbehandlung
Druckbehandlung Oberkörper
Rebalance und Dehnung Oberkörper
Release Nacken

Map 2
Druckbehandlung Oberkörper
Dehnung Beine und Release unterer Rücken
Rebalance und Dehnung Oberkörper
Release Nacken

Softball- oder Mini-Softball-Fußbehandlung 1- bis 2-mal wöchentlich in eine Map integrieren oder einzeln durchführen. Während der Wochen 5 bis 6 weiter eine der beiden Maps durchführen.

Eigenbehandlungsplan bei Schmerzen in den Beinen

Dieser Plan ist angezeigt bei Traumata der Beine oder (nicht ausschließlich) im Zusammenhang mit gerissenen Achilles- und Meniskussehnen, Kreuzbandrissen oder anderen Kniesehnenrissen, Tendinitis, Beinbrüchen, Beinmuskelzerrungen, Iliotibialband-Syndrom, Restless-Leg-Syndrom, Kompartmentsyndrom, Kniegelenksersatz oder Beinarthrose. (Bei Schmerzen im unteren Rücken dem Plan auf Seite 274 folgen.) Mindestens drei MELT-Sessions wöchentlich sind zu empfehlen. Wie immer gilt, dass die beste Zeit für MELT am Ende des Tages liegt, bis eine Stunde vor dem Schlafengehen. Nach einer Konsolidierungsphase von einem Monat können die Maps aus Kapitel 13 geübt werden.

Woche 1
Softball-Hand- oder -Fußbehandlung
Rebalance

Woche 2

Softball-Hand- oder -Fußbehandlung

Rehydrate Oberkörper

Rebalance

Wochen 3 bis 4

Map 1

Mini-Softball-Fußbehandlung

Rebalance und Dehnung Oberkörper

Druckbehandlung Oberkörper

Release unterer Rücken

Map 2

Mini-Softball-Fußbehandlung

Druckbehandlung Oberkörper

Dehnung Beine und Release unterer Rücken

Rebalance und Dehnung Oberkörper

Konsolidierungs-Maps

Map 1

Mini-Softball-Fußbehandlung

Druckbehandlung Beine

Dehnung Beine und Release unterer Rücken

Release Nacken

Map 2

Rebalance und Dehnung Oberkörper

Druckbehandlung Oberkörper

Druckbehandlung Beine

Dehnung Beine und Release unterer Rücken

Eigenbehandlungsplan bei Becken-/Hüftschmerzen

Dieser Plan ist angezeigt bei Traumata der Beine oder (nicht ausschließlich) im Zusammenhang mit Schmerzen im Becken, Hüftpfannenfrakturen, Hüftgelenksersatz oder auch Hüftgelenk-Resurfacing, Ischiasschmerzen, Iliosakralbeschwerden, Steißbeinbruch,

Inkontinenz, Hysterektomie, Tumoren oder Zystenentfernungen in der Beckenregion oder Myomentfernung. (Bei Schmerzen im unteren Rücken dem Plan auf Seite 274 folgen.) Mindestens drei MELT-Sessions wöchentlich sind zu empfehlen. Wie immer gilt, dass die beste Zeit für MELT am Ende des Tages liegt, bis eine Stunde vor dem Schlafengehen. Nach einer Konsolidierungsphase von einem Monat können die Maps aus Kapitel 13 geübt werden.

Woche 1

Softball-Hand- oder -Fußbehandlung
Rebalance

Woche 2

Map 1

Softball-Hand- oder -Fußbehandlung
Rehydrate Oberkörper
Rebalance

Map 2

Softball-Hand- oder -Fußbehandlung
Rebalance und Dehnung Oberkörper
Rehydrate Beine

Wochen 3 bis 4

Map 1

Mini-Softball-Hand- oder -Fußbehandlung
Rebalance und Dehnung Oberkörper
Druckbehandlung Oberkörper
Druckbehandlung Beine
Release Nacken

Map 2

Mini-Softball-Hand- oder -Fußbehandlung
Druckbehandlung Beine
Druckbehandlung Oberkörper
Rebalance und Dehnung Oberkörper
Release Nacken

Konsolidierungs-Maps

Map 1

Rebalance und Dehnung Oberkörper

Druckbehandlung Oberkörper

Dehnung Beine und Release unterer Rücken

Release Nacken

Map 2

Mini-Softball-Fußbehandlung

Druckbehandlung Oberkörper

Druckbehandlung Beine

Dehnung Beine und Release unterer Rücken

▶ Eigenbehandlungsplan bei ärztlich diagnostizierten systemischen Störungen und Krankheiten

Die folgenden Eigenbehandlungspläne sind für Personen geeignet, die an diesen systemischen Befindlichkeiten, Störungen und Krankheitsbildern leiden: Krebs, multiple Sklerose (MS), Parkinson, chronisches Erschöpfungssyndrom (CES), Fibromyalgie, Dystonie, Lupus, Gesichtslähmung, Diabetes, Stoffwechselstörungen, Osteoporose, Skoliose, Gelenkrheumatismus.

Ziele:

- Unterstützung des Nervensystems
- Nebenwirkungen von Medikamenten lindern
- Schlaf-/Wachrhythmus verbessern
- Organfunktionen unterstützen
- Ausscheidung von Abfallprodukten verbessern
- Häufigkeit »schlechter Tage« oder von »Einbrüchen« verringern
- Balance verbessern, um die Unabhängigkeit zu unterstützen
- Mit mehr Leichtigkeit laufen und gehen
- Den täglichen Energielevel erhöhen
- Gelenkversteifungen im ganzen Körper abbauen

Für die Eigenbehandlung dieser ärztlich diagnostizierten Zustände und Krankheiten sind drei Pläne vorgesehen:

- Eigenbehandlungsplan bei neurologischen Störungen, Immunstörungen und Krebs
- Eigenbehandlungsplan bei Erkrankungen des Bindegewebssystems und damit zusammenhängenden Krankheitsbildern
- Eigenbehandlungsplan bei Wirbelsäulenerkrankungen

Eigenbehandlungsplan bei neurologischen Störungen, Immunstörungen und Krebs

Personen unter Chemotherapie, Bestrahlungen oder anderen Medikamentengaben haben ein viel größeres Risiko für Heilungsverzögerungen. Man sollte sich in dem Fall bewusst sein, dass das nicht schlimm ist. Die Verzögerungen zeigen an, dass die Zellen und das Bindegewebe mehr Zeit benötigen, um neu durchzustarten und sich anzupassen.

Bei akutem Krebs spricht nichts gegen die MELT-Eigenbehandlung, wenn die aufgezeigten Hinweise beachtet werden. Druckbehandlungen dürfen nicht direkt auf Tumorstellen ausgeführt werden, um keine Nebeneffekte der Krebsbehandlung wie Lymphödeme oder Lipome zu riskieren.

Bei MS oder Krebs mit Befunden an der Wirbelsäule sollte die Rebalance-Sequenz durchgeführt werden, außer sie ist unangenehm. Zur Polsterung empfiehlt sich ein weiches Handtuch auf der Rolle. Für den Rebalance gibt es keine Kontraindikation, es kann jedoch ratsam sein, die Behandlungsdauer auf fünf Minuten zu beschränken und dies mit einer Uhr zu überprüfen.

Anfangs sollte MELT maximal zehn Minuten am Stück durchgeführt werden, bis höchstens eine Stunde vor dem Schlafengehen. Wenn dies gut vertragen wird, kann dieser Rhythmus mit weiteren zehn Minuten MELT morgens erweitert werden.

Bei systemischen Erkrankungen ist es am besten, die Sequenzen während der ersten drei bis vier Wochen einzeln zu üben und die Reaktionen bis 24 Stunden danach zu beobachten. Wenn Sie sich gut dabei fühlen, können Sequenzen hinzugenommen werden, ohne die Sessions zu lang werden zu lassen. 15 Minuten am Stück während der ersten sechs Monate sind eine gute Richtzeit. Die besten Ergebnisse bringen mindestens drei MELT-Sessions wöchentlich. Nach einem Monat Konsolidierung können die MELT-Maps aus Kapitel 13 geübt werden.

Woche 1

Map 1

Softball-Hand- oder -Fußbehandlung

Map 2

Rebalance

Woche 2

Map 1

Mini-Softball-Handbehandlung

Rebalance

Map 2

Mini-Softball-Fußbehandlung

Rebalance

Woche 3

Map 1

Softball- oder Mini-Softball-Fußbehandlung

Rebalance und Dehnung Oberkörper

Map 2

Softball- oder Mini-Softball-Handbehandlung

Rebalance und Dehnung Oberkörper

Woche 4

Map 1

Mini-Softball-Handbehandlung

Rebalance und Dehnung Oberkörper

Dehnung Nacken

Map 2

Mini-Softball-Fußbehandlung

Rebalance und Druckbehandlung Oberkörper

Release unterer Rücken

Wochen 5 bis 6

Wenn Sie sich gut fühlen und keine Heilungsverzögerung eintritt, können Sie versuchen, die Druckbehandlungen aufzubauen. Die Sessions werden damit fünf Minuten länger. 15 Minuten sind jetzt die maximale MELT-Behandlungsdauer.

Map 1

    Mini-Softball-Handbehandlung

    Rehydrate Oberkörper

    Rebalance und Dehnung Oberkörper

    Dehnung Nacken

Map 2

    Mini-Softball-Fußbehandlung

    Rebalance und Dehnung Oberkörper

    Rehydrate Beine

    Release unterer Rücken

Wenn Sie positive Veränderungen spüren, sollten Sie mit diesen beiden MELT-Maps weiterarbeiten. Bei Heilungsverzögerung sollten Sie zwei Wochen lang zu den Maps aus Woche 4 zurückkehren und es dann erneut versuchen. Wenn der Körper auch die Druckbehandlungen (Beine und Rehydrate Oberkörper) gut verträgt, können die MELT-Sessions auf 20 Minuten ausgedehnt und die Konsolidierungs-Maps begonnen werden.

Konsolidierungs-Maps

Map 1

    Mini-Softball-Handbehandlung

    Rebalance und Dehnung Oberkörper

    Druckbehandlung Oberkörper

    Release Nacken

    Dehnung Beine und Release unterer Rücken

Map 2

    Mini-Softball-Fußbehandlung

    Druckbehandlung Beine

    Dehnung Beine und Release unterer Rücken

    Rebalance und Dehnung Oberkörper

    Release Nacken

Eigenbehandlungsplan bei Erkrankungen des Bindegewebssystems und damit zusammenhängenden Krankheitsbildern

Mehr als 200 verschiedene Erkrankungen betreffen das Bindegewebe. Dazu gehören unter anderem das chronische Erschöpfungssyndrom (CES), Fibromyalgie, Ehlers-Danlos-Syndrom, Marfan-Syndrom, Sklerodermie, Lipome und die Dupuytren-Kontraktur. Mindestens drei MELT-Sessions wöchentlich sind zu empfehlen. Wie immer gilt, dass die beste Zeit für MELT am Ende des Tages, bis eine Stunde vor dem Schlafengehen, liegt. Nach einem Monat Konsolidierung können Sie damit beginnen, die Maps aus Kapitel 13 geübt werden.

Bei CES oder Fibromyalgie und allen anderen Bindegewebserkrankungen sind großflächige Bindegewebsschäden, Nervenschäden und Schmerzen ein Problem. Jegliche Eigenbehandlung sollte daher immer maßvoll angewandt werden. Bei Einbrüchen sind selbst zehn Minuten zu viel. Begrenzen Sie die Sessions eine Woche lang auf fünf Minuten mehrmals täglich, und probieren Sie dann erneut zehn Minuten.

Wochen 1 bis 2
Üben Sie täglich nur eine der drei Sequenzen, maximal zehn Minuten pro Tag.

Map 1
    Softball-Fußbehandlung
Map 2
    Softball-Handbehandlung
Map 3
    Rebalance und Dehnung Oberkörper

Woche 3
    Mini-Softball-Hand- oder -Fußbehandlung
    Rebalance und Dehnung Oberkörper

Woche 4
Map 1
    Mini-Softball-Handbehandlung
    Rebalance und Dehnung Oberkörper
    Release Nacken

Map 2

Mini-Softball-Fußbehandlung

Rebalance und Dehnung Oberkörper

Release unterer Rücken

Wochen 5 bis 6

Wenn Sie sich gut fühlen und keine Heilungsverzögerung eintritt, können Sie versuchen, jeden zweiten Tag eine Druckbehandlung einzubauen, und an den Zwischentagen eine Softball-Fußbehandlung. Die Sessions sollten immer noch zehn Minuten nicht übersteigen.

Map 1

Rebalance

Rehydrate Oberkörper

Rebalance und Dehnung Oberkörper

Dehnung Nacken

Map 2

Rebalance und Dehnung Oberkörper

Rehydrate Beine

Release unterer Rücken

Konsolidierungs-Maps

Map 1

Mini-Softball-Handbehandlung

Rebalance und Dehnung Oberkörper

Druckbehandlung Oberkörper

Release Nacken

Map 2

Mini-Softball-Fußbehandlung

Druckbehandlung Beine

Dehnung Beine und Release unterer Rücken

Rebalance und Dehnung Oberkörper

Eigenbehandlungsplan bei Wirbelsäulenerkrankungen

Der folgende Plan ist an Krankheits- und Störbilder sowie Erkrankungen der Wirbelsäule angepasst, einschließlich Osteoporose, Spinalstenose, Arthritis, Bandscheibendegeneration, Lähmung, Skoliose, Osteomyelitis, Spondylolisthesis, Rückenmarksverletzungen u. a. Mindestens drei MELT-Sessions wöchentlich sind zu empfehlen. Wie immer gilt, dass die beste Zeit für MELT am Ende des Tages liegt, bis eine Stunde vor dem Schlafengehen. Nach einem Monat Konsolidierung können die Maps aus Kapitel 13 geübt werden.

Bei den oben aufgeführten Krankheitsbildern muss die Zeit auf der Rolle während der ersten vier MELT-Wochen auf die 10-Minuten-Maps beschränkt bleiben. Gegebenenfalls sollte während der ersten zwei Wochen auch der Rebalance nur fünf Minuten lang sein. Falls die Rolle unangenehm ist, sorgen seitliche Polster oder Kissen und ein Handtuch auf der Rolle für weicheres Liegen. Eine Uhr hilft zu überprüfen, ob fünf Minuten Behandlung ausgehalten werden.

Woche 1

Softball-Hand- oder -Fußbehandlung
Rebalance

Wochen 2 bis 3

Map 1

Softball- oder Mini-Softball-Fußbehandlung
Rebalance und Dehnung Oberkörper

Map 2

Softball- oder Mini-Softball-Handbehandlung
Rebalance und Dehnung Oberkörper

Map 3

Rehydrate Beine
Rebalance und Dehnung Oberkörper

Konsolidierungs-Maps

Map 1

Mini-Softball-Handbehandlung
Rebalance und Dehnung Oberkörper

Rehydrate Oberkörper

Release Nacken

Map 2

Mini-Softball-Fußbehandlung

Rebalance und Dehnung Oberkörper

Druckbehandlung Beine

Dehnung Beine und Release unterer Rücken

▶ Schwangerschaft und Wochenbett

Die Veränderungen, die der Körper einer Frau während 40 Wochen Schwangerschaft und dem Wochenbett erfährt, bringen Herausforderungen mit sich. Die veränderte Körperform und die Hormone beeinflussen Organe, Gelenke, Schlaf, Verdauung und die psychische Verfassung. MELT hilft, mit diesem Wandel besser zurechtzukommen, gibt Energie und erdet. Es ist nur wenig Zeit nötig, um sich selbst und seinem Baby etwas Gutes zu tun.

Eigenbehandlungsplan für die Schwangerschaft

Dieser Plan ist in Trimester unterteilt. Wenn Sie im ersten Trimester beginnen, starten Sie in Woche 1 und folgen dem Plan durch die ganze Schwangerschaft hindurch. Falls Sie erst im zweiten Trimester einsteigen, machen Sie Woche 1 und überspringen die Rippendehnung beim Rehydrate Oberkörper sowie die Druckbehandlung. Fangen Sie erst im dritten Trimester an, halten Sie sich den Rest der Schwangerschaft an den Plan der ersten Woche.

Ziele:

- Körper auf die vielen Veränderungen vorbereiten, die er in jedem Trimester durchläuft
- Becken durch die Schwangerschaft hindurch geschmeidig, aber doch stabil halten
- Zwerchfellbewegung aufrechterhalten, während die Bauchorgane nach oben wandern
- Häufig auftretende Symptome wie Verstopfung und Sodbrennen lindern
- Wirbelsäule stabil halten
- Hand- und Fußschwellungen verringern

- Schlaf-/Wachrhythmus stabilisieren; für ausreichend Nachtschlaf sorgen
- Änderungen der Figur begleiten und den Übergang in die unvermeidbare neue »Körperform« erleichtern
- Verbindung zum sich verlagernden Körperschwerpunkt stabil halten und Schmerzen sowie Schäden im Nackenbereich und dem unteren Rücken verhindern.

Mindestens drei MELT-Sessions wöchentlich sind zu empfehlen. Wie immer gilt, dass die beste Zeit für MELT am Ende des Tages liegt, bis eine Stunde vor dem Schlafengehen. Nach einem Monat Konsolidierung können die Maps aus Kapitel 13 geübt werden.

1. bis 3. Schwangerschaftsmonat

Woche 1
    Softball-Hand- oder -Fußbehandlung
    Rebalance

Woche 2
Map 1
    Softball-Hand- und -Fußbehandlung
Map 2
    Rehydrate Oberkörper
Map 3
    Rehydrate Beine

Woche 3 bis Ende 3. Schwangerschaftmonat
Map 1
    Softball-Fußbehandlung
    Druckbehandlung Beine
    Release unterer Rücken
    Rebalance und Dehnung Oberkörper
Map 2
    Rebalance und Dehnung Oberkörper
    Druckbehandlung Oberkörper
    Release Nacken
    Softball-Handbehandlung

4. bis 6. Schwangerschaftsmonat

Im zweiten Trimester lassen Sie bei der Dehnung Oberkörper die Rippendehnung aus.

Map 1

    Mini-Softball-Fußbehandlung

    Druckbehandlung Oberkörper (ohne Rippendehnung)

    Rebalance und Dehnung Oberkörper

    Rehydrate Beine

    Dehnung Beine und Release unterer Rücken

    Release Nacken

Map 2

    Softball-Fußbehandlung

    Druckbehandlung Beine

    Dehnung Beine und Release unterer Rücken

    Rebalance und Dehnung Oberkörper

Map 3

    Rebalance und Dehnung Oberkörper

    Druckbehandlung Oberkörper (ohne Rippendehnung)

    Release Nacken

    Softball-Handbehandlung

7. bis 9. Schwangerschaftsmonat

Das Baby benötigt jetzt mehr Platz, und das Körpergewicht nimmt zu. In der unterstützenden Sequenz für diesen Zeitabschnitt werden die Dehnung Beine und der Release unterer Rücken ausgelassen.

Map 1

    Mini-Softball-Fuß- oder -Handbehandlung

    Druckbehandlung Beine

    Druckbehandlung Oberkörper (ohne Rippendehnung)

    Rebalance und Dehnung Oberkörper *(die Zeit auf der Rolle kann reduziert werden, falls das Liegen unangenehm ist. Liegen auf der Rolle ist aber sicherer als auf dem Boden).*

    Release Nacken

Map 2

Mini-Softball-Hand- oder -Fußbehandlung
Druckbehandlung Oberkörper (ohne Rippendehnung)
Release Nacken

Eigenbehandlungsplan für die Zeit nach der Entbindung

Die Tage und Wochen nach der Entbindung sind ideal, um mit MELT zu beginnen (oder weiterzumachen). Viele Frauen stellen fest, dass sie sich mit MELT schneller von Schwangerschaft und Geburt erholen. Da die Methode so sanft ist, ist sie auch für die Zeit geeignet, bevor der Arzt erlaubt, zum »vollen Tagesgeschäft« zurückzukehren. MELT lindert Schmerzen nach der Geburt und hilft, schneller in die alte Körperform zurückzufinden.

Frauen, die während der Schwangerschaft mit MELT arbeiteten, können ohne Einschränkungen weitermachen, am besten mit der Softball-Hand- und -Fußbehandlung als Einstieg. Die Bodenarbeit auf der Rolle kann folgen, wenn sich der Körper wieder fit genug dafür anfühlt. Wer mit MELT erst anfängt oder während der Schwangerschaft nicht damit gearbeitet hat, beginnt mit dem Eigenbehandlungsplan aus Kapitel 10.

Ziele:

- Heilung des Bindegewebes unterstützen
- Beckenstabilität und -aufrichtung unterstützen
- Organlagen und -funktionen, einschließlich der Verdauungs- und Aussscheidungsprozesse, wiederherstellen
- Natürliche Gewichtsabnahme unterstützen
- Repetitive Belastung auf Nacken und Schultern lindern, die sich durch Stillen und Tragen des Babys ergibt
- Qualität der unvermeidbar kürzeren Schlafphasen verbessern

Zusammenfassung

Herzlichen Glückwunsch! Freuen Sie sich, dass Sie bereits sehr weit gekommen sind. Egal, warum Sie MELT kennenlernen wollten – es ist Ihnen gelungen, ein neues Verhältnis zu Ihrem Körper aufzubauen. Wahrscheinlich genießen Sie auch schon erste positive Veränderungen: weniger Schmerzen, besseren Schlaf, mehr Energie, lockere Bewegungsabläufe, mehr geistige Klarheit und ein rundum gewachsenes Wohlbefinden. Der Körper bedankt sich damit für die Aufmerksamkeit, die er braucht und jetzt auch bekommt.

Sie haben bereits viel erreicht: Sie kennen die MELT-Sprache und -Techniken, haben die Maps probiert. Sie wissen jetzt, wie man mit MELT arbeitet, und können es schneller und einfach in Ihr Leben integrieren. Weitere positive Veränderungen werden sich einstellen. Bleiben Sie einfach dabei, dreimal pro Woche oder öfter zehn Minuten mit MELT zu arbeiten. Die Frage, ob die Methode funktioniert oder ob Sie korrekt arbeiten, stellt sich nicht: Sie können die Veränderungen spüren und sehen.

Menschen, die MELT nicht kennen, glauben oft nicht, dass etwas so Einfaches so einen Unterschied herbeiführen kann. Sind Sie selbst auch überrascht? Wer sich gut fühlt, ist motivierter, und Veränderungen ergeben sich dann auf natürliche Weise. Vielleicht können Sie jetzt auch in anderen Lebensbereichen mühelos positive Veränderungen treffen und sich neue, gesunde Gewohnheiten aneignen. Finden und tun Sie die Dinge, die für Sie am besten passen.

Im Laufe meiner MELT-Erfahrung habe ich erlebt, wie Menschen unglaubliche Veränderungen in ihrem Körper und ihrem Leben vollbrachten. Ich möchte Sie ermutigen, ebenfalls Erfolgsgeschichte zu schreiben und Ihren Körper wie Ihr Leben positiv zu ändern: Fahren Sie fort, sich auf diese neue Weise um sich selbst zu kümmern.

Wenn Sie spüren, dass MELT Ihnen hilft und Sie mir davon erzählen wollen, können Sie das gerne per E-Mail an *share@meltmethod.com* tun. Ich freue mich zu hören, wie MELT Sie persönlich bereichern konnte.

Sie sind am Ende dieses Buches angelangt, doch fängt unsere gemeinsame Reise gerade erst an. Ich weiß, dass Sie viele Fragen stellen wollen, und ich möchte Ihnen noch etliche Dinge mitteilen. Auf der MELT-Website *www.meltmethod.com* finden Sie weitreichende Informationen rund um MELT: Übungen und Videos, Adressen für MELT-Gruppen, -trainings und -produkte sowie die MELT-Community. Auf Facebook poste ich regelmäßig weiterführende Informationen und hilfreiche Tipps. Je mehr und besser wir in Verbindung bleiben, desto erfolgreicher wird MELT für Sie werden!

Ich bedanke mich für das Engagement, mit dem Sie gelernt haben, MELT als Hilfe für sich selbst in Anspruch zu nehmen – und ich freue mich darauf, Ihre persönliche Erfolgsgeschichte zu lesen. Bis dahin wünsche ich Ihnen Gesundheit, Glück und »gute Hydrierung« – bleiben Sie dran!

Danksagung

Ich widme dieses Buch meinen Mentoren, Patienten und Schülern, die mich unterrichteten und mich zum Lehrer machten. Ich bin diesen Weg nicht alleine gegangen und möchte an dieser Stelle vielen Menschen für ihre Unterstützung danken.

Dank vor allem an Debbie Karch, meine Schreibpartnerin und Mitarbeiterin in allen MELT-Dingen. Es war sehr herausfordernd, die Konzepte dieses Buches zu vereinfachen und sie in verständliche, praktikable Worte und Anweisungen umzusetzen, wenn auch vieles davon seit mehr als einem Jahrzehnt Bestand hatte. Was vor sechs Jahren mit einer kleinen MELT-Broschüre begann, wurde mit diesem Buch zu einer ausgewachsenen Koautorenschaft. Debbies profunde Kenntnisse und ihr Hintergrund im Bereich Training und Entwicklung trugen maßgeblich dazu bei, die komplexe Methode zu den Menschen zu tragen und sie für alle verständlich zu machen, selbst ohne Anatomiekenntnisse. Ihrer engagierten Arbeit und Freundschaft verdanke ich, dass dieses Buch heute benutzerfreundlich und praxisorientiert vorliegt.

Sehr dankbar bin ich auch für die Unterstützung der stetig wachsenden »Faszien-Community«, die sich während der vergangenen 20 Jahre entwickelte. Hier sind zusammen mit den Pionieren der »Rolfing-Wissenschaftler« einige meiner stärksten Verbündeten zu Hause.

Obwohl ich weder Wissenschaftlerin noch Ärztin bin, hießen mich die führenden Köpfe der Faszien- und progressiven Humanwissenschaft willkommen, informierten und forderten mich als Leitbilder. Mein besonderer Dank geht an Dr. med. Thomas Findley, Dr. Gil Hedley, Tom Myers, Dr. Robert Schleip, Dr. Jean-Claude Guimberteau,

Diplom-Osteopath Jean Pierre Barral und Diane Lee. Ich empfinde es als Privileg, über ihre wissenschaftlichen Erkenntnisse informiert zu werden, lange bevor sie Eingang in das öffentliche Wissen nehmen. Die Freundlichkeit, mit der sie mich aufnehmen, und ihr Beitrag zu meiner Arbeit sind von unschätzbarem Wert.

Dank auch an Thomas Findley, der Faszienforscher und Ärzte aus der ganzen Welt zusammenbringt, um die neuesten und erfolgreichsten Forschungsergebnisse zur menschlichen Faszie zu teilen. Durch seine Vision und sein Engagement machte die Forschergemeinde einen Quantensprung.

Ein außergewöhnliches Dankeschön geht an den rebellischen »Somanautic« Gil Hedley. Ich weiß nicht, wo ich heute wäre, ohne seine Fähigkeit, zuzuhören, zu unterrichten, und ohne seine Freundschaft. Ihn zu beobachten, wie er seinen Weg auf der Suche nach dem verfolgt, was uns unter der Oberfläche zusammenhält, inspirierte mich dazu, die Antwort auf meine eigene Frage zu suchen: Wie lebe ich ein aktives, gesundes und schmerzfreies Leben? Gil brachte mir bei, dass einfache Modelle am besten funktionieren. Sein Glaube an mich trieb mich an und inspirierte meine Arbeit. Dafür und für unsere Freundschaft danke ich Gil von Herzen.

Mein Dank geht auch an die vielen Forscher und Wissenschaftler, die ihr Leben dem Ziel widmen, die Grenzen der traditionellen Forschung zu erweitern. Dazu gehören u. a. Carla und Antonio Stecco, Helen Langevin, Candace Perth, James Oschman und Gerald Pollack. Ihre Bücher, Abhandlungen, Journale und Artikel bereicherten meine Ausbildung und lieferten mir die wissenschaftliche Grundlage für meine Beobachtungen der vergangenen zwölf Jahre.

Dazu möchte ich all denjenigen danken, denen ich meine manuellen und nicht manuellen Techniken zeigen durfte. Für diese Menschen empfinde ich große Zuneigung und Respekt. Ihr Vertrauen und Glaube an mich sind Teil der starken Basis, auf der MELT aufbaut, und sie lehren und inspirieren mich täglich aufs Neue.

Hunderte von MELT-Ausbildern haben sich mit offenem Herz und Geist die Zeit genommen, meine Techniken zu lernen und einzuüben. Für mich wie für die unzähligen Menschen, denen sie bereits halfen, sind sie ein Segen. Für ihre Unterstützung bin ich dankbar; ihre Begeisterung für diese Methode erfüllt mich mit Stolz und Demut.

Ein großer Dank geht an die Angestellten und Mitglieder des JCC, des jüdischen Zentrums in Manhattan, wo die MELT-Methode ihren Ursprung nahm. 2004, als ich MELT zum ersten Mal in Gruppen unterrichten wollte, waren die meisten Fitnessclubs dafür noch nicht so weit. »Ja«, und zwar ohne Zögern, sagte Caroline Kohles, die Leiterin der Abteilung Gesundheit & Wellness am JCC. Dafür und für ihre unablässige

Unterstützung bin ich ewig dankbar. Heute ist das JCC mit einem täglichen MELT-Programm das MELT-Hauptzentrum von New York City.

Gedankt sei auch IDEA International für ihre Unterstützung und hier besonders ihrer Programmdirektorin Aprile Peishel, die mir die Plattform dafür verschaffte, diese bahnbrechende Eigenbehandlungstechnik wieder in der Gesundheits- und Fitnesswelt anzusiedeln.

Ein besonderer Dank geht an Sara Bethell, die als weises »zweites Paar Augen« von unschätzbarem Wert für dieses Buch war. Debbie und ich sind dankbar für ihren perfekt gepackten Wissensrucksack als Wortkünstlerin und MELT-Ausbilderin. Wir bedanken uns dafür, dass sie bei der Entwicklung dieses Buches einsprang, während sie gleichzeitig die Website betreute, die Kommunikation mit Patienten und Ausbildern übernahm und einmal wöchentlich MELT unterrichtete!

Dem Rest meines Teams, Gene Clark, Kelly Kamm, Amanda Cizek, Michelle DiDonato und Kristen Sundberg danke ich für ihre Hilfe, den Grundstein des MELT-Universums zu legen. Ihre Fähigkeiten und ihre Unterstützung für das Unternehmen erlaubten es mir, meine Energie auf die Dinge zu konzentrieren, die ich liebe, und verschafften MELT ein noch größeres Publikum.

Danke an Elaine de Beauport und Aura Sofia Diaz, die sich die Zeit nahmen, mit mir den Einfluss von MELT auf die Steuerung des Nervensystems zu besprechen. Debbie und ich haben noch gut im Gedächtnis, wie sie darauf bestanden, dass wir »einfach das Buch« schreiben sollten, ohne Sorge um die Meinung der anderen. Ihr alle drei gabt mir die Sicherheit!

Ohne diese Personen gäbe es dieses Buch nicht: Mark Tauber, Senior-Vizepräsident und Verleger von HarperOne, seine Chefredakteurin Nancy Hancock und Mitherausgeberin Elsa Dixon; die Vorsitzende Doris S. Michaels und die frühere leitende Literaturagentin Delia Berrigan Fakis der DSM Literary Agency, Inc. und Heidi Krupp-Lisiten, die Inhaberin der Krupp Kommunications, New York. Ich bedanke mich, dass sie alle meine Vision teilen: MELT kann das Werkzeug dafür sein, sich auf neue Weise um sich selbst zu kümmern und schmerzfrei zu leben.

Ich bedanke mich auch bei den vielen Fachleuten, die sich um meinen Körper und meinen Geist kümmern und mir mit ihren Händen, Nadeln, ihrem Wissen und Fähigkeiten immer wieder Neues beibringen. Sie heilten Wunden und halfen mir, mich von unglaublichen Businessreisen zu erholen. Sie gaben mir Energie und Erdung dafür, neben der Arbeit an diesem Buch Trainingsstunden zu geben, Gruppen zu unterrichten und eine Privatpraxis zu führen. Des Weiteren geht mein Dank an Barbara Chang, Terry

Williams, Alec Helner, Debbie Parsons, Jenise Parris, Jamie Compton, John Guarneselli und James Lindenberg.

Mein Dank geht auch an Phil Widlanski, der mir ein Büro ermöglichte, in dem meine Praxis florierte und in dem MELT entwickelt wurde. Danke für seine unglaubliche Großzügigkeit und dafür, dass ich Teil seiner Familie werden durfte – meine Tür steht ihm immer offen.

Ohne meine lebenslangen Freunde Brian Leighton und Darren Lisiten, ihre Beratung und Liebe wäre ich beruflich und privat nicht, wo ich heute bin. Irgendwie schafften sie es immer, mich so anzuleiten, dass ich die Dinge nicht »auf die harte Tour« lernen musste. Ihre bedingungslose Unterstützung gibt mir Halt und zeigt mir, dass mein Lebensweg für mich richtig ist.

Zuletzt möchte ich mich noch für den Beistand meiner Mutter, meiner ganzen Familie und meiner engsten Freunde bedanken, die mich in meiner Arbeit und meinen Leidenschaften immer uneigennützig unterstützten. Ihr Glaube und ihre Liebe machten mich zu einem besseren Menschen.

Literaturverzeichnis

▶ Bücher und Zeitschriftenartikel

Banes, A. J., M. E. Wall, J. Garvin und J. Archambault. »Cytomechanics: Signaling to Mechanical Load in Connective Tissue Cells and Role in Tissue Engineering.« In: Functional Tissue Engineering, hrsg. v. F. Guilak, D. L. Butler, S. A. Goldstein und D. J. Mooney, 318–334. New York: Springer-Verlag, 2003.

Biel, Andrew. Trail Guide to the Body: How to Locate Muscles, Bones, and More. 3. Aufl., Boulder, CO: Books of Discovery, 2005.

Chaitow, Leon, ND, DO. Soft Tissue Manipulation: A Practitioner's Guide to the Diagnosis and Treatment of Soft Tissue Dysfunction and Reflex Activity. Rochester, VT: Healing Arts Press, 1988.

Chaitow, L., D. Bradley und C. Gilbert. Multidisciplinary Approaches to Breathing Pattern Disorders. New York: Churchill Livingstone, 2002.

Findley, T., und R. Schleip. Fascia Research: Basic Science and Implications for Conventional and Complementary Health Care. München, Deutschland: Elsevier GmbH, 2007.

Franklin, Eric. Dynamic Alignment Through Imagery. Champaign, IL: Human Kinetics, 2012.

Greenman, Philip E. Principles of Manual Medicine. 2. Aufl., Baltimore, MD: Lippincott, Williams & Wilkins, 1996.

Kapandji, I. A. The Physiology of the Joints. New York: Churchill Livingstone, 1971.

Kendall, F. P., E. K. McCreary und P. G. Provance. Muscles: Testing and Function. 4. Aufl., Baltimore, MD: Lippincott, Williams & Wilkins, 1993.

Lindsay, Mark. Fascia: Clinical Applications for Health and Human Performance. Independence, KY: Delmar Cengage Learning, 2008.

Madore, A., und J. R. Kahn. »Therapeutic Massage in Integrative Pain Management.« In: Integrative Pain Medicine: The Science and Practice of Complementary and Alternative Medicine in Pain Management, hrsg. v. J. Audette und A. Bailey, 353–378. New York: Humana Press, 2008.

Myers, Thomas W. Anatomy Trains: Myofascial Meridians for Manual and Movement Therapists. New York: Churchill Livingston, 2001.

Upledger, John E., DO, OMM. Craniosacral Therapy: Touchstone for Natural Healing. Seattle: Eastland Press, 1999.

Weintraub, William. Tendon and Ligament Healing: A New Approach Through Manual Therapy. Berkeley, CA: North Atlantic Books, 1999.

Yoo, H., D. R. Baker, C. M. Pirie, B. Hovakeemian und G. H. Pollack. »Characteristics of Water Adjacent to Hydrophilic Interfaces.« In: Water: The Forgotten Biological Molecule, hrsg. von D. LeBihan und H. Fukuyama, 123–136. Singapur: Pan Stanford, 2011.

▶ Forschungsarbeiten und Vorträge

Aukland, K., und R. K. Reed. »Interstitial-Lymphatic Mechanisms in the control of Extracellular Fluid Volume.« Physiological Reviews 73, Nr. 1 (1993): 1–78.

Banes, A., A. J. Banes, J. Qi, J. Dmochowski, D. Bynum, M. Schramme und M. Patterson. »Tenomodulin Is Down-Regulated in Wounded and Strained Bioartificial Equine Tendons In Vitro.« Präsentiert beim 57th Annual Meeting of the Orthopaedic Research Society, Long Beach, CA, January 2011.

Borgini, E., A. Stecco, J. A. Day und C. Stecco. »How Much Time Is Required to Modify a Fascial Fibrosis?« Journal of Bodywork and Movement Therapies 14, Nr. 4 (2010): 318–325.

Bouffard, N. A., K. R. Cutroneo, G. J. Badger, S. L. White, T. R. Buttolph, H. P. Ehrlich, D. Stevens-Tuttle und H. M. Langevin. »Tissue Stretch Decreases Soluble TGF-Beta1 and Type-1 Procollagen in Mouse Subcutaneous Connective Tissue: Evidence from Ex Vivo and In Vivo Models.« Journal of Cellular Physiology 214, Nr. 2 (2008): 389–395.

Bove, G. M. »Focal Nerve Inflammation Induces Neuronal Signs Consistent with Symptoms of Early Complex Regional Pain Syndromes.« Experimental Neurology 219, Nr. 1 (2009): 223–227.

Bove, G. M., W. Weissner und M. F. Barbe. »Long Lasting Recruitment of Immune Cells and Altered Epi-Perineurial Thickness in Focal Nerve Inflammation Induced by Complete Freund's Adjuvant.« Journal of Neuroimmunology 213 (2009): 26–30.

Chaitow, L. »Chronic Pelvic Pain: Pelvic Floor Problems, Sacroiliac Dysfunction and the Trigger Point Connection.« Journal of Bodywork and Movement Therapies 11 (2007): 327–339.

Chaudhry, H., Z. Ji, N. Shenoy und T. Findley. »Viscoelastic Stresses on Anisotropic Annulus Fibrosus of Lumbar Disk under Compression, Rotation, and Flexion in Manual Treatment.« Journal of Bodywork and Movement Therapies 13, Nr. 2 (2009): 182–191.

Day, J. A., C. Stecco und A. Stecco. »Application of Fascial Manipulation Technique in Chronic Shoulder Pain – Anatomical Basis and Clinical Implications.« Journal of Bodywork and Movement Therapies 13, Nr. 2 (2009): 128–135.

Dilley, A, und G. M. Bove. »Resolution of Inflammation Induced Axonal Mechanical Sensitivity and Conduction Slowing in C-Fiber Nociceptors.« Journal of Pain 9, Nr. 2 (2008): 185–192.

Falla, D., G. Jull, T. Russell, B. Vicenzino und P. Hodges. »Effect of Neck Exercise on Sitting Posture in Patients with Chronic Neck Pain.« Physical Therapy 87, Nr. 4 (2007): 408–417.

Ferreira, M. L., P. H. Ferreira und P. W. Hodges. »Changes in Postural Activity of the Trunk Muscles Following Spinal Manipulative Therapy.« Manual Therapy 12, Nr. 3 (2007): 240–248.

Gabbiani, G. »Evolution and Clinical Implications of the Myofibroblast Concept.« Cardiovascular Research 38, Nr. 3 (1998): 545–548.

Holm, S., A. Indahl und M. Solomonow. »Sensorimotor Control of the Spine.« Journal of Electromyography and Kinesiology 12, Nr. 3 (2002): 219–234.

James, H., L. Castaneda, M. E. Miller und T. Findley. »Rolfing Structural Integration Treatment of Cervical Spine Dysfunction.« Journal of Bodywork and Movement Therapies 13, Nr. 3 (2009): 229–238.

Langevin, H. M. »Connective Tissue: A Body-Wide Signaling Network?« Medical Hypotheses 66, Nr. 6 (2006): 1074–1077.

Langevin, H. M., C. J. Cornbrooks und D. J. Taatjes. »Fibroblasts Form a Body-Wide Cellular Network.« Histochemistry and Cell Biology 122, Nr. 1 (2004): 7–15.

Lee, D. G., L. J. Lee und L. McLaughlin. »Stability, Continence, and Breathing: The Role of Fascia Following Pregnancy and Delivery.« Journal of Bodywork and Movement Therapies 12, Nr. 4 (2008): 333–348.

Lee, D. G., und A. Vleeming. »Impaired Load Transfer through the Pelvic Girdle – A New Model of Altered Neutral Zone Function.« Vorgelegt beim 3. Interdisciplinary World Congress on Low Back and Pelvic Pain, Wien, Österreich, 1998.

Leusen, I. »Regulation of Cerebrospinal Fluid Composition with Reference to Breathing.« Physiology Review 52 (1972): 1–56.

Liebsch, D. »Fascia Is Able to Actively Contract and Thereby to Influence Musculoskeletal Mechanics.« Vorgelegt beim 5. World Congress of Biomechanics, München, Deutschland, Juli–August 2006.

O'Rourke, C., I. Klyuzhin, J. S. Park und G. H. Pollack. »Unexpected Water Flow Through Nafion-Tube Punctures.« Physical Review E: Statistical, Nonlinear, and Soft Matter Physics 83, Nr. 5 (2011).

Pollack, G. H. »Water, Energy and Life: Fresh Views from the Water's Edge.« International Journal of Design & Nature and Ecodynamics 5, Nr. 1 (2010): 27–29.

Qi, J., L. Chi, D. Bynum und A. J. Banes. »Gap Junctions in IL-1beta-Mediated Cell Survival Response to Strain.« Journal of Applied Physiology 110, Nr. 5 (2011): 1425–1431.

Reed, R. K., A. Lidén und K. Rubin. »Edema and Fluid Dynamics in Connective Tissue Remodelling.« Journal of Molecular and Cellular Cardiology 48, Nr. 3 (2010): 518–523.

Schleip, R. »Fascial Plasticity – A New Neurobiological Explanation: Part 1.« Journal of Bodywork and Movement Therapies 7, Nr. 1 (2003): 11–19.

Schleip, R. »Fascial Plasticity – A New Neurobiological Explanation: Part 2.« Journal of Bodywork and Movement Therapies 7, Nr. 2 (2003): 104–116.

Schleip, R., W. Klingler und F. Lehmann-Horn. »Active Fascial Contractility: Fascia May Be Able to Contract in a Smooth Muscle-Like Manner and Thereby Influence Musculoskeletal Dynamics.« Medical Hypotheses 65, Nr. 2 (2005): 273–277.

Schleip, R., I. L. Naylor, D. Ursu, W. Melzer, A. Zorn, H. J. Wilke, F. Lehmann-Horn und W. Klingler. »Passive Muscle Stiffness May Be Influenced by Active Contractility of Intramuscular Connective Tissue.« Medical Hypotheses 66, Nr. 1 (2006): 66–71.

Shah, J. P., J. V. Danoff, M. J. Desai, S. Parikh, Y. Nakamura, T. M. Phillips und L. H. Gerber. »Biochemicals Associated with Pain and Inflammation Are Elevated in Sites Near to and Remote from Active Myofascial Trigger Points.« Archives of Physical Medicine and Rehabilitation 89, Nr. 1 (2008): 16–23.

Sikdar, S., R. Ortiz, T. Gebreab, L. H. Gerber und J. P. Shah. »Understanding the Vascular Environment of Myofascial Trigger Points Using Ultrasonic Imaging and Computational Modeling.« Vorgelegt bei der 32. Annual International Conference of the Institute of Electrical and Electronics Engineers, Engineering in Medicine and Biology Society, Buenos Aires, Argentinien, August–September 2010.

Sikdar, S., J. P. Shah, E. Gilliams, T. Gebreab und L. H. Gerber. »Assessment of Myofascial Trigger Points (Mtrps): A New Application of Ultrasound Imaging and Vibration Sonoelastography.« Vorgelegt bei der 32. Annual International Conference of the Institute of Electrical and Electronics Engineers, Engineering in Medicine and Biology Society, Vancouver, Kanada, August 2008.

Stecco, C., V. Macchi, A. Porzionato, A. Morra, A. Parenti, A. Stecco, V. Delmas und R. De Caro. »The Ankle Retinacula: Morphological Evidence of the Proprioceptive Role of the Fascial System.« Cells, Tissues, Organs 192, Nr. 3 (2010): 200–201.

Stecco, A., V. Macchi, C. Stecco, A. Porzionato, J. A. Day, V. Delmas und R. De Caro. »Anatomical Study of Myofascial Continuity in the Anterior Region of the Upper Limb.« Journal of Bodywork and Movement Therapies 13, Nr. 1 (2009): 53–62.

▶ DVDs

Guimberteau, Jean-Claude, MD. Strolling Under the Skin (Promenade sous la peau): Images of Living Matter Architectures DVD. Regisseur Jean-Claude Guimberteau. Amsterdam, Niederlande: Elsevier, 2004.

Hedley, Gil. Integral Anatomy Series. DVD-Serie. Beverly Hills, FL: Integral Anatomy Productions, o. J.

▶ Websites

Weiterführende Forschungsarbeiten, zusammenfassende Informationen und Schautafeln zur Kontraktilität, Reagibilität und Hydration der Faszien sowie weitere interessante Ansätze und Untersuchungen können Sie auf www.fasciaresearch.com und www.fasciacongress.org finden.

Register